迷走神经刺激术

主　　编　张建国　张　凯　孟凡刚

副 主 编　李路明　邵晓秋　马延山　杨岸超

编　　者（以姓氏拼音为序）

陈　浩	陈　宁	陈　伟	陈旨娟	崔　韬	岛袋路朋	丁　平	董　浩
樊京京	范世莹	方　铁	房宝军	付　青	富　晶	高冬梅	葛　燕
关宇光	韩春雷	韩如泉	郝红伟	何江弘	胡　威	胡文瀚	黄露克
姜红梅	姜　胤	焦媛媛	考长青	李　超	李路明	李卫国	李潇啸
李晓露	李艺影	李志梅	梁树立	林久銮	林志国	刘　崇	刘　阳
刘爱贤	刘洪运	刘焕光	刘婷红	刘钰晔	鲁玲玲	栾国明	吕瑞娟
马伯志	马翔宇	马延山	孟凡刚	亓　蕾	乔　慧	任倩薇	桑　林
邵晓秋	石　林	史有才	隋梅燕	隋云鹏	孙伯民	孙振荣	邰军利
王　峰	王　乔	王　群	王　伟	王　秀	王栋梁	王海洋	王开亮
夏小童	熊金彪	徐　炎	徐纪文	徐淑军	许继飞	杨　艺	杨岸超
杨卫东	俞雅珍	袁　媛	岳红丽	翟　帅	占世坤	张　弨	张　华
张　凯	张　鑫	张陈诚	张建国	张士刚	张维兵	赵　萌	郑　重
周文静	朱冠宇	朱君明	朱周乐	邹志浩			

编写秘书　姜　胤

人民卫生出版社

图书在版编目（CIP）数据

迷走神经刺激术 / 张建国，张凯，孟凡刚主编. —
北京：人民卫生出版社，2019
ISBN 978-7-117-28935-1

Ⅰ. ①迷⋯ Ⅱ. ①张⋯②张⋯③孟⋯ Ⅲ. ①迷走神
经切断术 Ⅳ. ①R656.6

中国版本图书馆 CIP 数据核字（2019）第 210220 号

| 人卫智网 | www.ipmph.com | 医学教育、学术、考试、健康，购书智慧智能综合服务平台 |
| 人卫官网 | www.pmph.com | 人卫官方资讯发布平台 |

迷走神经刺激术

主　　编：张建国　张　凯　孟凡刚
出版发行：人民卫生出版社（中继线 010-59780011）
地　　址：北京市朝阳区潘家园南里 19 号
邮　　编：100021
E - mail：pmph @ pmph.com
购书热线：010-59787592　010-59787584　010-65264830
印　　刷：中农印务有限公司
经　　销：新华书店
开　　本：787×1092　1/16　　印张：11
字　　数：268 千字
版　　次：2019 年 11 月第 1 版　2019 年 11 月第 1 版第 1 次印刷
标准书号：ISBN 978-7-117-28935-1
定　　价：98.00 元
打击盗版举报电话：010-59787491　E-mail：WQ @ pmph.com
（凡属印装质量问题请与本社市场营销中心联系退换）

迷走神经刺激疗法（vagus nerve stimulation，VNS）于 1988 年开始应用，1994 年欧洲 CE 批准 VNS 用于癫痫患者，1997 年美国 FDA 批准迷走神经刺激产品用于 12 岁以上难治性癫痫患者。2005 年美国 FDA 批准迷走神经刺激术用于抑郁症患者。2008 年中国 CFDA 批准迷走神经刺激设备在国内上市。迷走神经刺激术无须开颅手术，通过刺激迷走神经可使顽固性癫痫的发作次数减少，对部分患者甚至可以完全控制，为不能进行开颅切除手术或切除术后复发的药物难治性癫痫患者提供了新的治疗途径。截至目前该疗法在全球已经应用于超过 130 000 例患者，应用范围也逐渐扩大，目前一些疑难疾病，也有望通过迷走神经刺激疗法解决。

但是由于各种原因，迷走神经刺激术在我国开展较少。令人振奋的是国产迷走神经刺激器业已问世，其主要技术指标已达到国际标准，部分技术指标居于世界领先地位，极大地降低了治疗费用，造福于广大患者。

张建国、张凯、孟凡刚教授等组织国内外知名神经内外科专家、学者、教授编写了本书，填补了我国迷走神经刺激领域的空白，是我国第一部迷走神经刺激领域的专著，是我国医务人员在迷走神经刺激方面的经验总结，充分反映了国内外迷走神经刺激术的新进展，相信会对我国迷走神经刺激术的开展具有指导作用，有助于提高国内迷走神经刺激相关的工作水平，改善患者未来的生活质量，对我国神经内外科在迷走神经刺激领域的研究和临床工作具有重大的指导意义。

2019 年 6 月

前　言

自 1988 年迷走神经刺激术开始应用以来，至今已有 30 余年，在全球已经应用于 13 万余名患者，应用范围也由药物难治性癫痫，逐步扩展至抑郁症、自身免疫相关性疾病、意识障碍、偏头痛、脑卒中、多器官功能不全综合征、自闭症、心力衰竭等疾病。迷走神经刺激术无须开颅，通过刺激迷走神经可使顽固性癫痫的发作次数减少，对部分患者甚至可以完全控制，为药物难治性癫痫患者提供了新的治疗途径。

我国于 20 世纪 90 年代由刘玉玺教授首先将迷走神经刺激术应用于临床，其中，首都医科大学附属北京天坛医院、北京三博脑科医院和上海交通大学附属仁济医院是应用例数较多的单位。2014 年 8 月，由首都医科大学附属北京天坛医院牵头，浙江大学医学院附属第二医院、中国人民解放军沈阳军区总医院、山东大学齐鲁医院及吉林大学第一医院共五家单位参加的前瞻性、多中心、随机双盲平行对照的临床试验，验证了国产迷走神经刺激术治疗药物难治性癫痫的有效性和安全性。2015 年，完成临床试验随访研究，同年获得国家食品药品监督管理总局批准进入创新医疗器械特别审批项目。2016 年 5 月，国产迷走神经刺激系列产品获得国家食品药品监督管理总局颁发的医疗器械注册证。迷走神经刺激器的国产化，一方面大幅度降低产品价格，扩大接受治疗的患者人群，促进迷走神经调控疗法的普及和发展；另一方面为临床提供了更丰富的研究工具，促进神经调控基础研究和临床研究的发展。目前，国内外正在进行一系列新技术、新功能的迷走神经刺激器的研发，如可充电产品、具有远程程控功能和心电监护及感知模式的产品等，标志着迷走神经刺激术进入一个新时代。

随着迷走神经刺激术的发展，我们也认识到，我国尚缺少迷走神经刺激方面的专业书籍，技术人才也极为匮乏，亟须进行经验总结，一些适应证尚未得到批准。为了充分反映迷走神经刺激术的新进展，适应迷走神经刺激术发展的需要，我们组织了国内外知名神经内外科专家、学者编写了这本《迷走神经刺激术》。

本书是我国第一部迷走神经刺激领域的专著，填补了我国迷走神经刺激领域的空白。本书较为系统地对迷走神经刺激进行了诠释，是迷走神经刺激领域的临床及科研成果的总结，对国内迷走神经刺激术的开展也具有指导作用。本书涵盖了目前迷走神经刺激在临床及科研方面应用领域的基本知识，以及该领域的新技术、新方法和新理论，内容丰富，实用性强，有助于提高国内迷走神经刺激的工作水平，促进迷走神经刺激技术的发展，指导我国神经科工作的研究和临床，解决更多临床疑难问题。

本书共分 9 章,在理论讲解的基础上配备大量插图,并附有相关疾病的专家共识、治疗指南及常用评分和量表,可供临床神经科医师、研究生及相关学科人员学习参考。由于编者能力所限,书中不当之处,恳请广大读者批评指正。

张建国 张 凯 孟凡刚
2019 年 5 月 1 日

主编简介

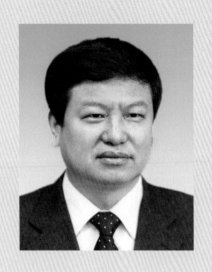

张建国

男，主任医师，教授，博士生导师。现任首都医科大学附属北京天坛医院神经外科中心副主任，首都医科大学附属北京天坛医院功能神经外科主任，北京市神经外科研究所功能神经外科研究室主任，神经调控技术国家工程实验室副主任，癫痫临床医学北京市重点实验室副主任，神经电刺激研究与治疗北京重点实验室主任，中国医师协会神经外科分会功能神经外科专家委员会名誉主任委员，中华医学会神经外科分会功能神经外科学组主任委员，亚洲癫痫外科协会常务理事，中国抗癫痫协会副会长，中国神经调控联盟理事长。任多家杂志编委及审稿人。目前共承担国家级课题 8 项、省部级课题 7 项，发表、收录 SCI 及中文核心期刊 200 余篇，参编论著 10 余部。曾获国家科学技术进步奖一等奖，北京市科技进步奖一、二等奖，中华医学科技奖三等奖，教育部科技进步奖二等奖，北京市有突出贡献的科学、技术、管理人才奖项及王忠诚中国神经外科医师年度奖等奖项。

主编简介

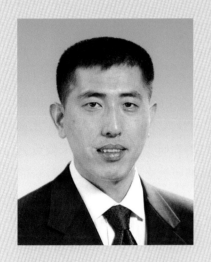

张凯

  主任医师，医学博士，博士研究生导师。首都医科大学附属北京天坛医院功能神经外科，癫痫外科病区主任，中国医师协会神经外科医师分会功能神经外科专业委员会副主任委员，中华医学会功能神经外科专业委员会委员，中国抗癫痫协会理事，中国抗癫痫协会青年委员会委员，中国抗癫痫协会谭启富癫痫外科专项基金委员会癫痫术前评估与手术技术协作组秘书长，中国抗癫痫协会立体脑电图与脑定位专业委员会委员，中国人体健康科技促进会临床神经科学技术转化专业委员会常务委员，亚洲癫痫外科协会理事，北京抗癫痫协会理事，长期从事功能神经外科临床、科研及教学工作，在癫痫外科、运动障碍性疾病、颅神经疾病、顽固性疼痛的外科治疗方面有丰富的经验。先后承担国家自然科学基金等多项国家级与省部级科研项目，以第一作者及责任作者收录 SCI 论文 20 余篇，此外，作为重要完成人，曾获得国家科学技术进步奖一等奖、北京市科技进步奖一等奖及二等奖、中华医学科技奖三等奖、教育部科技进步奖二等奖、王忠诚神经外科青年医师奖等奖励。

主编简介

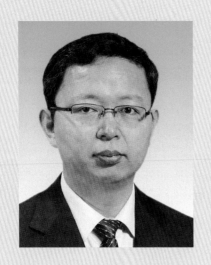

孟凡刚

　　医学博士,主任医师,教授,博士研究生导师。首都医科大学附属北京天坛医院功能神经外科病区副主任、北京市神经外科研究所神经功能室副主任,兼任中国神经调控联盟秘书长,北京科技人才研究会副理事长,北京抗癫痫协会理事,山东省疼痛研究会第一届癫痫委员会名誉主任委员,山东省疼痛研究会首届立体定向与功能神经外科专业委员会副主任委员,中华实验外科杂志编委,中华神经医学杂志通讯编委、临床神经外科杂志编委及多家杂志审稿人。主持国家自然科学基金课题、北京市自然科学基金课题、北京市首都特色课题、国家博士后课题及北京市优秀人才课题,参加多项国家科技支撑计划课题。全国优秀科技工作者,茅以升科学技术奖、北京青年科技奖、王忠诚中国神经外科医师奖获得者,北京市卫生系统高层次人才,北京市卫生系统"十百千"卫生人才。有关迷走神经刺激术的研究论文获 2017 年度百篇中华医学优秀论文和第二届中国科协优秀科技论文奖励。作为主要完成人获国家科学技术进步奖一等奖、北京市科学技术一等奖、教育部科学技术进步奖、中华医学科技奖、北京市科技进步奖、山东省医学科技奖等奖励。获国家专利 10 余项,在 SCI 收录期刊及国内核心期刊发表论文 100 余篇。

目 录

第一章

迷走神经刺激术的发展史与应用前景

第一节　迷走神经刺激术的历史

对于迷走神经刺激的研究由来已久,早在19世纪末期,美国神经病学家Corning(1855—1923)认为,癫痫发作是由"大脑充血"造成的,手动压迫颈动脉可以纠正这种情况。他还发明了"颈动脉叉"进行局部双侧颈动脉压迫,并将其与低压直流电连接,用于经皮刺激迷走神经和交感神经,试图减少脑血流并减慢心率。Corning报道的迷走神经刺激术(vagus nerve stimulation,VNS)对癫痫发作的抑制效果显著,虽然并没有被他的同时代人广泛接受,但他却将VNS的理念带给了世人。1938年,Bailey和Bremer观察到对猫的迷走神经进行电刺激(24~50Hz)可影响中枢神经系统的功能。Maclean等在1949年对麻醉的灵长类动物进行VNS实验,发现VNS诱发的慢波是从额叶外侧皮质产生的。1952年,Zanchetti等发现在对癫痫猫进行VNS(2V,50Hz,0.5ms)研究期间,可以引起猫全脑去同步化和睡眠期棘波减少。1961年,Magnes等分别用低频(1~16Hz)及高频(>30Hz)刺激动物模型孤束核时发现脑电图同步或去同步化现象。后来Chase等对迷走神经传入纤维进行刺激,发现脑电图同步和去同步现象,可能是由于分别激活快行和慢行传导纤维(<15m/s)所导致的。1985年,Zabara等报道在癫痫犬模型中,进行VNS(20~30Hz,0.2ms)能够中断癫痫发作并诱导癫痫发作抑制期的延长,并由此推断VNS具有控制临床癫痫发作的潜力。

迷走神经控制辅助系统(neuro cybernetic prosthesis system,NCPS)于1988年由美国Texas Cyberonics公司研制成功,1988年首次报道将VNS装置置入人体用于治疗耐药性癫痫。1994年欧洲批准VNS可以用于治疗癫痫,1997年美国批准VNS可以用于治疗癫痫,并在2001年食品药品监督管理局(Food and Drug Administration,FDA)批准VNS治疗抑郁症的临床试验。

第二节　迷走神经刺激术治疗癫痫的发展历程

随着脑科学研究的进步,对于VNS治疗癫痫的机制,学者们更多地把目光转向迷走神经脑内的投射联系。颈部迷走神经由内脏传入纤维(80%)和内脏传出纤维(20%)组成,传入纤维由脑干孤束核和网状结构核团中继,再直接或间接地投射到前脑底部、下丘脑、丘脑中缝核、杏仁核、脑岛皮质等部位。推测VNS通过中脑网状结构起到了所谓非特异性的唤醒调节作用,即VNS直接或间接抑制了脑内某些癫痫回路的放大作用(非特异性唤醒机制假说),从而抑制癫痫发作。研究还发现,VNS对γ-氨基丁酸(GABA)能神经元具有保护作用。VNS 治疗后脑部迷走神经投射区抑制性 GABA 增多，兴奋性氨基酸天冬氨酸下降，这说明 VNS 可能通过引起中枢神经系统 GABA 的释放增加来发挥其抗癫痫作用。VNS 治疗后脑脊液中 GABA 的含量明显增多。

应用功能磁共振测量 VNS 后血氧水平变化，发现左侧蓝斑核、丘脑、额叶皮质、岛叶、双侧的中央后回血氧水平增加，脑活动增加，而且高频刺激的作用大于低频刺激。应用 FDG-PET 研究大鼠 VNS 后的代谢变化，发现初始刺激时左侧海马葡萄糖代谢降低，而双侧嗅球代谢增加；刺激 1 周后，左、右纹状体代谢比值明显下降。应用 0.75mA 的剂量刺激大鼠，通过 BrdU 染色表明齿状回细胞增殖增加。

目前公认的 VNS 适应证：①局限性发作、全身发作的药物难治性癫痫；②应用抗癫痫药物进行正规治疗，但未能有效控制病情，无心、肺慢性疾病和胃、十二指肠溃疡史，无 1 型糖尿病病史；③多发病灶、病灶定位不确定或外科开颅手术治疗失败者。

1990 年 Penry 等报道了 4 例 VNS 治疗癫痫的案例，其中 2 例完全控制，1 例减少 40%，1 例无改善。同年，Uthman 等报道了 5 例 VNS 治疗癫痫的治疗效果。国际第一个 VNS 协作组的多中心、双盲、随机对照研究表明，经过 16～18 个月的刺激，癫痫发作率平均减少了52%，证实 VNS 能显著减少癫痫患者的发作频率。VNS 的有效性在一定程度上随治疗时间的延长而增加，说明 VNS 长期治疗的效果较稳定。VNS 亦可用于曾行癫痫病灶切除手术的患者。

随着国产 VNS 设备的上市，我国已有数十家癫痫中心开展了 VNS。我们曾对 94 例接受 VNS 治疗的癫痫患者进行随访，术后 33 例（35.1%）为 McHugh 分级Ⅰ级，27 例（28.7%）为 McHugh 分级Ⅱ级，20 例（21.3%）为 McHugh 分级Ⅲ级，3 例（3.2%）为 McHugh 分级Ⅳ级，11 例（11.7%）为 McHugh 分级Ⅴ级。此外，需要说明的是，8 例（8.5%）达到癫痫发作完全缓解，60 例（63.8%）能达到癫痫发作频率下降 50% 以上。

VNS 的刺激参数对癫痫发作有影响。VNS 研究组的多中心、随机对照研究表明，高刺激参数组（治疗剂量）的抑制作用明显优于低刺激参数组（亚治疗剂量）。高刺激参数组治疗 12 个月后，癫痫发作率减少 24.5%；而低刺激参数组癫痫发作率减少 6.1%；高刺激参数组有 31% 的患者在 VNS 治疗后癫痫发作频率下降 50% 以上，而低刺激参数组下降仅为13%。VNS 刺激参数包括输出电流、频率、脉宽及开 / 关时间等。医师应当针对每一例患者找到合适的参数以达到最大治疗效果、最小不良反应和最长电池使用时间，即针对每一例患者找到个体化的治疗方案。

VNS 用于原因不明的全身性和部分性癫痫，对 Lennox-Gastaut 综合征（LGS）和阵挛发作有较高的缓解率。Janszky 等曾对 VNS 治疗后有无癫痫发作的预测因素进行研究，认为有无发作间期癫痫样放电是重要的影响因素。当发作间期无癫痫样放电时，VNS 后无癫痫发作的敏感度是 0.83（0.44～0.97），特异性为 0.80（0.66～0.90）。

总之，与切除手术相比，VNS 是一种治疗癫痫生物辅助性方法，是对药物治疗和传统手术治疗的补充。首先，虽然有部分患者经 VNS 治疗后癫痫发作完全停止，但对大部分患者来讲，是减少了癫痫发作的频率和严重程度；其次，切除手术治疗对部分患者效果不佳，如即使手术疗效最好的颞叶癫痫，完全控制率 70% 左右，仍有 10%～15% 的患者无效。可以预见，随着我国经济的不断发展以及对癫痫发病机制研究的深入，VNS 在癫痫治疗中的应用将更加广泛。尤其我国国产迷走神经刺激系统的上市，将会在临床上广泛使用，使更多的癫痫患者受益。

自1988年VNS开始应用至今，VNS经历了30年的临床应用，其可靠性、安全性及有效性已得到证实。2016年，哥德堡大学医学中心总结了1990年1月至2014年12月期间，共有260名患者植入了VNS装置，平均5.1年更换刺激器，故共有497例次手术记录。其中13例为阿尔茨海默病患者（年龄为58~81岁），其余247例为癫痫患者。55名患者是儿童（年龄为4~18岁）。其中52名患者（29名为儿童）曾接受过手术切除。平均随访期是11.8年。共有47例患者出现37例与手术相关的并发症和16例与设备相关的并发症。手术并发症比率在儿童中为6.8%，成人中为9.1%，两者无显著差异。手术相关并发症包括术后血肿（8例次）、感染（11例次，其中4例为儿童）、声音嘶哑（6例均为成人）、疼痛（6例）、无菌性反应（1例）；硬件相关并发症包括导线断裂（13例）、导线接触不良（1例），共有13例因效果不理想或其他原因二次移除了VNS设备。但该中心无严重远期声音嘶哑、气胸、心律失常的病例。Ali和Tatum等曾报道VNS术后发生室性停搏、心率过缓而移除VNS设备的病例（15例，2009年统计），但与接受VNS的例数相比（同期手术总数超过5万例），发生概率极低。且发生心律失常多是在VNS术后早期，远期发生例数更少，Borusiak和Amark也报道了迟发型VNS术后心律失常的病例。但无VNS术后心律失常死亡的确切病例报道。所以心律失常是VNS术后较少但非常严重的并发症，对于接受VNS的患者，仍有必要进行术前心脏功能的评估。

药物难治性癫痫患者，尤其存在神经系统功能或认知缺陷的患者，死亡率是正常人群的2~3倍。VNS术后2年，癫痫发作猝死（sudden unexpected death in epilepsy, SUDEP）明显降低。

此外，无创VNS（noninvasive VNS, nVNS）设备目前也已开发。2010年在欧洲批准了一种刺激耳郭迷走神经分支的非侵入性VNS设备治疗癫痫和抑郁症，2012年批准了疼痛的治疗。中国、美国也生产出类似的耳部或颈部迷走神经经皮刺激装置用于癫痫的治疗。nVNS与VNS治疗机制相似，朱冰等报道nVNS 24周后癫痫发作率降低54.21%。nVNS应用方便、快捷，对人体损害及副作用几乎可以忽略，实际临床效果还有待于进一步总结。

第三节 迷走神经刺激术的应用展望

作为药物难治性癫痫的治疗手段之一，目前世界上已经有超过13万例癫痫患者接受了VNS。一些新型VNS设备已经研发，体积更小，患者更容易接受，而且具有反馈性刺激的特点，更符合患者的生理特点。

VNS还有其他一些潜在的临床适应证，如治疗急性头痛和预防性治疗原发性头痛（如丛集性头痛、偏头痛、持续性偏头痛），药物过度使用性头痛，气道反应性疾病（如哮喘、运动引起的支气管痉挛、慢性阻塞性肺疾病），以及用于治疗抑郁症状（如恐惧症、创伤后应激障碍、重度抑郁症、强迫症）、自身免疫性疾病、意识障碍、阿尔茨海默病、情感障碍、肥胖、创伤性脑损伤、葡萄糖耐量受损、脑卒中（神经保护、神经发生）、小脑性震颤、胃运动障碍、肠易激综合征及不自主运动障碍等病症。这些临床试验都表明VNS在这些领域有潜在的功效，有望在未来进一步应用。

（杨岸超 孟凡刚 张建国）

参 考 文 献

1. Lanska DJ. J.L. Corning and vagal nerve stimulation for seizures in the 1880s. Neurology，2002，58：452-459.

2. Bailey P，Bremer F. A sensory cortical representation of the vagus nerve. J Neurophysiol，1938，1（5）：405-412.

3. Zabara J. Inhibition of experimental seizures in canines by repetitive vagal stimulation. Epilepsia，1992，33（6）：1005-1012.

4. Kuba R，Brázdil M，Novák Z，et al. Effect of vagal nerve stimulation on patients with bitemporal epilepsy. Eur J Neurol，2003，10（1）：91-94.

5. Carius A，Wintermantel A. Vagus nerve stimulation therapy in epilepsy patients：long-term outcome and adverse effects：a retrospective analysis. Nervenarzt，2013，84（12）：1473-1485.

6. Vale FL，Ahmadian A，Youssef AS，et al. Long-term outcome of vagus nerve stimulation therapy after failed epilepsy surgery. Seizure，2011，20（3）：244-248.

7. Serdaroglu A，Arhan E，Kurt G，et al. Long term effect of vagus nerve stimulation in pediatric intractable epilepsy：an extended follow-up. Childs Nerv Syst，2016，32（4）：641-646.

8. Révész D，Rydenhag B，Ben-Menachem E. Complications and safety of vagus nerve stimulation：25 years of experience at a single center. J Neurosurg Pediatr，2016，18（1）：97-104.

9. Pakdaman H，Amini HA，Abbasi M，et al. Vagus nerve stimulation in drug-resistant epilepsy：the efficacy and adverse effects in a 5-year follow-up study in Iran. Neurol Sci，2016.37（11）：1773-1778.

10. Ozdogan S，Nurhat RH，Duzkalir AH，et al. Vagal Nerve Stimulation Effects on Generalized-Partial Seizures and Medication in Adult Drug-Resistant Epilepsy Patients. Turk Neurosurg，2016，26（3）：347-351.

11. Borusiak P，Zilbauer M，Cagnoli S，et al. Late-onset cardiac arrhythmia associated with vagus nerve stimulation. J Neurol，2009，256（9）：1578-1580.

12. Meng FG，Jia FM，Ren XH，et al. Vagus Nerve Stimulation for Pediatric and Adult Patients with Pharmaco-resistant Epilepsy. Chin Med J（Engl），2015，128（19）：2599-2604.

13. Papacostas SS，Myrianthopoulou P，Dietis A，et al. Induction of central-type sleep apnea by vagus nerve stimulation. Electromyogr Clin Neurophysiol，2007，47（1）：61-63.

14. Amark P，Stödberg T，Wallstedt L. Late onset bradyarrhythmia during vagus nerve stimulation. Epilepsia，2007，48（5）：1023-1024.

15. Annegers JF，Coan SP，Hauser WA，et al. Epilepsy，vagal nerve stimulation by the NCP system，all-cause mortality，and sudden，unexpected，unexplained death. Epilepsia，2000.41（5）：549-553.

16. Granbichler CA，Nashef L，Selway R，et al. Mortality and SUDEP in epilepsy patients treated with vagus nerve stimulation. Epilepsia，2015，56（2）：291-296.

17. Yang AC，Zhang JG，Rong PJ，et al. A new choice for the treatment of epilepsy：electrical auricula-vagus-stimulation. Med Hypotheses，2011，77（2）：244-245.

18. Rong P，Liu A，Zhang J，et al. An alternative therapy for drug-resistant epilepsy：transcutaneous auricular vagus nerve stimulation. Chin Med J（Engl），2014，127（2）：300-304.

19. Yuan H，Silberstein SD. Vagus Nerve Stimulation and Headache. Headache，2017，57（Suppl 1）：29-33.

20. Bodenlos JS，Schneider KL，Oleski J，et al. Vagus nerve stimulation and food intake：effect of body mass index. J Diabetes Sci Technol，2014，8（3）：590-595.

第二章

迷走神经刺激术相关解剖基础

迷走神经（vagus nerve）是第Ⅹ对脑神经，也是行程最长、分布范围最广的脑神经。迷走（vagus）一词来源于拉丁词汇"游走"（wandering）。迷走神经自脑干"游走"至结肠脾曲。它不仅是支配胸、腹腔脏器的副交感神经，而且还是脑神经中最大的内脏感觉（传入）神经。与人体的消化、心率、呼吸、吞咽等功能有关。

第一节　迷走神经起止、走行及分支

迷走神经以多条根丝自脑干延髓的橄榄后沟中部出颅，出颅时为8～10个根丝，靠近舌咽神经根丝的下方。迷走神经的这些根丝汇聚成一扁平条索，在舌咽神经偏后方经颈静脉孔出颅。在此处，迷走神经纤维与两个重要的感觉神经节密切相连，即迷走神经上神经节（superior ganglion）和下神经节（inferior ganglion）。其中，上神经节也称颈静脉神经节（jugular ganglion），内含躯体感觉神经元，其中枢突止于三叉神经脊束核，周围突分布于外耳道、耳郭凹面的一部分皮肤及硬脑膜，传导一般躯体感觉。下神经节也称结状神经节（nodose ganglion），内含内脏感觉神经元，其中枢突止于孤束核，周围突分布于咽、喉、食管、气管及胸、腹腔各脏器，传导一般内脏感觉。

迷走神经主干出颅后在颈部下行于颈动脉鞘内，位于颈内静脉与颈内动脉或颈总动脉之间的后方，继续沿颈动脉鞘内垂直下降至颈根部，并沿途向咽、喉部发出分支，支配除腭帆张肌（下颌神经支配）和茎突咽肌（舌咽神经支配）以外的所有咽、喉及软腭的肌肉。

由于胸腔大血管在发育时的演变及胃肠发育的转位，左、右迷走神经的行程略有不同，分别经由不同路线到达心丛、肺丛和食管丛。

左侧迷走神经在左颈总动脉与左锁骨下动脉之间下行，越过主动脉弓的前方，经左肺根的后方下行至食管前面分成许多细支，构成左肺丛和食管前丛，行于食管下段又逐渐集中延续为迷走神经前干。

右侧迷走神经越过右锁骨下动脉前方，沿气管右侧下行，经右肺根后方达食管后面，分支构成右肺丛和食管后丛，继续下行又集中构成迷走神经后干。迷走神经前、后干伴食管一起穿膈肌食管裂孔进入腹腔，其终支为腹腔支，参与内脏运动神经构成的腹腔丛。分布于胃前、后壁，肝，脾，胰，肾和结肠左曲以上的大部分腹腔脏器。

迷走神经在颅、颈、胸和腹部沿途发出许多分支，其中较重要的分支如下。

（一）颈部的分支

1. 喉上神经　起于迷走神经出颅处，在颈内动脉内侧向下内方，在舌骨大角水平分成内、外支。外支细小，含躯体运动纤维，伴甲状腺上动脉下行，支配环甲肌；内支为感觉支，伴喉上动脉穿甲状舌骨膜入喉腔，分布于咽、会厌、舌根及声门裂以上的喉黏膜，传导一般内脏感觉及味觉。

2. 颈心支 有上、下两支，在喉与气管两侧下行入胸腔，与颈交感神经节发出的颈心神经交织构成心丛，调节心脏活动。上支有一分支称为主动脉神经或减压神经，分布于主动脉弓壁内，感受血压变化和化学刺激。

3. 耳支 发自迷走神经上神经节，含躯体感觉纤维，向后走行分布于耳郭后面及外耳道皮肤。

4. 咽支 起于下神经节，含一般内脏感觉和特殊内脏运动纤维，与舌咽神经和交感神经咽支共同构成咽丛，分布于咽缩肌、软腭的肌肉及咽部黏膜。

5. 脑膜支 发自上神经节，经颈静脉孔返回，分布于颅后窝硬脑膜，传导一般感觉冲动。

（二）胸部的分支

1. 喉返神经 左、右喉返神经的起点和行程有所不同。右喉返神经在迷走神经干经右锁骨下动脉前方处发出，下后方勾绕此动脉上行，返回颈部。左喉返神经发起点稍低，在左迷走神经干跨过主动脉弓前方时发出，勾绕主动脉弓下后方上行，返回颈部。在颈部左、右喉返神经均走行于气管与食管之间的沟内，至甲状腺侧叶深面、环甲关节后方进入喉内，终支称为喉下神经，分数支分布于喉。其中特殊内脏运动纤维支配除环甲肌以外的所有喉肌，一般内脏感觉纤维分布于声门裂以下的喉黏膜。

喉返神经是支配大多数喉肌的运动神经，在入喉以前与甲状腺下动脉及其分支相互交叉，国人统计资料显示喉返神经穿过动脉分支之间者占多数，经过动脉后方者次之，经过动脉前方者较少。在甲状腺手术中，钳夹或结扎甲状腺下动脉时，应避免损伤喉返神经防止声音嘶哑。若两侧喉返神经同时受损，可引起失音、呼吸困难，甚至窒息。

2. 胸心支 喉返神经在绕过大动脉时发出胸心支，加入心丛。

3. 支气管支和食管支 是左、右迷走神经在胸部发出的若干小支，与交感神经的分支共同构成肺丛和食管丛，自丛再发细支分布于气管、支气管、肺及食管。主要含内脏感觉纤维和内脏运动纤维，传导脏器和胸膜的感觉同时支配器官的平滑肌及腺体。此外，喉返神经在上行于气管与食管间沟时，还发出气管支和食管支，分别参加心肺丛和食管丛，分布于气管和食管。

（三）腹部的分支

全部由内脏运动（副交感）纤维和一般内脏感觉纤维构成。

1. 胃前支 贲门附近发出迷走神经前干。胃前支沿胃小弯向右，沿途发出4~6个小支，分布于胃前壁，其终支以"鸦爪"形分支分布于幽门部前壁。

2. 肝支 也由迷走神经前干在贲门附近分出，向右行于小网膜内，参与构成肝丛，随肝固有动脉分支分布于肝、胆囊等处。

3. 胃后支 由迷走神经后干在贲门附近发出，沿胃小弯后面走行，沿途分支分布于胃后壁。终支与胃前支相似，也以"鸦爪"形分支分布于幽门窦及幽门管后壁。

4. 腹腔支 为迷走神经后干的终支，向右行至腹腔干附近，与交感神经一起构成腹腔丛，伴有腹腔干、肠系膜上动脉及肾动脉等血管分支分布于肝、胆、胰、脾、肾及结肠左曲以上的腹部消化管。

（四）心迷走神经

在这里，我们还要特别提到迷走神经的心支，也就是心迷走神经。正是由于迷走神经发出的心支，才使得迷走神经对心脏有着重要的负性调节作用。在胸腔内，心迷走神经纤维和心交感神经一起组成心脏神经丛，并和交感纤维伴行进入心脏，与心内神经节细胞发生突触联系。心脏受心迷走神经和心交感神经的双重支配，前者使心脏活动抑制，后者使心脏活动增强。心迷走神经节前纤维的胞体起源于延髓的迷走神经背核和疑核。在心壁内的神经节换元后发出节后纤维，支配窦房结、心房肌、房室交界、房室束及其分支。心室肌也由迷走神经支配，但纤维末梢的数量远较心房肌中少。

心迷走神经的节前和节后神经元都是胆碱能神经元。节后纤维末梢释放的乙酰胆碱作用于心肌细胞膜的 M 型胆碱能受体，可导致心率减慢，心房肌收缩能力减弱，心房肌不应期缩短，房室传导速度减慢，即具有负性变时、变力和变传导作用。刺激迷走神经时也能使心室肌收缩减弱，但其效应不如心房肌明显。所以说迷走神经对心脏就是抑制作用，可使心率减慢，血压降低，刺激双侧迷走神经甚至会导致晕厥。对于某些特殊患者（如患有病态窦房结综合征）可能导致死亡。

两侧心迷走神经对心脏的支配也有差别，但不如两侧心交感神经支配的差别显著。右侧迷走神经对窦房结的影响占优势；左侧迷走神经对房室交界的作用占优势。而窦房结是心脏搏动的最高"司令部"，它可以自动地、有节律地产生电流，电流按传导组织的顺序传送到心脏的各个部位，从而引起心肌细胞的收缩和舒张。因此，右侧迷走神经对心脏功能的影响尤为重要。正是基于这一解剖学基础，临床上迷走神经刺激术控制癫痫往往都选择在左侧迷走神经上进行。

总之，迷走神经分布到硬脑膜、耳郭、外耳道、咽喉、气管和支气管、心脏、肺、肝、胆、胰、脾、肾及结肠左曲以上的消化管等众多器官，是副交感神经的主要组成部分。迷走神经主干损伤可出现心动过速、心悸，内脏活动障碍（恶心、呕吐），呼吸困难和窒息等。由于咽喉肌瘫痪和感觉障碍，可出现软腭瘫痪及腭垂偏向患侧，以及声音嘶哑、发音困难，呛咳、吞咽障碍等。

第二节　迷走神经的纤维成分

迷走神经为混合性神经，含有 4 种纤维成分：副交感纤维、一般内脏感觉纤维、一般躯体感觉纤维和特殊内脏运动纤维（表 2-1）。

1. 一般内脏运动（副交感传出）纤维　迷走神经副交感神经元胞体位于迷走神经背核和疑核内侧部。迷走神经背核中的神经元支配肠道内的神经节及其（肺、肝、胰腺）分支，疑核中的神经元则支配心丛中的神经节。它们均接受来自下丘脑、嗅系统、网状结构和孤束核传入信号的共同影响。副交感节前纤维随迷走神经分支分布于颈、胸、腹部多个器官，并在器官旁或器官壁内的副交感神经节交换神经元，其节后纤维控制这些器官的平滑肌、心肌和腺体活动。

2. 特殊内脏运动（传出）纤维　起于延髓的疑核，随迷走神经分支支配咽喉部肌。特殊内脏运动纤维以 3 条主要分支离开迷走神经，即咽神经（支）、喉上神经和喉返神经。

表 2-1　迷走神经的纤维成分、神经核、神经节及其功能

神经纤维成分	神经节	神经核	功能
一般躯体感觉（传入）	上神经节	三叉神经脊束核	传导脑膜后部、耳郭、耳后和外耳道皮肤、鼓膜外侧面的一部分、咽喉部的感觉
一般内脏感觉（传入）	下神经节	孤束核	传导喉、气管（下部）、食管及胸腹部脏器、主动脉弓壁牵张感受器和弓附近主动脉小球内化学感受器的感觉
特殊内脏运动（传出）	—	疑核	经咽丛，支配咽上、中、下缩肌、腭帆提肌、咽鼓管咽肌、腭咽肌和舌肌中的腭舌肌，以及喉内肌
一般内脏运动（传出）	—	迷走神经背核疑核	支配平滑肌、心肌及主动脉小球的运动，刺激腺体分泌平滑肌和腺体包括咽、喉、胸、腹腔脏器

3. 一般内脏感觉（传入）纤维　其神经元胞体位于颈静脉孔下方的迷走神经下神经节内，中枢突止于孤束核，周围突随迷走神经分支分布于颈、胸腹部的多个器官，传导一般内脏感觉冲动。

来自腹腔内脏的神经丛加入迷走神经的胃左支与胃右支。这些神经向上穿过膈肌的食管裂孔上行与食管周围的神经丛会合；来自于心、肺周围神经丛的感觉纤维亦与食管丛会合，经胸部继续沿左、右迷走神经上行。

迷走神经下神经节胞体的中枢突进入延髓，在孤束中下行并进入孤束核尾部。自此核团发出的纤维与脑干网状结构和下丘脑一些区域形成双侧联络，这些纤维联系对心血管、呼吸及胃肠功能的反射调控极为重要。

4. 一般躯体感觉（传入）纤维　其感觉神经元胞体位于迷走神经的上神经节内，其中枢突入脑后止于三叉神经脊束核，周围突随迷走神经分支分布于硬脑膜、耳郭及外耳道皮肤，传导一般感觉。三叉神经脊束核为第 2 级神经元胞体，该核发出的轴突在延髓越过中线投射至丘脑的两个明确的核群：痛觉冲动至丘脑腹后内侧核，经内囊投射至中央后回感觉皮质分区，对疼痛的位置和疼痛的程度进行定位；对疼痛所致的情绪反应的传导则至丘脑背内侧核，经内囊投射至扣带皮质，以调节因疼痛所致的情绪反应。

由此可见，迷走神经的传出纤维起源于疑核和迷走神经背核，主要支配咽喉的横纹肌和胸腹的大部分内脏器官。传入纤维成分占迷走神经纤维的 80%，大部分的纤维止于孤束核，小部分止于三叉神经脊束核、网状结构、最后区、迷走神经背核和疑核等核团结构，并通过孤束向脑桥臂旁核、蓝斑、中缝核及丘脑、边缘系统和大脑皮质等结构进行投射，形成广泛的纤维联系。正是由于迷走神经传入、传出纤维与中枢和外周神经形成的广泛而复杂的纤维联系，才使得迷走神经刺激作用于全脑，提高全脑的抑制水平，因而成为迷走神经刺激具有抗癫痫作用的解剖学基础。

（王海洋　林志国）

参 考 文 献

1. Panebianco M, Zavanone C, et al. Vagus nerve stimulation therapy in partial epilepsy: a review. Acta Neurol Belg, 2016, 116（3）: 241-248.

2. Wilson-Pauwels，Linda. Cranial Nerves：Function and Dysfunction. [3rd edition]：People's Medical Publishing House，USA 2010.

3. Wang H，Chen X，Lin Z，et al. Long-term effect of vagus nerve stimulation on interictal epileptiform discharges in refractory epilepsy. J Neurol Sci，2009，284（1-2）：96-102.

4. Henry TR. Therapeutic mechanisms of vagus nerve stimulation. Neurology，2002，59（Suppl 4）：S3-14.

5. 谭启富. 癫痫外科学. 第 2 版. 北京：人民卫生出版社，2012.

6. 王海洋，林志国. 迷走神经刺激治疗难治性癫痫机制的研究进展. 立体定向和功能性神经外科杂志，2005，18（5）：317-320.

7. 蒋文华. 神经解剖学. 上海：复旦大学出版社，2002：142-146.

第三章

迷走神经刺激术

第一节 进口迷走神经刺激设备

迷走神经刺激疗法最早由在美国休斯敦的 Cyberonics 公司发明生产,1988 年在美国开始迷走神经刺激术(VNS)治疗难治性癫痫患者的临床试验,1994 年欧洲 CE(Conformite Europeenne)批准 VNS 产品用于辅助部分性或全身性发作的难治性癫痫患者,以降低发作频率。1997 年美国 FDA 批准 VNS 产品用于 12 岁以上难治性癫痫患者。2005 年美国 FDA 批准 VNS 产品用于 18 岁以上应用抗抑郁药物治疗无效的慢性或复发性抑郁患者。2008 年中国国家食品药品监督管理总局(CFDA)批准 VNS 产品用于辅助部分性或全身性发作的难治性癫痫患者。2017 年美国 FDA 批准 VNS 治疗药物难治性癫痫适应证降低到 4 岁。至今 VNS 疗法在全球已经应用于超过 130 000 例患者,置入了超过 160 000 个刺激器,正式发表的文献超过 1 200 篇,首次更换电池的比例高达 77%,患者满意度高达 81%,患者随访超过 600 000 病人年,在中国也有数千例癫痫患者受益于 VNS 疗法。

一、VNS 系统介绍

VNS 系统主要由脉冲发生器(也称刺激器)、电极导线、医师程控设备和患者磁铁组成(图 3-1)。其中刺激器和电极导线置入人体内,刺激器置入腋窝下或锁骨下方的皮下囊袋

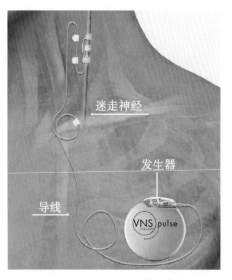

图 3-1 VNS 产品人体示意图

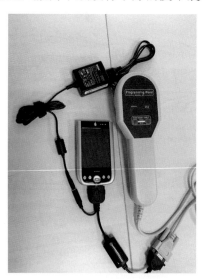

图 3-2 VNS 程控设备

内,电极导线在皮下一端缠绕在左侧迷走神经上,另一端与刺激器相连,刺激器发出电脉冲经电极导线刺激迷走神经,以调控大脑的异常放电。医师程控设备(图 3-2)包括程控电脑、程控棒和电源线,医师使用医师程控设备可调整患者体内脉冲发生器的参数设置。患者或其照顾者可使用患者磁铁(图 3-3)激发一次额外的刺激以控制发作或停止刺激以避免不良反应。

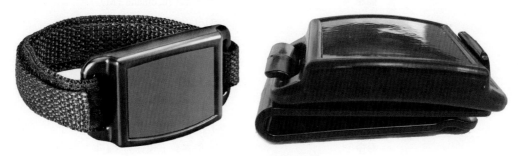

图 3-3　VNS 患者磁铁

1. VNS 脉冲发生器　VNS 脉冲发生器已有多种型号,美国 FDA 批准 VNS 脉冲发生器的发展史见图 3-4。

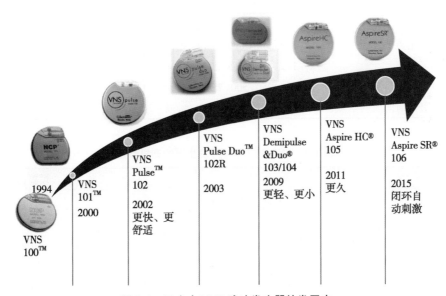

图 3-4　已上市 VNS 脉冲发生器的发展史

目前在中国 VNS 脉冲发生器中的型号为 102 和 103、105、106 型脉冲发生器在国内注册中。VNS102 型脉冲发生器的参数见表 3-1 和表 3-2。

脉冲发生器的寿命取决于刺激参数、阻抗和磁铁的使用情况等方面。VNS 刺激参数的设置具有个体化差异,开机参数基本上是固定的。VNS 102 型脉冲发生器的开机参数见表 3-3。

表 3-1 VNS 102 型脉冲发生器的物理参数

参数		数据
尺寸	体积	52mm×52mm×6.9mm
	重量	25g
材料	外壳	钛
	插座头	聚氨酯（Tecothane TM）
	插口	316L 不锈钢
	螺丝密封插头	硅树脂
电池	型号	Wilson Greatbatch Ltd.，型号 2075
	化学成分	锂氟化碳
	电压	3.3V；快耗尽时电压会逐渐下降
	容量	1.7mAh
	寿命	一般参数下预计为 8.4 年 *
其他	石英振荡器	作为时间参考
	磁簧开关	用于磁铁控制

注：* 频率 20Hz，脉宽 500μs，电流 2mA，阻抗为 4kOhms 和占空比为 10%

表 3-2 VNS 102 型脉冲发生器刺激的参数及可用参数设置

刺激参数	可用参数设置
输出电流	0～3.5mA in 0.25mA，steps ±0.25≤1mA，±10%＞1mA
信号频率	1、2、5、10、15、20、25、30Hz±6%
脉冲宽度	130、250、500、750、1 000μs±10%
信号开启时间	7、14、21、30、60s±15% 或 +7s（在磁铁模式±15% 或 ±7s）

表 3-3 VNS 102 型脉冲发生器的开机参数

刺激模式	参数	设置值
正常模式	输出电流（output current）	0.25mA
	脉宽（pulse width）	500μs
	频率（frequency）	30Hz
	开启时间（ON time）	30s
	关闭时间（OFF time）	5min
磁铁模式	输出电流（output current）	0.5mA
	脉宽（pulse width）	500μs
	开启时间（ON time）	60s

　　目前 VNS103/106 型脉冲发生器还在国内注册中，需配合程控平板电脑使用，通信速度更快。103 型脉冲发生器的体积和重量接近 102 型脉冲发生器的 50%，更适合患者。105 型和 106 型脉冲发生器的大小与 102 型一致。VNS 103、105、106 型脉冲发生器的参数见表 3-4。

表 3-4　VNS 103、105、106 型脉冲发生器的参数

参数	型号	参数数据
体积	103	45mm × 32mm × 6.9mm
	106	52mm × 52mm × 6.9mm
重量	103	16g
	105	25g
	106	25g
电池	103	Wilson Greatbatch Ltd.，Model 2075，容量：1.0Amph
	106	Wilson Greatbatch Ltd.，Model 2075，容量：1.7Amph

106 型脉冲发生器是第一款具有闭环刺激功能的迷走神经刺激器。临床上发现，有些癫痫患者在发作时，其心率突然增加。癫痫患者发作时心率加快的现象称为发作性心动过速。研究表明，超过 80% 的癫痫患者有发作性心动过速的问题。基于此临床现象，可以根据心率快速增加来判断癫痫患者发作的可能，尽早地监测到发作，就可立即给予治疗以达到停止或减轻发作的目的。基于此原理，2015 年 6 月第一款基于心率的闭环自动刺激功能的迷走神经刺激器获得美国 FDA 批准并上市，即 106 型的 AspireSR 脉冲发生器。

106 型迷走神经刺激器可实时监测心率，根据心率快速上升来判断是否出现癫痫发作，可在癫痫发作前立即给予一定量的电刺激，以阻止发作，或缩短发作。也可排除一些假阳性事件，如运动时的心率缓慢增加。106 型迷走神经刺激器的闭环自动刺激功能适合有发作性心动过速的难治性癫痫患者，106 型脉冲发生器适合发作时心率增加≥20% 的患者。此外，有文献报道 106 型脉冲发生器可明显减少睡眠中的发作。

2. VNS 电极导线　VNS 电极导线一端需缠绕在迷走神经上，电极端分为 3 个线圈，从外往内依次是负极线圈、正极线圈和固定线圈，电极圈直接分为 2mm 和 3mm，大多数人用 2mm 直径的电极即可。在置入时用镊子拉线圈外端的缝线，不要拉拽电极线圈，以免损伤线圈外管引起电极短路或断路的风险，电极头端见图 3-5。

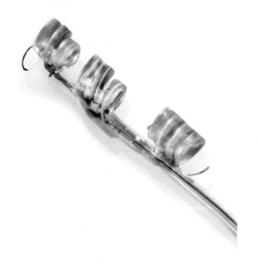

图 3-5　VNS 电极头端

目前国内使用的是 302 型电极导线, 303 型、304 型电极导线在注册中, 303 型、304 型电极导线比 302 型的柔韧性更好, 术后发生高阻抗的概率更低。所有导线都可条件性兼容核磁扫描, 其部分原因在于电极导线的材质。VNS 302 型电极导线参数见表 3-5。

表 3-5　VNS 302 型电极导线参数

参数	数据
总长	43cm
插头	不锈钢
套管	硅树脂
螺旋电极	铂 / 铱
导丝	MP-35N 合金
缝线	涤纶

3. VNS 程控设备　VNS 程控设备由程控电脑和程控棒组成, 用于医师根据患者病情调整体内迷走神经刺激器的刺激参数, 并检查体内设备系统阻抗以确保设备正常工作。目前国内使用的程控电脑是 Dell 掌上电脑类型, 新一代的平板式程控电脑还在注册中。

4. VNS 患者磁铁　VNS 脉冲发生器有两种刺激模式, 一种是自动刺激模式, 用医师程控设备设置好刺激参数后, 脉冲发生器自动地按照一定频率的间隔发放电脉冲; 另一种是磁铁刺激模式, 也称按需刺激模式, 用磁铁在体表划过脉冲发生器置入部位, 即可启动一次磁铁刺激, 这是癫痫患者第一次有了自己控制发作的工具, 而不是无助地等待发作停止。患者磁铁有两种: 一种可戴在手腕上, 另一种备用磁铁可卡在腰带上。患者磁铁主要有两大功能: 一是启动磁铁刺激, 二是临时关机。

磁铁刺激的输出电流值一般设为比自动刺激模式的输出电流值高 0.25mA, 也可作为下次程控的参考, 脉宽一般设为 500μs, 刺激时间 60s。当患者感觉到癫痫预兆时, 或者当癫痫发作开始时, 或者癫痫发作过程中, 患者或其照顾者可使用磁铁开启磁铁刺激。开启时将磁铁的 Logo 面朝脉冲发生器部位, 慢慢划过磁簧开关(1s), 即可开启磁铁刺激。滑动的方向不影响磁铁刺激启动, 磁铁刺激启动后, 再次划过磁簧开关时会立即再次重新开启一次磁铁刺激。注意不可连续使用磁铁刺激超过 8h, 否则有损伤迷走神经的可能。

将磁铁放于脉冲发生器部位, 保持超过 65s, 可关闭 102 型脉冲发生器。当磁铁移开时, 正常刺激会自动重新开启。另外, 患者磁铁可能对电脑、电视、微波炉、光盘、信用卡、手表及其他磁铁产生损害作用。因此, 不要将磁铁与上述物品储存在一起, 至少保持 25cm 的距离。

二、术后磁共振检查

磁共振检查对于癫痫患者的疾病诊断和治疗非常重要, 癫痫患者在置入 VNS 设备后, 仍可在某些条件下接受 1.5T/3.0T 的核磁扫描, 这是被美国 FDA 和欧洲 CE 批准的。核磁扫描前需记录目前参数, 将输出电流和磁铁输出电流都设为 0mA, 扫描后重新设置参数; 扫描前后都要检查电阻, 确保 VNS 系统正常; 扫描时遵从 VNS MRI 扫描指南, 如 RF 线圈选择头部或局部的发射 / 接收线圈, 空间梯度场强≤720Gauss/cm, 头部平均 SAR≤3.2W/kg 等。VNS 置入后 MRI 扫描区域见图 3-6。

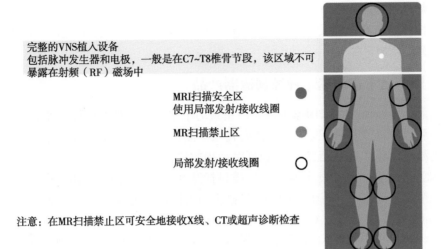

完整的VNS植入设备
包括脉冲发生器和电极，一般是在C7~T8椎骨节段，该区域不可
暴露在射频（RF）磁场中

MRI扫描安全区
使用局部发射/接收线圈

MR扫描禁止区

局部发射/接收线圈

注意：在MR扫描禁止区可安全地接收X线、CT或超声诊断检查

图 3-6　VNS 患者 MRI 扫描区域

（翟　帅　李晓露）

第二节　国产迷走神经刺激器

一、国产迷走神经刺激器的研发历程

2000 年，在清华大学与北京天坛医院的学术交流中，王忠诚院士建议清华大学研发脑深部电刺激器，从此拉开了神经调控系列产品的国产化序幕。同年，即开始了国产迷走神经刺激器技术预研工作。由清华大学牵头研发、北京品驰医疗设备有限公司（以下简称品驰公司）牵头产业化，北京市神经外科研究所与北京天坛医院牵头动物实验和临床试验，形成了良好的产学研医合作。

2004 年开始，国产迷走神经刺激器原理样机研制。2006 年完成原理样机研制，并初步进行家兔动物实验研究。2012 年国家科技部组织的"十二五"国家科技支撑计划，正式立项委托品驰公司牵头组织研发自主知识产权的国产化迷走神经刺激工程化产品。同年 4 月，国家发展和改革委员会正式批复建设"神经调控技术国家工程实验室"，依托清华大学和北京天坛医院共建。这是迄今为止神经调控领域唯一的国家级研发机构，从制度上鼓励和保障"产—学—研—医"的密切合作。2013 年，工程化样机研制完成，开始工程样机动物实验，并委托北京医疗器械检测所进行注册检验。2014 年 8 月 13 日，首例临床试验手术在北京天坛医院成功实施，同年完成了临床试验全部手术入组。临床试验由北京天坛医院牵头组织，山东大学齐鲁医院、沈阳军区总医院、吉林大学第一医院和浙江大学医学院附属第二医院共同参与。2015 年，完成临床试验随访研究，同年获得国家食品药品监督管理总局批准进入创新医疗器械特别审批项目。2016 年 5 月，国产迷走神经刺激系列产品获得国家食品药品监督管理总局颁发的医疗器械注册证。

目前，一系列新技术新功能迷走神经刺激器的研发正在继续，如可充电产品、具有远程程控功能和心电监护及感知模式的产品等，标志着我国神经调控研究从并行到引领的发展。

迷走神经刺激器的国产化，一方面大幅度降低产品价格，扩大接受治疗的患者人群，促进迷走神经调控疗法的普及和发展；另一方面提供更丰富的研究工具，促进神经调控基础研究和临床研究的发展。

二、国产已上市的迷走神经刺激器产品

清华大学神经调控技术国家工程实验室致力于引领中国神经调控事业的发展，已研发包括体内置入产品及体外配套产品，体内置入产品包括迷走神经刺激脉冲发生器套件、迷走神经刺激电极套件，体外配套产品包括医师程控仪、患者程控仪和患者控制磁铁。

1. 脉冲发生器 脉冲发生器套件组成包括脉冲发生器、测试电阻、力矩螺丝刀，共同封装在一个无菌包装内。已获得 CFDA 批准上市的国产迷走神经刺激脉冲发生器有两个型号——G111 型和 G112 型。G111 为普通型，G112 为迷你型，两者的功能与性能一致，区别在于电池容量和产品尺寸不同。测试电阻用于手术过程阻抗测试异常时验证脉冲发生器的功能是否正常，力矩螺丝刀用于拧紧脉冲发生器顶盖上紧固电极的螺钉。

脉冲发生器刺激脉冲为恒流模式，刺激脉冲的幅度、频率、脉宽、刺激时间、间歇时间、软启动 / 停止时间、磁铁功能参数均可通过程控仪调节。脉冲发生器有两种刺激模式：正常模式和磁铁模式。正常模式下，脉冲发生器按照设定的刺激时间和间歇时间交替进行启动刺激和停止刺激。体外控制设备（控制磁铁和患者程控仪）可以启动磁铁模式，磁铁模式下，脉冲发生器按照设定的磁铁模式参数和时间启动刺激。磁铁模式刺激结束后，自动回到启动磁铁模式之前的状态。磁铁模式参数的幅度、频率、脉宽可以单独设定，可以通过医师程控仪设定磁铁模式参数和时间，控制磁铁启动磁铁模式的功能可以通过医师程控仪启用或禁用。

脉冲发生器具有软件无线升级功能，可以通过医师程控仪对体内的脉冲发生器进行系统软件升级，使患者能够第一时间享受到最新的治疗方案。

已上市的两种型号脉冲发生器主要的程控参数及规格见表 3-6。

表 3-6 可程控刺激参数

脉冲发生器型号	G111	G112
幅度	0～3.5mA，0.1mA 步进	
脉宽	130、250、500、750、1 000μs	
频率	1、2、5、10、15、20、25、30Hz	
刺激时间	7、14、21、30、60s	
间歇时间	0.2、0.3、0.5、0.8、1.1、1.8、3、5……180min（5～60min，5min 步进；60～180min，30min 步进）	
软启动 / 停止时间	禁止、1、2、4、8s	
磁铁模式功能	磁铁控制功能可以通过医师程控仪启用和禁用 *	
电池容量	1 850mAh	980mAh
典型使用寿命	>10 年 #	～7 年 #
重量	23g	14g
尺寸	52mm×52mm×8mm	42mm×36mm×6.8mm
X 线下标识	MCP	MDP

* 磁铁功能启用时，可以通过控制磁铁启动磁铁模式刺激，磁铁模式参数（幅度、频率、脉宽、刺激时间）可通过医师程控仪设置。# 使用寿命按脉冲幅度 2mA、脉宽 500μs、频率 20Hz、电极阻抗 3kΩ、刺激 30s、间歇 5min 估算，仅供参考

国产迷走神经刺激器目前已上市的两种型号均采用一次性锂电池,对于一次性电池,使用寿命取决于刺激参数(幅度、频率、脉宽、刺激和间歇时间)和电极阻抗,因此每名患者都有所不同,根据表 3-6 所示,G111 型脉冲发生器,典型参数下预期使用寿命超过 10 年;G112 型脉冲发生器,典型参数下预期使用寿命约为 7 年。如图 3-7 所示,在脉冲发生器正面蚀刻有制造商、型号及序列号标识,产品置入时此面应朝向体外置入。脉冲发生器在 X 线照射下,会显示相应的标识,用于医师在特殊情况下识别脉冲发生器的型号。此外,脉冲发生器顶盖具有在皮下囊袋固定脉冲发生器的缝合孔。

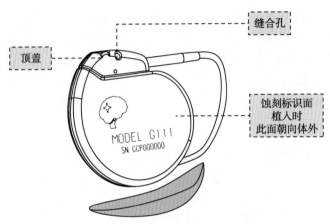

图 3-7 VNS G111 型脉冲发生器外观

国产迷走神经刺激脉冲发生器电路原理如图 3-8 所示。脉冲发生器由电池进行供电,主要电路包含脉冲输出电路、通信电路、控制电路等功能模块,脉冲输出电路用于产生、输出设定参数的脉冲刺激信号;通信电路用于医师程控仪或患者程控仪进行双向无线通信,以响应体外的编程及遥测操作;控制电路用于实现整个电路系统复杂的功能与逻辑控制。为了保护脉冲发生器的电路部件不受体液渗入的影响,电子电路和电池均被密封于钛金属外壳中。

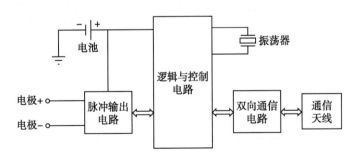

图 3-8 迷走神经刺激脉冲发生器电路原理

脉冲发生器产生的电刺激信号波形如图 3-9,每个刺激脉冲后都跟随一个反向的电荷平衡脉冲,保证刺激靶点上的电荷平衡,从而保证刺激的安全性。

脉冲发生器置入人体使用,与人体接触的材料包括纯钛、聚氨酯、硅橡胶等,均已经在心脏起搏器上成功应用几十年,具有非常好的生物相容性和生物稳定性。

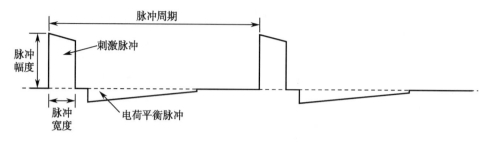

图 3-9　脉冲发生器产生的电刺激信号波形

2. 电极　电极导线套件由电极、造隧道工具（包括穿刺工具和套管）和固定夹组成。电极和固定夹置入人体内，电极与脉冲发生器连接，接收来自脉冲发生器的电刺激脉冲，实现对迷走神经的刺激，固定夹用于电极在人体内的固定。造隧道工具不置入人体，用于在手术过程中建立放置电极的皮下隧道并引导电极穿过皮下隧道。电极刺激触点材料为铂铱合金，是电化学性能最稳定的置入级金属材料。图 3-10 所示为迷走神经刺激电极的外观图。VNS 电极的结构如图 3-11 所示。

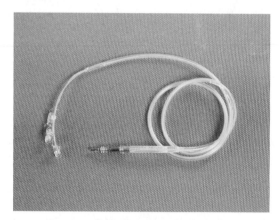

图 3-10　国产迷走神经刺激电极外观

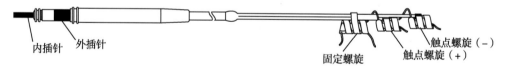

图 3-11　VNS 电极的结构

电极的参数规格如表 3-7 所示。

表 3-7　电极规格说明

参数名称	数值
电极长度（cm）	45
电极内插针直径（mm）	1.27
电极外插针直径（mm）	2.67
刺激触点数量（个）	2
刺激触点间距（mm）	8.0
触点螺旋内径（mm）	2.0

国产迷走神经刺激电极与脉冲发生器的连接端,尺寸设计与国外产品兼容,可以直接更换国内迷走神经刺激脉冲发生器。

电极固定夹用于将电极固定在筋膜上,固定夹如图 3-12 所示。

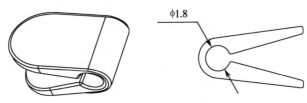

图 3-12　电极固定夹

电极和电极固定夹均置入人体使用,与人体接触的材料包括铂铱合金和硅橡胶,均已经在心脏起搏器上成功应用几十年,具有非常好的生物相容性和生物稳定性。

3. 医师程控仪　迷走神经刺激医师程控仪与脑深部电刺激医师程控仪使用同一套硬件系统平台(图 3-13),由平板电脑和编程器两部分组成。编程器与脉冲发生器之间为近场磁耦合通信,通信距离几厘米,编程器和平板电脑之间为蓝牙无线通信,距离可达 10m,从而兼顾安全性和方便性。平板电脑搭载了智能操作系统和程控软件,智能彩色触屏操作、大图标、高分辨率,操作方便可靠。

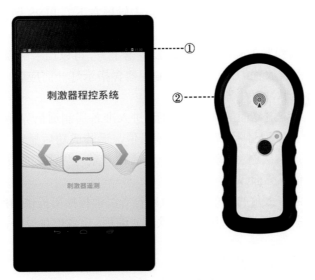

图 3-13　医生程控仪(①平板电脑;②编程器)

医师程控仪用于对置入患者体内的脉冲发生器进行体外遥测和程控,能够完成所有脉冲发生器的程控功能,主要包括以下功能。

(1)遥测:获取当前刺激参数、电池电压及运行状态信息,并进行记录。

(2)编程:对刺激参数进行编程,并控制刺激输出的开启与关闭。

(3)测试:测试电极阻抗信息,并进行记录。

(4)查看:快速浏览刺激参数及电极阻抗历史信息。

平板电脑的组成包括:①电源开关,长按接通或断开平板电脑供电,短按关闭屏幕或打开屏幕；②声音增加，短按增加音量；③声音降低，短按降低音量；④前置摄像头；⑤后置摄像头；⑥充电及数据接口，可接入数据线与充电线。

编程器的组成包括：①通信指示灯，编程器与体内脉冲发生器通信时闪烁；②电源指示灯，电源接通且电量充足时为绿色，电源接通但电量不足时为红色，电源接通且与平板电脑连接时常亮，电源接通但未与平板电脑连接时闪烁，电源关闭时熄灭；③电源按键，短按 2s 后松开即接通编程器电源，长按直到通信指示灯长亮后松开即断开编程器电源。

为节省电量，编程器电源接通后任意 30min 内不进行任何操作，编程器将自动断开电源。

医师程控仪可以程控的脉冲发生器参数及其范围如下。

（1）程控仪对幅度的调节范围为 0～3.5mA，调节步长 0.1mA。

（2）程控仪对脉宽的调节范围为 130、250、500、750、1 000μs。

（3）程控仪对频率调节范围为 1、2、5、10、15、20、25、30Hz。

（4）程控仪对软启动 / 停止时间的调节范围为禁止、1、2、4、8s。

（5）程控仪对刺激时间的调节范围为 7、14、21、30、60s。

（6）程控仪对间歇时间的调节范围为 0.2～180min，其中 5min 以内设置范围为 0.2、0.3、0.5、0.8、1.1、1.8、3min；5～60min，调节步长 5min；60～180min，调节步长 30min。

在首次开始程控之前，应当给平板电脑充电以确保平板电脑电量充足；给编程器装入电池，接通电源并查看电池电量确保编程器电量充足。

打开平板电脑屏幕进入平板电脑主界面，点击触屏右下方 PINS 图标，进入程控系统主界面。

在程控通信前将编程器正确放置在脉冲发生器上方，可以用手触摸脉冲发生器置入部位的皮肤，以决定编程器放置的最佳位置。编程器含指示灯一面应朝向体外放置，使编程器通信指示灯正对体内脉冲发生器。

点击 PINS 程控系统主界面的刺激器图标，进入准备遥测通信界面。点击"开始遥测"按钮开始识别脉冲发生器型号，然后进行遥测通信。遥测成功后显示基本信息界面，如这是对目标脉冲发生器的首次遥测，系统将进入患者信息录入界面。成功录入该患者相关信息后再自动进入基本信息界面。

点击基本信息界面左上角的菜单按钮，可以查看医师程控所提供的所有功能的主菜单，包括遥测结果、重新遥测、正常模式编程、磁铁模式编程、患者信息设置、刺激器测试及查看记录。

【正常模式编程】 点击遥测结果显示界面中的相应区域可以进入正常模式编程页面，也可以通过菜单中的"正常模式编程"菜单进入。

在正常模式编程页面，点击对应的幅度、脉宽、频率、刺激时间、间歇时间及软启动数值即可修改相应的参数，完成参数修改后点击"编程"即可实现多个参数的一次编程。

【磁铁模式编程】 与正常模式编程相似，点击遥测结果显示界面中的相应区域可以进入磁铁模式编程页面，或者通过菜单中"磁铁模式编程"来进入磁铁模式编程页面。

在磁铁模式编程页面，点击对应的幅度、脉宽、频率、刺激时间及磁铁功能的值即可修改相应的参数，完成参数修改后点击"编程"即可实现多个参数的一次编程。

【开 / 关刺激】 在遥测结果显示界面内，点击工具栏右侧的刺激器图标可开启 / 关闭脉冲发生器的刺激脉冲输出。此处的开关刺激指的对正常刺激模式刺激的开关，在关闭刺激时，如果磁铁控制功能允许，刷过磁铁仍然可以启动磁铁模式刺激。

【刺激器测试】 通过菜单中"刺激器测试"来进入刺激器测试页面。

可以通过"阻抗与输出测试"按钮右侧的下拉列表选择测试类型，选择系统测试、脉冲发生器测试、正常模式测试和磁铁模式测试。系统测试是对脉冲发生器和电极整个系统进行测试，获得系统工作情况及电极阻抗信息；脉冲发生器测试在系统测试显示阻抗不正常时，进行脉冲发生器测试，脉冲发生器接测试电阻，确认脉冲发生器功能是否正常；正常模式测试用于确认当前设定的正常模式参数电流是否能够正常输出；磁铁模式测试用于确认当前设定的磁铁模式参数电流是否能够正常输出。

点击"阻抗与输出测试"按钮开始进行测试，并得到测试结果。

电池测试功能位于"刺激器测试"页面中，通过点击"菜单"并选取"刺激器测试"进入测试界面，点击"电池电压测试"按钮即可完成测试。

每次成功遥测后，用户均可通过遥测结果显示页面的刺激器使用记录页面，查看电池状态。

【查看数据记录】 用户通过此功能可以查看的数据记录有：①参数记录，记录脉冲发生器一次遥测获得的刺激参数及使用记录信息；②测试记录，记录刺激器测试的结果；③磁铁记录，记录患者在距上次复位后最近15次磁铁模式时间。

【具体操作方法】 ①于程控系统主界面内点击查看数据库图标，进入脉冲发生器型号选择界面；②选择所需的脉冲发生器型号后，点击该型号的图标进入数据查询选择界面；③用户可根据需要，按"日期""序列号"进行排序，按记录的日期、患者姓名和脉冲发生器序列号筛选记录数据；④点击"参数记录"进入参数记录数据表后，双击所需条目查看详细参数记录；⑤于数据查询选择界面，点击"测试记录"进入测试记录数据表后，双击所需条目查看刺激器测试的结果；⑥于数据查询选择界面，点击"磁铁记录"进入启动记录数据表后，双击所需条目查看磁铁模式激活时间。

【日常维护】 医师程控仪在使用过程中应该注意防尘防水，若长时间不使用，应为平板电脑的电池充满电并关闭平板电脑，然后取出编程器内的碱性电池，放置于阴凉干燥的地方。再次使用前，可用水溶性消毒剂湿润柔软抹布来清洁编程器。

当编程器电池电源指示灯呈红色时，请为编程器更换电池。当平板电脑的电量不足5%时，应立即给平板电脑充电。

4. 患者控制磁铁 患者控制磁铁提供给患者使用，磁铁为手表形状，建议患者随身佩戴在手腕。控制磁铁主要有两个功能：启动磁铁模式刺激和停止当前刺激脉冲输出。脉冲发生器的磁铁控制功能可以通过医师程控仪启用或禁止，当磁铁控制功能被禁止后，将不响应磁铁控制。

（1）启动磁铁模式刺激：磁铁控制功能启用时，无论脉冲发生器在开启或者关闭状态，刷过磁铁（靠近然后移开，靠近时间超过1s，小于65s），可以启动磁铁模式刺激，脉冲发生器会按照医师程控仪设定的磁铁模式的刺激参数输出刺激脉冲。磁铁模式刺激结束后脉冲发生器会恢复到磁铁模式之前的状态。

（2）停止当前刺激脉冲输出：无论当前是否有刺激脉冲输出，磁铁靠近脉冲发生器时，脉冲发生器的当前脉冲输出会停止。进一步的，磁铁靠近脉冲发生器超过一定时间后（65s）移开，脉冲发生器不会启动磁铁模式，如果磁铁靠近前脉冲发生器是在关闭状态，则状态不变,如果是在开启状态,则进入正常模式的间歇时间。

5. 患者程控仪及远程程控　患者程控仪供患者使用,用于随时查看脉冲发生器的电池电量,预知使用寿命,对置入体内的脉冲发生器进行开关控制,或者在医师授权范围内调节刺激强度。患者还可以通过患者程控仪配合实现远程程控功能,可以不必到医院就能实现参数调整等程控操作。

【患者程控仪组成】　患者程控仪主要由主机和通信线圈组成(图 3-14),通过电源适配器给主机内的电池充电。通信线圈可与主机分离,方便携带。使用患者程控仪进行程控时,需将线圈尽量靠近体内的脉冲发生器。患者程控仪主机采用彩色触摸屏操作,方便灵活。使用通信线圈可方便患者在使用程控仪的过程中观察显示屏。使用通信线圈时,请使其尽量靠近体内的脉冲发生器,同时可将衣物穿过线圈内的开口,以将其固定在胸前脉冲发生器置入处。

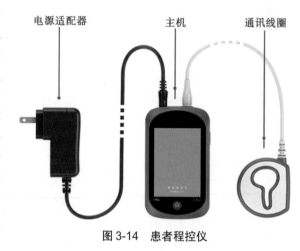

图 3-14　患者程控仪

【远程程控功能】　远程程控的原理是通过网络实现医师对患者体内的脉冲发生器异地程控操作,远程程控系统的整体技术框架如图 3-15 所示,包括患者客户端(含患者程控仪和患者客户端软件)、医师客户端及软件、远程服务器。

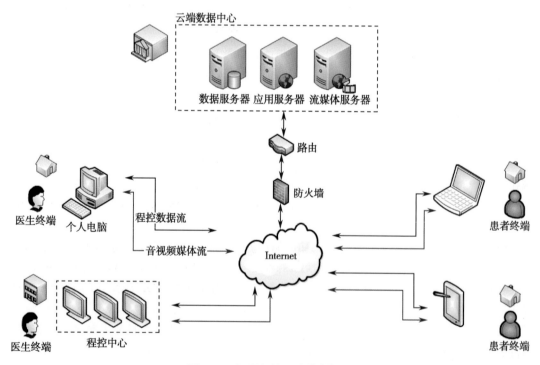

图 3-15　远程程控系统技术框架

医师要对患者体内的脉冲发生器进行远程程控时,患者端需要用患者程控仪辅助进行,运行患者客户端软件后,操作患者程控仪点击"远程程控"一栏进入远程程控界面,成功与医师客户端建立连接后,便可进行远程程控相关操作。患者程控仪上的远程程控操作界面。

远程程控的医师客户端操作界面如图 3-16 所示,远程程控医师客户端能够实现的程控功能与医师程控仪基本一致。

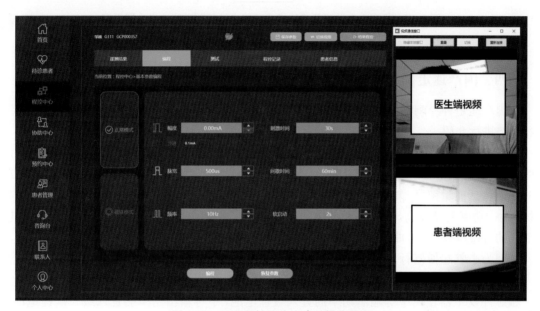

图 3-16　远程程控医生客户端操作界面

三、国产迷走神经刺激新技术新产品研究进展

1. 可充电植入式迷走神经刺激脉冲发生器　品驰公司在研的可充电置入式迷走神经刺激脉冲发生器,使用专业置入电池公司具有 CoreGuard™ 0 伏保护技术的可充电锂离子电池,设计寿命不小于 20 年,并且可以不受刺激参数的限制,电池具有 0 伏保护技术,过放电也不会引起电池性能的下降。

除了可无线充电功能以外,还具有多程序组、刺激参数扩展、变频刺激等新功能,可以提供更多的刺激功能及参数选择,有利于寻找最优刺激效果。

2. 具有心电监测及感知模式的置入式迷走神经刺激脉冲发生器　品驰公司在研的具有心电监测及感知模式的置入式迷走神经刺激脉冲发生器,设计专用的心电检测及算法芯片,具有预估癫痫发作自动启动刺激的功能,可以更有效地抑制癫痫的发作,也具有实时采集心电信号的功能,可用于心电监护及心率变异率等参数评估。其电路原理框图如图 3-17所示。

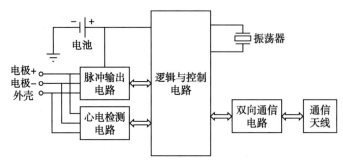

图 3-17　具有心电监测及感知模式的迷走神经刺激脉冲发生器原理

四、国产迷走神经刺激器产品特点

国产迷走神经刺激脉冲发生器整体功能性能与进口产品类似，现对其一些突出的特点和优势进行介绍。

1. 长寿命置入级电池　电池是脉冲发生器最重要的部件，直接决定其使用寿命。由于特殊的置入人体应用条件，置入级电池除了高安全性和可靠性的基本要求，还有几个关键的性能包括能量密度、功率密度、自放电、放电曲线等。能量密度越高，相同容量的电池体积越小；功率密度越高，相同体积的电池放电功率越大；自放电越小，寿命越长而且自放电消耗的寿命越少；放电曲线斜度大，更容易估算电池电量，进行寿命提示。

因为心脏起搏器行业起源于美国，而且已经有半个多世纪的发展历程，所以目前经过大量临床验证满足有源置入式医疗器械应用的电池主要由美国的专业公司生产。迷走神经刺激脉冲发生器使用中等输出功率的置入级锂电池，中等输出功率的置入级一次锂电池，根据其阴极材料不同，有 $Li/SOCl_2$、Li/MnO_2、Li/SVO、$Li/HCSVO$、Li/CFx、$Li/SVO-CFx$ 等类型。$Li/SOCl_2$ 电池在过去很长一段时间内满足了中等电流需求的应用，但从 21 世纪初开始，这种电池逐步退出置入应用，被其他性能更优的电池替代，如 Li/SVO 电池和之后的 $Li/HCSVO$ 电池，或者 Li/CFx 电池。品驰公司的迷走神经刺激脉冲发生器使用最先进的 Li/CFx 和 $Li/SVO-CFx$ 电池，$Li/SVO-CFx$ 电池是最新一代的置入级锂电池，阴极由两层 SVO、两层集流体和一层 CFx 的三明治层叠结构组成，更好地集成了 SVO 和 CFx 材料各自的优点，具有更高的放电功率和更高的能量密度，同时其自放电更低，并具有更优良的电池耗尽提示性能。

正在研制的可充电迷走神经刺激脉冲发生器，使用的是专业置入电池公司最新的 CoreGuard™ 技术锂离子可充电电池，除了具备常规置入用电池卓越的性能和寿命，还具有零伏保护技术，电池发生过放电以后不会影响电池的使用性能，即患者不用担心在使用过程产生过放电，而传统的置入锂离子电池如果发生过放电现象，会影响电池的性能，导致充电更频繁，甚至造成电池失效需手术取出。过度放电对 CoreGuard™ 技术和传统锂离子电池容量有影响，在过度放电后，CoreGuard™ 技术电池容量几乎没有损失，充放电循环性能也没有变化，而传统电池容量损失高达 60%。

2. 创新的脉冲发生器软件升级　随着基础研究和临床研究的持续进步，医师对疾病机制和治疗的认识也越来越深入，今后也许会出现越来越多的新型刺激模式、功能和算法，如其他神经调控疗法上的多个程序组切换功能、变频刺激功能、刺激参数范围扩展等，这需要新的脉冲发生器软件和产品升级，从而需要手术更换脉冲发生器。

品驰公司的迷走神经刺激脉冲发生器具有的软件无线升级功能，可方便地进行软件无线升级，利用此功能，患者在无须二次手术的情况下就能够享受到产品功能更新换代所带来的益处，从而获得更好的治疗效果。

迷走神经刺激脉冲发生器软件的无线升级工作需要品驰公司的专业工程师进行。无线升级功能的实施需要借助于医师程控仪硬件平台和控制磁铁的配合。可利用在平板电脑上运行的专用的无线升级控制软件，并通过编程器与迷走神经刺激脉冲发生器进行数据交互来实现迷走神经刺激脉冲发生器软件的无线升级。

3. 多种型号及细化参数满足不同临床需求　品驰公司迷走神经刺激脉冲发生器已经上市的产品包括两种型号，即普通型 G111 和迷你型 G112。普通型的电池容量大，使用时间长，尺寸也稍微大一些，适用于年龄较长和体重较大的患者。迷你型的尺寸和重量都非常小，更适用于儿童患者，可显著降低脉冲发生器囊袋部位的皮肤磨损、感染的风险，两种型号产品的厚度均只有 6.8mm。使用小尺寸的迷你型脉冲发生器，我国神经外科专家提出颈部单切口手术方式，减少切口数量，从而减少患者痛苦，更符合微创理念。

相比进口产品，国产迷走神经刺激脉冲发生器参数更精确，比如刺激脉冲幅度调整为 0.1mA 一档，提供细化的刺激选择，优化治疗效果。

在研的可充电型脉冲发生器，尺寸介于已上市的两种型号之间，继承了可充电脑深部电刺激脉冲发生器的相关充电技术，实时监测脉冲发生器和充电器线圈温度，当温度超过规定温度时，脉冲发生器会自动进行保护停止充电，当温度降到低于一定值，充电又重新开始，在保证安全的前提下最大限度地提高充电效率，兼顾安全、效率和方便。同时可充电型号的参数范围更细更宽，具有程序组、变频等更多的刺激功能，可以为医师和患者提供更多的治疗方案选择。

4. 安全方便、功能强大的医师程控仪　脉冲发生器的程控，通信安全是首要的。迷走神经刺激脉冲发生器医师程控仪与脑深部电刺激脉冲发生器医师程控仪使用同一套系统硬件平台，由平板电脑和编程器组成，编程器和脉冲发生器之间使用了国际主流的近场磁耦合通信技术，具有比较高的安全性和可靠性，编程器和平板电脑之间使用了低功耗蓝牙无线通信技术，无需电缆，而且两者距离可达 10m，使用方便，尤其在手术测试时避免了无菌操作的限制。

医师程控仪的平板电脑，大屏幕触摸操作，方便可靠，内置功能强大的智能操作系统，能够根据临床需求增加功能，如拍摄、存储患者程控前后的视频，录入用药信息等，多方位采集临床数据。医师程控仪软件支持在线升级，只需将平板电脑连接互联网即可方便实现软件的快速升级，用户可以更方便地获取最新的产品功能。

5. 方便患者的远程程控与患者程控　迷走神经刺激的效果需要一段时间观察，在医院医师程控时无法即时判断刺激效果，也给程控操作带来一定复杂性，患者在手术后可能需要多次往返医院进行参数调整。远程程控功能提供了一种实现患者不必到医院就能够实现参数调整的手段，可减少患者往返医院的次数，从患者时间和费用角度看非常有价值。同时患者程控仪可以供患者自行检查电池电量，也提供了一种医师允许情况下患者自行小范围调整参数的手段，有利于对刺激参数更有效地调整，以达到最佳刺激效果。

五、国产迷走神经刺激器临床应用

2014 年 8 月 13 日，首例国产迷走神经刺激器临床试验手术在北京天坛医院成功实施，同年完成了临床试验全部手术入组，临床试验由北京天坛医院牵头组织，山东大学齐鲁医院、沈阳军区总医院、吉林大学第一医院和浙江大学医学院附属第二医院共同参与。

2016 年 5 月，国家食品药品监督管理总局批准迷走神经刺激器获得医疗器械注册证，并在网站发布公告，标志着我国首个自主研发的迷走神经刺激器上市并服务于临床。在中国抗癫痫协会"金色银杏叶"大型公益项目及临床专家的支持下，疗法迅速推广，产品安全、有效、稳定可靠，受到临床医师的好评。截至 2018 年 5 月，清华 / 品驰迷走神经刺激器植入中心已经超过 100 家，共开展置入手术约 1 200 例。

清华 / 品驰迷走神经刺激器的上市，显著降低了医疗费用，性价比高，使更多的患者能够接受治疗，更多的医院能够开展手术，具有广阔的临床推广前景。

六、结束语

脑深部电刺激、迷走神经刺激、骶神经刺激、脊髓刺激等各类神经调控疗法，在欧美已经大量成熟使用，在国内除了脑深部电刺激发展较好、手术量较大外，其他包括迷走神经刺激在内的其他疗法发展还很不够成熟。历史经验证明，对于严重依赖高值医用耗材的疗法，只有国产化才能迎来飞速发展，血管支架、人工关节等成功经验莫不如此。

归纳起来，国产化一方面能够提供高性价比的产品，扩大接受治疗的患者人群，扩大开展疗法的医院数量和手术数量，提高加快政府和社会对该疗法的认知和重视，促进神经调控疗法的普及和发展；另一方面国内研发平台能够提供更丰富、可定制的研究工具，为医学研究提供工程支持，形成医工结合研究的良好互补，促进神经调控基础研究和临床研究的发展。

（郝红伟　马伯志　陈　浩　袁　媛　李路明）

第三节　迷走神经刺激术手术方法

经典的迷走神经刺激器置入术多采用双切口，一个切口位于左侧颈部，用于放置电极；另一个位于锁骨下方或腋窝前皱褶处，用于放置脉冲发生器。近年来也有报道采用颈部单切口手术方法，在刺激器体积较小时可以采用。

一、VNS 方法

手术医师要熟悉手术区域相关的神经、血管、组成颈前三角肌肉的解剖，避免损伤颈丛、喉返神经、颈内静脉的分支及其他的组织结构。迷走神经位于颈动脉鞘的边缘，介于颈动脉和颈内静脉之间，迷走神经的颈中干相对游离，位于上、下颈心支的起始端之间，VNS装置的电极通常放在迷走神经的颈中干上，颈心支从直径、外观和位置上都与神经干本身极其相似，注意不要将两者混淆，喉上神经在向下进入喉之前，发出末梢加入支配颈动脉的分支，喉返神经与主干伴行，在向上进入气管食管沟之前在主动脉弓水平发出许多马尾样的细小分支。另外，还有数根神经与颈动脉鞘相毗邻，舌下神经起自头端走向颈中部，膈神经走行在颈动脉鞘深层筋膜的下面，交感神经干位于颈动脉鞘的深面靠中线部位；在置入操作过程中或随后的刺激作用均有可能伤及这些神经，胸锁乳突肌位于颈动脉鞘的侧前方。

动物实验发现右侧迷走神经主要支配窦房结，分布于心房，影响心脏节律，较左侧迷走神经（主要支配房室结）易出现心律失常，因此临床上多行左侧迷走神经刺激，除非有明显解剖异常，如已行左侧迷走神经切断术或左侧皮肤感染不能手术等。

1. 麻醉和体位　手术通常在气管插管全身麻醉下进行，手术时间一般不会超过 2h，国外个别癫痫中心在患者清醒状态下，应用局部的颈神经阻滞麻醉进行手术。

患者取仰卧位，肩下垫枕，头后仰使颈部充分展开，头向右偏转 30º～45º，使颈部皮肤绷紧、胸锁乳突肌突出，但不要偏转过度而影响胸锁乳突肌的分离。左上肢伸直或略外展便于暴露腋前术野。

2. 手术切口　手术需要在颈部和胸前各做一切口，切口的位置根据术者的习惯和患者对美容的要求综合考虑（图 3-18A）。胸前切口通常在锁骨下 3～5cm 处做一个长 5cm 的横切口，中点在乳头上方，或者在腋窝前面胸大肌外缘的皱褶处做侧切口。切口深达胸大肌筋膜，在筋膜表面和脂肪之间做一个可以容纳脉冲发生器的囊袋，或在胸大肌筋膜下制作囊袋。此过程中注意避免切断或破坏乳腺组织。颈部切口一般是在左下颌角至锁骨远端2/3 处，胸锁乳突肌前缘，沿皮纹 3cm 的长横切口，对于经验还不十分丰富的术者，可以选择沿胸锁乳突肌前缘的直切口，便于暴露神经，安放电极。

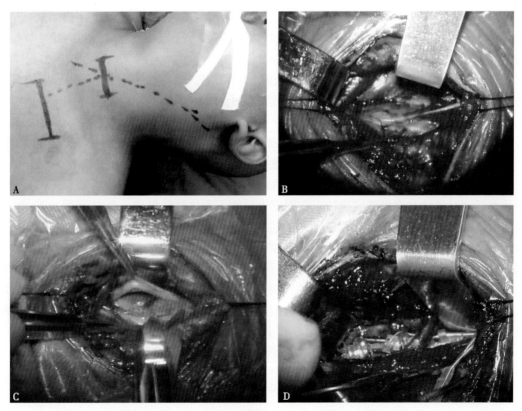

图 3-18

A. 患者体位及切口位置；B. 勿把下颈心支误以为迷走神经；C. 迷走神经；D. 偶有粗大的变异血管

3. **迷走神经显露及电极放置**　切开皮肤及皮下组织，纵行分开颈阔肌或横断部分颈阔肌，沿胸锁乳突肌前缘打开颈深筋膜，沿间隙进入，将胸锁乳突肌向外侧牵开暴露肩胛舌骨肌和颈动脉鞘，触摸动脉搏动，辨认血管间隙，一般在肩胛舌骨肌下缘纵行打开颈动脉鞘，此时注意颈动脉鞘的质地与厚度是否有利于缝合固定电极。在手术显微镜或外科常用手术放大镜下在颈动脉与颈静脉之间暴露迷走神经，并游离约 3cm，此过程要注意保护血管神经束膜，以降低术后并发症的发生。在暴露过程中，可见下颈心支，不要误以为是迷走神经；有时偶见粗大的变异血管，可予以保留（图 3-18B～D）。

将螺旋电极安装在迷走神经上。根据个人习惯，一般先安装用于固定的螺旋电极，将螺旋电极从神经外侧放置在神经下方，用尖镊子夹住螺旋电极两端的缝线斜着向两端牵拉将螺旋电极拉直，然后将电极的两端分别沿逆时针和顺时针方向环绕在神经上，螺旋电极本身的记忆功能可以使它恢复螺旋状很好地与神经贴附，通常应有 1～1.5 周的电极缠绕在神经上。然后依次安装正极和负极电极，如果神经游离的长度不够，安放负极电极时将很困难。

4. **刺激器放置**　应用 VNS 配套的隧道工具，在颈部切口和锁骨下或腋下切口之间打通皮下隧道，可以从颈部切口向胸部切口方向打通，也可以从胸部切口向颈部切口方向打通，尽量不损伤深部组织及颈部血管，使隧道形成器在紧靠颈阔肌下方的理想水平打通隧道。

将导线的插脚一端从颈部方向通过隧道打通器引到锁骨下或腋下切口，螺旋电极端留在颈部切口处，不要用力牵拉电极线以防损伤电极。电极安装完成后，术者（或助手）和 VNS 调试师在手术台上共同对脉冲发生器进行一次检测，将电阻器插入连接导线插脚的插座内，在无菌手术单上用遥感棒测量脉冲发生器的内部阻抗，当发生器通过了检测后，将导线插脚与脉冲发生器相连，并用六角形的扭矩扳手拧紧螺丝，要将螺丝完全拧入槽中，当听到"咔"的声响后即表明已拧紧。

5. **电阻测试**　连接好后，对系统进行检测，以评估整个系统的完整性，应用频率 20Hz、输出电流 1mA、波宽为 500ms 的脉冲波对系统进行 1min 的检测，在此过程中监测患者的生命体征和心电图，出现心动过缓的概率为 1/1 000，必要时应用阿托品。如果出现这样的情况，就要检查确认电极是否缠绕在支配心脏的分支上。检测结束后，将脉冲发生器关闭，1～2 周后开机。目的是为了等待周围组织水肿消退，电极与神经更好地贴附。

术中应注意，电极与脉冲发生器之间的连接导线要固定在深层与浅层筋膜上，以防止在颈部活动时导线对电极造成牵拉。在固定电极的下方将导线形成一个 U 形缓冲带，用提供的固定片将电极缝合固定在颈动脉鞘的筋膜上，然后再将导线缝合固定在胸锁乳突肌和颈阔肌之间的颈浅筋膜上，形成另一个缓冲带。注意不要将导线直接缝合固定在肌肉上。调整好导线长度后，将脉冲发生器和导线放置在胸部皮下囊袋中，用 2-0 号丝线将脉冲发生器缝合固定在胸部筋膜上。将有文字的一面向上以利于其内部的天线与程控仪联系，尤其皮下组织较厚的患者更应注意这一点。最后应用丝线或可吸收线缝合两处切口的筋膜、颈阔肌和皮下组织，切口最好做皮内缝合以利美观。

（孟凡刚　马延山　张建国）

二、单切口 VNS 手术

单切口 VNS 手术的麻醉、体位与双切口 VNS 相同。患者全身麻醉后取仰卧位，上身抬高 15°～20°，颈肩部垫高，使头部充分后仰且向右旋转 15°～30°。标记手术切口及体表重要标志。切口方向与颈部皮肤纹路吻合。常规消毒，依次切开皮肤、皮下组织及颈阔肌，于颈阔肌下沿胸锁乳突肌前缘向上潜行分离约 2cm，向下潜行分离至锁骨下，于胸大肌筋膜下分离形成囊袋备用（图 3-19）。

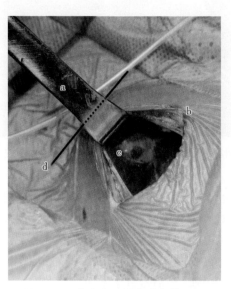

图 3-19　术中皮下隧道及囊袋位置
a. 拉钩；b. 手术切口；c. 锁骨下窝囊袋；d. 锁骨走行投影

连接电极导线与脉冲发生器，于脉冲发生器缝合孔预置两根 4 号丝线。将脉冲发生器及盘绕的电极连线经切口向下置入锁骨下囊袋。于胸锁乳突肌前缘分离颈动脉三角，显露颈动脉鞘。在显微镜下剪开或分离开颈动脉鞘，寻找并游离迷走神经至少 3cm 于迷走神经下方置入自制的橡胶垫片和橡胶环形垫圈（图 3-20），依次将固定锚和正、负电极安装在游离的迷走神经主干（图 3-21）。

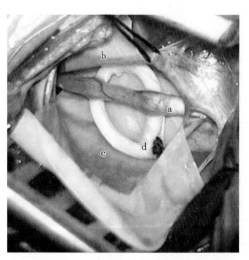

图 3-20　橡胶垫片和橡胶环形垫圈置于迷走神经下方
a. 迷走神经主干；b. 颈总动脉；c. 颈内静脉；d. 橡胶环形垫圈

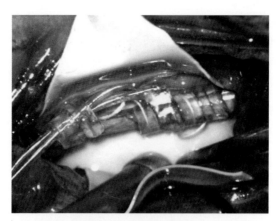

图 3-21　术中图片可见迷走神经刺激电极及固定锚包绕于左侧迷走神经主干

　　调整电极连线走向，设置应变释放弯和应变释放环，并用固定夹将电极连线主体缝合至筋膜上。用体外程控仪对脉冲发生器进行系统测试，确认系统功能正常；将多余的电极连线缠绕在脉冲发生器周围，在脉冲发生器缝合孔预置的缝线上穿针，将脉冲发生器缝合固定在锁骨下方的筋膜上。再次用体外程控仪对脉冲发生器进行系统测试，确认系统功能正常，冲洗切口，确认无活动出血，最后缝合手术切口。

　　低位颈部单一切口，除便于锁骨下囊袋的制作和脉冲发生器置入外，还有利于避开迷走神经下颈心支，使电极安装部位较以往方式下移，并预留出足够的近端迷走神经干以备迷走神经刺激器的二次置入。根据笔者采用单切口置入迷走神经刺激器的经验，无论是儿童还是成年患者，由于颈部皮肤弹性较大，深筋膜下空间大，结缔组织疏松，利于术中分离，颈部单切口能够满足锁骨下囊袋的制作和脉冲发生器的置入。

　　笔者手术时自分离颈动脉鞘开始，均在显微镜下进行操作，借助显微镜的良好光源及放大功能，可以尽可能地保护颈动脉鞘前部横行的颈丛及颈静脉分支，同时还有利于保护迷走神经及迷走神经下颈心支，防止其被误包绕，从而降低 VNS 相关心脏并发症的发生。随着国产迷走神经刺激器产品的小型化，手术切口较以往缩小，但在相对狭小的空间内，分离并显露长度 >3cm 的迷走神经主干，然后将迷走神经刺激器的电极及固定锚安装在迷走神经上，还存在一定困难。在安装电极时，曾尝试利用血管吊带牵拉起迷走神经，但这种方法不易控制，且对迷走神经的牵拉程度过大易损伤神经。因此笔者采用自制橡胶垫片和橡胶环形垫圈，前者可将迷走神经与周围结缔组织隔离，后者则可支撑迷走神经，以便安装电极和固定锚，从而减少对迷走神经的牵拉伤。在置入脉冲发生器和电极的次序上，笔者选择先置入脉冲发生器，后安装电极，这样可以避免电极电线未固定，置入脉冲发生器时可能造成的对迷走神经的意外牵拉伤。

　　总之，颈部单切口显微手术置入迷走神经刺激器具有一定优势，单一手术切口在满足手术显露需求的前提下，减少手术切口的数量，符合微创的理念，显微手术有利于神经血管的辨别和保护。采用颈部低位手术切口置入迷走神经刺激器可降低迷走神经刺激器相关心律失常的发生率，同时为二次迷走神经刺激器置入留有余地，可作为迷走神经刺激器置入手术的一种选择方式。

（李　超　徐淑军）

第四节　术后并发症及注意事项

VNS 是一种微创的神经调控技术,20 年的临床实践证明,该方法对药物难治性癫痫又缺乏明确切除性手术适应证的患者是一个有效的补充治疗手段。由于 VNS 不需要开颅,仅需在颈三角处暴露迷走神经,把柔软的电极缠绕到迷走神经的主干上,手术用时很短。国内外文献和我们的经验显示 VNS 并发症较少,是一种安全的治疗方法。

一、术后并发症及处理

迷走神经是人体非常重要的外周神经,不仅调节人体的心血管和呼吸功能,与消化器官的功能也很密切。迷走神经的分支喉返神经支配咽喉部的肌肉,直接影响到语言和呼吸,加之周围又有颈动脉和颈静脉等重要结构,理论上可以引起声音嘶哑、咳嗽、颈部感觉异常、呼吸困难、喉部不适、颈痛、声带麻痹、恶心、呕吐、头痛、吞咽困难、消化不良、心率缓慢、颈静脉损伤、皮下血肿,手术周围皮神经切断和颈部瘢痕形成等。很多患者有这样的疑问:既然迷走神经是调节心血管系统的重要神经,刺激迷走神经会引起心率的改变吗?在临床实践中出现心率改变的比例非常少,只有约 0.1%。Rychlicki、Spuck 等有过这方面的报道,一般认为心率降低比较多见,且多发生于 37～84 岁的患者。青少年极其罕见,小于 18 岁的仅有 1 例,表现为心率增快。这种心率改变与刺激强度相关,调低刺激电流可以减轻对心率的影响。心率降低严重时可注射阿托品对抗。熟悉手术区域的解剖和规范的手术操作可以明显降低上述并发症的发生。但是有些并发症与个体差异有关,或者说与电刺激本身有关,难以完全避免。

可以把 VNS 造成的并发症分为 3 类,与外科手术相关的并发症,如出血、感染等;与硬件相关的并发症,包括脉冲发生器故障、电极折断、移位、渗漏等;与电刺激本身相关的并发症,如声音嘶哑等。从时程上可以分为 VNS 安装后早期并发症和长期并发症,一般包括手术当时、术后伤口和神经水肿期(2 周)、开机早期(1 个月)。早期并发症多与手术和刺激相关,长期并发症多与刺激和硬件故障相关。

1. 术中迷走神经损伤　发生率极低。主要发生在电极缠绕过程中过度牵拉神经所致,螺旋环的不恰当压迫也是原因之一。表现为一侧声带功能障碍而出现声音嘶哑、呼吸费力等。术中仔细解剖和规范操作是预防的关键。

2. 术后出血压迫气管　有可能导致患者因急性缺氧而致的窒息而死亡或成为植物状态,一旦发现需立刻打开切口,清除血肿,恢复通气。术中清晰解剖,仔细止血是预防术后血肿的关键。凡遇动脉性出血均应结扎止血。

3. 伤口感染和愈合不良　术后伤口感染和愈合不良发生率为 3%～8%,多发生在伴有精神发育迟滞的儿童患者,搔抓伤口所致。特别是瘦弱的儿童因皮下组织少、皮肤营养差容易导致伤口愈合不良,因此在制备皮下隧道时应尽量远离表皮。在放置刺激器时也可放置于胸大肌下,但要注意避免埋得过深,因为深度超过 3cm 会导致遥控器与刺激器通讯不良。对于表浅的感染,使用抗生素即可奏效。但对于深部感染或者皮下囊袋感染往往需要取出刺激发生器和电极。新的电极和发生器要在感染控制后几周内置入,由于瘢痕形成,原来置入部位解剖结构不清,为不增加损伤可以选择邻近部位的迷走神经重新置入,对于儿童患者，因可选神经长度有限，选择右侧置入也是一个可选方案。

4. 喉返神经损伤　术中直接喉返神经损伤的并发症不高，大宗数据报道占 1.4%～2.7%，结果会导致左侧声带麻痹。喉返神经损伤是一种严重的并发症，锐性分离迷走神经，解剖层次清晰多数可以避免，如果术后早期出现声嘶，呼吸费力应早期喉镜检查明确诊断以便及时诊断处理。虽然声音嘶哑在 VNS 术后很常见（最多可达 60%），但这不是真正的喉返神经损伤，这种声嘶与刺激有关，开机时出现，关机时消失。

5. 与电刺激有关的并发症　咳嗽、声音嘶哑、声音改变（最多可达 60%）和呼吸困难开始被当作 VNS 的并发症，但会随着时间的延长而渐渐消失。一项研究指出，5 年后刺激出现咳嗽只有 1.5%，声音变化占 18.7%，呼吸困难占 2.7%。心率改变（主要是指心率减慢和心脏停搏）主要发生在成人，比例很低，且仅出现在早期，阿托品治疗有效，长期刺激后未见报道。另一个与刺激有关的并发症是出现咽喉部的疼痛或紧缩感，颈部的感觉异常及颈部跳动（胸锁乳突肌抖动），认为与刺激到肌皮神经有关。Spuck 曾报道 1 例因电极脱落引起胸锁乳突肌抽动的病例。

（徐纪文　孟凡刚）

二、术后注意事项

1. 患者活动　过于接近高强度的电磁干扰（electro magnetic interference，EMI），可能会使脉冲发生器打开或关闭。由于电池耗尽或其他原因，脉冲发生器也会意外地停止工作。由于这些原因，建议患者不要参加一些可能存在危险的活动，如避免熬夜劳累、爬高等，在进行开车、游泳等无人监督的活动前，或进行可伤害到自己或他人的剧烈运动前，患者应咨询相关医师或技术人员。

2. 抗癫痫药物　VNS 是一种辅助性治疗癫痫的方法，术后要在一段时间内继续服用抗癫痫药物，服药时间至少两年，药物种类、剂量、剂型、时间的选择要严格遵医嘱，否则可能会导致癫痫复发。

3. 防盗探测器和安检设备　公共图书馆、商场、超市等处的防盗探测器，以及飞机场、火车站等处的安检设备等可能会造成脉冲发生器的开启或关闭。还可能导致某些敏感的患者或刺激阈值较低的患者经历暂时性的刺激增强而产生不适感，建议患者在接近防盗探测器或安检设备时需要格外小心。建议采取以下预防措施：如果可能，请避开这些设备；患者可以向安检人员出示患者识别卡，要求安检人员手工检测；如果患者必须通过这些设备，建议缓慢从这些设备的中间通过。

4. 电烙术　电烙术可能引起脉冲发生器暂时停止输出和（或）参数重新设定。如果必须实施电烙术，则应先关闭脉冲发生器，以避免脉冲发生器发生损坏，同时电流路径（接地板）应尽可能远离脉冲发生器。建议使用时将其设置为双极模式。

5. 体外电击除颤器　未有文献或资料显示在患者身上同时使用迷走神经刺激产品和体外电击除颤器是安全的。体外电击除颤器可能导致迷走神经刺激产品的损坏或参数重新设定。如果必须使用体外电击除颤器，请采取下列预防措施，以便尽量减少流经迷走神经刺激产品的电流：将体外电击除颤器的除颤电极放在离迷走神经刺激产品尽可能远的地方；将体外电击除颤器的除颤电极与迷走神经刺激产品中的电极系统垂直放置；尽可能使用最低临床功率输出。使用体外电击除颤器后，必须确认迷走神经刺激产品是否还能正常工作。

6. 高辐射源　高辐射源(诸如 ^{60} 钴或 γ 射线)不能直接对着脉冲发生器辐射。如果需要在脉冲发生器附近进行放疗,必须对脉冲发生器采取保护措施,防止辐射对脉冲发生器造成的损坏。

7. 超声　对置入了脉冲发生器的患者,诊断级的超声检查不会影响脉冲发生器的正常运行,但不建议使用高能量输出的治疗超声设备,如体外碎石机。虽然对患者没有危险,超声却可能损坏脉冲发生器。如果必须使用碎石手术,请不要在脉冲发生器附近进行聚焦,否则应对脉冲发生器采取防护措施。

8. 心电图、脑电图监测　对置入了脉冲发生器的患者进行心电图、脑电图等类似监测时,监测设备不会影响脉冲发生器的正常运行,但是脉冲发生器有可能会影响心电图或脑电图的记录波形。因此,在做此类检查时,应提前将脉冲发生器的输出关闭。

9. 短波、微波治疗　对置入了脉冲发生器的患者,在进行短波、微波等电离辐射治疗时,一定要得到医师的允许,否则严禁使用短波、微波等热透疗法进行治疗。因为治疗过程中会有能量通过置入系统进行传递,并可能引起电极置入部位的组织损伤。从而导致严重的伤害。还可能导致脉冲发生器元件的损坏,而且脉冲发生器的损坏可能不会马上被察觉到。

10. 高压氧舱　对置入了脉冲发生器的患者,在进行高压氧舱治疗时,不要对脉冲发生器进行程控调节。

11. 磁共振成像(MRI)　对置入了脉冲发生器和(或)电极的患者进行 MRI 检查的安全性尚未得到充分证实,在 MRI 扫描时可能会出现置入物移位、置入部位温度升高,置入部位的磁共振成像图像会发生扭曲或存在伪影。因此医师应慎重决定是否应该进行磁共振成像检测。如确实需要使用 MRI 进行检查,医师应对置入物在 MRI 下应用的安全性有深入的认识,并需要特别注意以下几点:仅使用场强为 1.5T、具有封闭式腔体的 MRI 系统。绝对不要使用体线圈作为射频(radio frequency, RF)发射线圈。只使用头线圈或局部线圈作为 RF 发射和接收线圈,尽量减少电极 / 脉冲发生器暴露于 RF 磁场的机会。并非所有的头线圈或局部线圈都可作 RF 发射线圈,因此应用前务必加以确认。使用前应确认脉冲发生器和电极置入位置,避免 RF 发射线圈覆盖该区域。进行 MRI 检查前应确认电极完好,如有残存的断裂电极,需要完全取出后方可进行检查。如果患者体内置入了本产品以外的其他置入物,其安全性应另加评估。脉冲发生器和电极的存在可能会对局部图像质量产生影响,医师应对此进行评估并权衡是否进行 MRI 检查。如果确定使用 MRI 进行检查,应在检查前使用体外程控仪对脉冲发生器参数进行编程,设置参数为:幅度 0mA、输出关闭、磁铁功能关闭。

12. 家用电器　处于正常工作状态和正确接地的家用电器,通常都不会产生妨碍脉冲发生器运行的电磁干扰。然而一些带磁铁的设备(如音响、冰箱、冷柜等)则可能非预期启动磁铁模式刺激。电动按摩椅等内置电动机的设备可能导致脉冲发生器的刺激改变而使患者感觉不适。

13. 工作环境　如果与大功率电气设备(如电焊机、感应式熔炉、变压器等)、通信设备(如微波发射机、线性功率放大器、高功率业余无线电发射机、高功率业余无线电接收设备)和高压电线等距离过近,可能会因电磁干扰过强而使得脉冲发生器不正常运行。

14. 患者活动外部环境的预防措施　患者应避免在强磁场的环境中活动,因为这些强磁场可能使脉冲发生器开启或关闭；避免挤压或碾压脉冲发生器埋置部位。

15. 射频源 移动电话、AM/FM 收音机或有线电话可能带有永磁铁，为防止这些设备的电磁干扰，应将这些设备放置于距离脉冲发生器至少 15cm 以外的地方。

16. 剧烈碰撞、震动 脉冲发生器应避免剧烈碰撞和震动，以防其可能给脉冲发生器带来不可预知的损害。

17. 治疗磁铁 装在手镯、后背带、鞋垫和床垫内的治疗磁铁可能非预期启动磁铁模式刺激，建议患者谨慎使用这些物品。

（刘洪运　葛　燕　姜红梅　孟凡刚）

第五节　迷走神经刺激术的麻醉

一、概述

VNS 手术是一种治疗病灶定位不明确的难治性癫痫患者的手术方案。随着迷走神经刺激器国产化和功能神经外科及神经内科医师对该项手术接受程度的增加，迷走神经刺激器置入术将逐渐在癫痫、抑郁、肥胖、阿尔茨海默病等治疗中发挥更大的作用。麻醉医师应当掌握该类手术的手术步骤、作用机制、患者基础疾病与麻醉的相互影响、术前访视要点及围手术期可能发生的相关并发症的诊断和处理，确保手术顺利进行和患者安全。此外，随着迷走神经刺激器置入术在临床应用范围的增大，接受该手术的患者行其他手术和操作的概率增大，麻醉医师应了解长期接受迷走神经刺激的患者的生理改变及其对麻醉管理的影响及除颤、电复律、电凝等操作对 VNS 的影响。

二、迷走神经刺激器置入术的围手术期管理

VNS 置入术的麻醉管理应遵循以下原则：围手术期尽可能控制癫痫发作，避免使用降低癫痫发作阈值的药物及避免降低癫痫阈值的各种因素；考虑长期使用抗癫痫药物对麻醉用药代谢的增强。

1. 术前评估及准备

（1）基础疾病的治疗情况：了解基础疾病的病情程度、治疗用药及其不良反应，以及治疗用药与麻醉药物间的相互作用，必要时请神经内科会诊，确定治疗用药的剂量及是否停药。例如，拟行 VNS 治疗的癫痫患者往往服用多种抗癫痫药物，且作用欠佳，常伴有癫痫反复发作。术前应继续抗癫痫药物治疗直至手术当日，术后应尽早恢复。应监测血浆中抗癫痫药物的水平以确定其疗效。应重点了解癫痫发作的症状、频率、诱因和先兆症状。此外，长期服用抗癫痫药物可能引起机体凝血功能等改变，术前访视时应关注。

（2）合并症及其治疗情况：围手术期高血压增加术中风险，所以应详细了解合并高血压患者的血压控制情况及治疗用药，手术当日可使用 β 受体阻滞药等药物避免术中血压过高。但应注意长期服用抗癫痫药物可能影响心血管的某些药物，特别是 β 受体阻滞药（如普萘洛尔、美托洛尔）、胺碘酮、钙离子通道阻滞药（如硝苯地平、尼莫地平、非洛地平和维拉帕米）等的血药浓度。

（3）呼吸功能的评估：研究表明，约 1/3 的癫痫患者术前常伴有呼吸睡眠暂停综合征、

术中迷走神经刺激可能引起咽喉部肌肉及颜面下部肌肉痉挛,引起呼吸系统异常。所以该类手术患者术中全身麻醉时应采用气管插管。术前应重点评估患者的颈部活动度、张口度、Mallampati 分级等插管条件,必要时应做好困难插管的人员和工具的准备。

(4)心血管系统的评估:虽然术中操作或迷走神经刺激引起心动过缓甚至心脏停搏的概率很小,但仍有报道。故术前评估时应常规进行 ECG 检查;存在心脏传导功能异常的患者应请心内科会诊,必要时可行动态心动图(Holter)检查。此外,因迷走神经位于颈动脉鞘内,手术操作可能损伤颈动脉或颈内静脉,引起大出血。

(5)既往史:既往有起搏器、置入性心脏除颤器病史者,应关注其与置入电极和脉冲发生器的相互影响。

2. 术中麻醉管理

(1)麻醉方法的选择:目前 VNS 置入术通常选用全身麻醉。为避免术中刺激迷走神经引起的咽喉部和颜面下部肌肉麻痹,以及降低术中癫痫发作时患者的气道风险,应选择气管插管。

(2)麻醉药物的选择:麻醉医师应充分了解长期使用抗癫痫药物对麻醉药物代谢的影响,以及各种麻醉用药对癫痫阈值的影响,以便术中合理使用麻醉药物。

①长期服用抗癫痫药物对麻醉的影响:长期服用某些抗癫痫药物如苯妥英钠、卡马西平可能诱导肝细胞色素 P450 同工酶,增强经肝代谢的肌松药(如维库溴铵、罗库溴铵)、镇痛药和苯二氮䓬类药物的代谢,缩短其临床作用时间。顺式阿曲库铵主要依赖于 Holfmann 消除和血浆酯酶代谢,因而作用时间不受影响。此外,长期使用抗癫痫药物可引起神经肌肉接头处胆碱能受体的上调,因而可引起肌松药的需求量增加。

②麻醉药对癫痫发作阈值的影响:麻醉药物对癫痫发作阈值的影响不同,应避免使用降低癫痫阈值的药物。首都医科大学附属北京天坛医院目前多采用咪唑西泮、丙泊酚、舒芬太尼和肌松药诱导,持续泵注丙泊酚、瑞芬太尼,间断给予肌松药和舒芬太尼的麻醉方案。

(3)术中监测:除美国麻醉医师协会(American Society of Anesthesiologists,ASA)规定的常规监测外,可依患者情况选择更多的有创检测。为避免手术操作压迫颈动脉,影响同侧上肢血压数值的准确性,建议使用对侧上肢测压。基于 ASA 推荐,术中推荐使用双频谱指数(BIS)等镇静水平的监测。脑电监测不作为必需。

(4)术中管理

1)呼吸管理:过度通气可能诱发癫痫发作,故术中应维持正常的二氧化碳分压,避免发生低氧血症和低碳酸血症。

2)循环管理:应了解患者的基础血压和心率。因迷走神经紧邻颈动脉和颈内静脉,手术暴露时血压过高容易出血,而血压过低可能诱发癫痫发作,故术中应维持循环平稳,并预先开放粗的静脉通路。手术暴露迷走神经可能引起心动过缓、完全性房室传导阻滞甚至心室停搏,所以应密切监测心电图,并做好心脏复苏的准备。

3)电解质平衡:低钠血症可能降低癫痫发作的阈值,故应避免。

(5)围手术期并发症的处理:尽管发生概率很小,但 VNS 置入术中仍有可能发生危及生命的情况。

1)心动过缓、完全性房室传导阻滞和心室停搏:研究显示,过强刺激迷走神经可能影响心率及心律。曾有报道,在 VNS 置入术中开始刺激左侧迷走神经时,患者出现心动过缓、完全性房室传导阻滞和心室停搏。处理措施包括：暂停手术、静脉给予肾上腺素、阿托品和进行短暂心脏按压。多数情况下患者复苏成功后需取消手术。

2）癫痫发作：术后出现苏醒延迟或神志精神状态改变时应考虑癫痫发作。处理措施包括：使用苯二氮䓬类药物等抗癫痫药物治疗并同时给予气管插管等措施保护气道。

3）气管周围血肿（颈动脉或颈内静脉损伤）：术后出现呼吸窘迫或颈部肿胀时应考虑气管周围血肿的可能。处理措施包括：紧急气管插管、伤口切开、血肿清除，以解除对气管的压迫。

4）声带麻痹和声音嘶哑（损伤左侧迷走神经及其分支、喉返神经和喉上神经）：可能引起单侧声音嘶哑和窒息。直接喉镜暴露或纤维气管镜能帮助诊断。

5）颜面下部肌肉麻痹和喉部功能障碍：术后 0.5%～1% 患者可能出现颜面下部肌肉麻痹、左侧声带麻痹或声音嘶哑，多数能自然恢复。声带和喉部肌肉功能障碍可能增加误吸的风险，术后应加强监测。

三、VNS 置入术患者行其他手术的麻醉管理

VNS 置入术后，长期刺激迷走神经使患者机体可能出现下列病理生理变化，进而影响患者行其他外科手术时的麻醉选择和管理。

1．VNS 置入术患者的病理生理改变

（1）呼吸功能：研究证实，虽然刺激迷走神经不影响患者清醒状态下的潮气量或呼吸频率，但可能造成睡眠状态下通气量和呼吸做功的持续减少。接近 1/3 的难治性癫痫患者存在阻塞性呼吸睡眠暂停（obstructive sleep apnea，OSA），而长期刺激迷走神经者在刺激间期可能加重 OSA。尽管合并 OSA 的患者同时行 VNS 置入的很少，但在各种麻醉药物影响下，患者极易发生气道梗阻，导致严重的术后并发症。

（2）咽喉部功能障碍：长期刺激迷走神经可能引起不同类型的咽喉部功能障碍，包括声音改变、咳嗽、咽炎、咽喉不适和呼吸困难。研究发现，VNS 置入的患者在刺激迷走神经的间期可出现持续声带外展或声带不全麻痹，并伴有不同程度的声门梗阻、误吸或周期性气道梗阻。在刺激间期，虽然梗阻能够减轻，但不能完全缓解。

（3）其他：置入 VNS 的患者可发生头痛、恶心、呕吐、消化不良和慢性腹泻，甚至出现明显的电解质紊乱。

（4）对其他电磁操作的影响：体外除颤、电转复、电凝、射频消融、体外超声碎石及磁共振成像（MRI）等操作可能损害 VNS 脉冲发生器和导线。脉冲发生器的参数设置容易受到磁场的影响。

2．麻醉选择和管理

（1）麻醉选择：根据拟行手术操作选择合适的麻醉方法。无论采用何种麻醉方式，均应关注以下麻醉管理要点。

（2）麻醉管理：总的原则是维持围手术期呼吸、循环等功能的平稳，确保 VNS 系统的功能正常，避免使用降低癫痫发作阈值的药物，避免出现降低癫痫发作阈值的各种因素。

1）确认 VNS 系统功能正常：术前应确认 VNS 系统功能正常、癫痫的控制情况及用药情况。术后应确认 VNS 系统功能正常及参数设置正常。必要时请神经内科医师会诊。

2）呼吸管理：应加强呼吸功能的监测，病情允许的情况下可在围手术期将 VNS 调整

到较低的刺激频率、减少刺激强度、延长刺激间隔或完全关闭刺激器，并在术前给予抗酸药物、实施快速序贯诱导和气管插管（不使用喉罩），以减少误吸和声门梗阻。术中可采用持续气道正压通气减少呼吸不良事件的发生。在术后恢复室应密切监测并给予吸氧，使用非甾体镇痛药术后镇痛，以最大限度减少术后呼吸系统并发症的风险。一旦出现呼吸功能异常，应即刻给予持续气道正压或无创正压通气。围手术期应维持正常的二氧化碳分压，避免发生低氧血症、低碳酸血症或呼吸性酸中毒，以减少癫痫发作。

3）水电酸碱平衡：VNS 置入术患者行上腔静脉穿刺置管时，应尽量避免在 VNS 系统置入侧进行穿刺；术中应密切监测，避免低钠血症、酸中毒等降低癫痫发作阈值的因素。

4）其他电磁操作：VNS 置入术患者需行电复律、体外除颤时应使用最低能量，并使除颤电极板尽可能远离脉冲发生器和导线，且电流方向垂直于 VNS 系统。术中必须使用电凝时，应尽量选用双极，且负极板的位置要尽可能远离 VNS 系统脉冲发生器。VNS 的脉冲发生器可能会损害其他置入性装置的手术，包括心脏起搏器和置入性心脏除颤器。VNS 可能会干扰 ECG，从而影响以上装置的正常工作。虽然目前尚无相关报道，但患者接受上述治疗后，均应检查并确认 VNS 的功能是否正常。

（岳红丽　韩如泉）

第六节　围手术期护理

一、术前准备

1．一般护理

（1）患者入院后，护士需询问患者病史、发作时的表现、发作时间、发作频率及用药史，评估患者的意识状态、言语功能及活动能力及相关危险评估量表，并详细记录。

（2）日常护理工作中，做好癫痫患者重点交接班，掌握患者发作特点并做好安全防护。

（3）向患者及其家属介绍有关癫痫疾病的诱发因素及预防措施等相关知识，告知患者及其家属住院期间及围手术期的注意事项。

2．心理护理

（1）癫痫患者生理上和心理上都长期经受癫痫反复发作的痛苦和折磨，产生焦虑、自卑、恐惧等情绪。护士应向其普及癫痫疾病知识，对不同年龄、不同病因导致癫痫疾病的患者实施个性化心理护理，使患者保持轻松愉快的心情，学会在生活中自我保护。

（2）向患者介绍迷走神经刺激术的原理、优势及效果，缓解患者的紧张情绪，消除患者及其家属的思想顾虑，增强战胜疾病的信心。并耐心解释患者提出的问题，消除其焦虑心理，便于围手术期更好地配合治疗及护理工作。

3．用药护理

（1）护士需向患者及其家属强调遵医嘱服药的重要性，住院期间亦不可将抗癫痫药物间断或私自减量，告知患者及其家属私自停药或减量的危害及用药的原则及所用药物的不良反应。

（2）护士应遵照医嘱按时向患者发放抗癫痫药物，发口服药时要做到服药到口，待患者服下后方可离开，避免漏服。

4．安全管理

（1）发作期安全护理：护士应告知患者有前驱症状时应立即平卧；活动状态时发作，陪伴者应立即将患者缓慢置于平卧位，防止外伤，切记用力按压患者抽搐的肢体，以防骨折或脱臼；将纱布、手绢、小布卷等置于患者口腔一侧上、下白齿之间，防止舌、口唇和颊部咬伤；用棉垫或软垫对跌倒时易擦伤的关节加以保护；癫痫持续状态、极度躁动或发作停止后意识恢复过程中有短时躁动的患者，应由专人守护，并加以保护性床档，必要时用约束带适当约束。遵医嘱用药治疗，并注意观察用药效果及不良反应。

（2）发作间期安全护理：给患者创造安全、安静的休养环境，保持室内光线柔和、无刺激；床两侧需上好床档；床旁桌上不放置热水瓶、玻璃杯等危险物品。对于有癫痫发作史并有外伤史的患者，在室内显著位置放置如"预防跌倒"类的安全警示牌，随时提醒患者、家属及医护人员做好防止意外发生的准备。并告知家属24h陪护患者，保证患者安全。

5．常规术前准备

（1）胃肠道准备：禁食水 8～12h，避免麻醉后呕吐引起误吸。癫痫发作频繁者应于术日晨口服抗癫痫药物，避免突然停药导致癫痫发作。

（2）心理准备：鼓励和安慰患者及其家属。解除其思想顾虑，帮助患者适应和接受手术。责任护士向患者讲解手术相关注意事项。

（3）皮肤准备：帮助患者重点清洁左侧颈部及腋下皮肤。大量国内外研究提示清洁皮肤可减少皮肤表面菌落数，降低手术部位感染的发生。

（富　晶　许继飞　夏小童）

二、术中护理

1．一次性无菌物品　包括纱布、纱球、明胶海绵、手术贴膜、显微镜套、20ml 注射器、18G 直型套管针、脑保护棉条、伤口敷料贴、各种缝线。

2．特殊物品　神经控制辅助材料即刺激器及刺激电极。

3．手术器械　迷走神经器械包，包括甲状腺拉钩、显微尖镊、显微剪刀、双极镊等。

4．手术切口

（1）上切口：左侧胸锁乳突肌内缘，左锁骨上两横指，约 3cm 的长度。

（2）下切口：左锁骨下缘为 4～5cm 长度。

5．手术体位　全身麻醉后与麻醉医师、手术医师共同摆放患者手术体位，常规体位为仰卧头侧位，肩下垫一薄枕，使切口部位充分暴露，同时避免颈部的过度牵拉，约束好患者。

6．手术环境布局

（1）安放手术托盘：在锁骨下切口处 30cm 以上的位置放置手术托盘，便于主刀医师与助手医师的操作。

（2）手术区域消毒与铺单：常规消毒皮肤，手术铺单注意暴露切口范围避免过大，无菌手术切口膜保护。

（3）将显微镜调试至备用状态，无菌显微镜套套封后放置于术者身后，手术床头部位置，避免无关人员污染。

7．手术配合

（1）75% 酒精擦拭锁骨上颈下手术切口，皮镊、皮刀切开皮肤，纱布、双极止血。

（2）甲状腺拉钩牵拉、小弯、中弯血管钳分离，逐层分离颈阔肌至胸锁乳突肌和肩胛舌骨肌。

（3）安装显微镜，双极、显微剥离子、显微剪分离暴露迷走神经，脑棉条浸水后铺于术野，保护颈内动脉和颈内静脉。

（4）75%酒精擦拭锁骨下胸壁上切口，皮镊、皮刀切开，中弯钳或大弯钳从胸筋膜上钝性分离锁骨下区的皮下组织，成囊袋状，双极、纱布止血。

（5）传递刺激电极，显微镜下将电极正负极缠绕在迷走神经上，固定电极皮垫递与术者，安装后用5×12圆针1号丝线缝合固定。

（6）传递分流引导器从胸部切口经皮下隧道将电极导线引至颈部切口中。

（7）连接各导线后递力矩螺丝刀紧固螺钉，确保密封塞闭合。

（8）逐层缝合伤口，伤口敷料贴粘贴保护切口。

8. 术中护理

（1）消毒皮肤时注意防止消毒液过多，如用碘酊消毒应脱碘彻底，避免消毒液灼伤颈部皮肤。

（2）手术常规行左侧迷走神经刺激，选择右上肢静脉进行穿刺输液。

（3）术中分离胸锁乳突肌、暴露迷走神经时，巡回护士应注意患者心率变化并及时报告医师，如心率降至30次/min时，应及时提醒手术医师暂停手术，待心率好转后继续手术。

（4）协助医师体位摆放时注意避免颈部过伸位，避免引起术后颈部肌肉酸痛损伤。同时注意气管插管应粘贴牢固，防止术中脱落。

（5）手术置入材料为高值物品，应再次与术者核对确认型号，无误后打开至手术台上。细小零件注意清点，切勿丢失。

（6）严格监督手术人员无菌技术操作，控制参观人员，确保患者安全。

（付　青　焦媛媛　王　伟　隋梅燕）

三、术后护理

1. 一般护理

（1）安置患者：病房护士与手术室护士做好交接，将患者安全转运至病床上，注意保护头部、手术部位及各种引流管和输液管路。正确连接各引流管装置，检查管路及输液装置是否通畅。遵医嘱给予氧气吸入，并注意保暖。

（2）体位：患者回到病房时，若全身麻醉未清醒者，取平卧位，头偏向一侧，使口腔分泌物或呕吐物易于流出，避免误吸；麻醉清醒后，根据需要调整体位。VNS术后体位无严格要求，以不牵拉左侧伤口并保证患者安全为宜。

（3）病情观察：遵医嘱监测患者的脉搏、呼吸、血压及瞳孔、神志，做好记录，如有病情变化，需及时告知医师，并配合医师救治患者。

（4）休息与活动：保持室内安静，减少对患者的干扰，保证其安静休息及充足的睡眠；指导患者早期活动，在病情允许的情况下，尽早下床活动，有利于增加肺活量、减少肺部并发症、改善血液循环、促进伤口愈合、预防深静脉血栓形成和减少尿潴留。VNS术后的患者活动时，护士需向患者及其陪护者强调，避免左侧上肢做剧烈的活动，尤其是外展的动作，避免牵拉伤口，影响伤口的愈合。

2. 手术切口护理　VNS手术切口较小，仍应密切观察颈部及胸部伤口有无渗血、渗液及有无红肿热痛等感染征象。脉冲发生器放置在胸部或腋部皮下，此处皮下组织薄，不易吸收渗血、渗液，短期内易出现红肿等刺激症状。护士应告知患者左侧上肢不宜较大幅度的活动，尤其是外展；避免抓挠伤口，尽量保持伤口周围干燥、清洁。一旦出现感染征象要立即报告医师给予处理。

3. 用药指导 VNS 术后短期内尚未开机或仅给予很小的刺激参数，抗癫痫药物仍需按时按量服用，待开机后症状改善，在医师的指导下方可酌情减停药物。

4. 心理护理 VNS 术后的患者因手术损伤、麻醉反应、疼痛刺激、知识缺乏等因素，使患者术后感到身体仍有不适，从而造成患者及其家属的焦虑情绪，护士应给予适当的解释和安慰，帮助患者缓解术后不适；因 VNS 术后的患者尚未开机或仅给予很小的参数，患者术后仍有可能会癫痫发作，护士应做好相关健康宣教，告知患者及其家属术后仍会有癫痫发作的原因，从而缓解其不安、焦虑的情绪。

5. 并发症的预防及护理

（1）VNS 术后刚开始有异物感，调试脉冲发生器时可能会引起患者暂时性的发音沙哑与音调改变、咳嗽及咽喉或胸部的刺痛和麻木等。随着患者癫痫发作症状减轻，频率减少，患者逐渐适应，不良反应降低，也可以通过降低电流强度来减少这些不良反应。

（2）术后 1～2d 进半流质软质饮食，缓慢吞咽，护士应观察患者进食进水时有无呛咳，避免误吸。并告知患者切勿焦急，调整刺激强度后症状会逐渐改善或消失。

（3）迷走神经刺激术本身可能会影响胃酸分泌，引起恶心、腹胀或腹泻，护理中要注意观察患者症状发生的时间、部位，告知医师给予处置，并做好心理护理，叮嘱患者保持稳定的情绪，切勿惊慌，必要时调整刺激参数。

四、出院指导

1. 用药指导 告知患者及其家属在未开机或给予较小刺激参数时，仍需遵医嘱按时按量服用抗癫痫药物，禁忌随意停药、减量、换药，从而诱发癫痫发作。并向家属介绍抗癫痫药物的用药原则、注意事项及不良反应。用药期间，按时进行血、尿常规和肝、肾功能的检查。

2. 机器调试及保护 术后 2 周伤口完全愈合后才开始开机调试，且脉冲发生器的参数需经多次调节才能达到最佳刺激参数。指导患者注意保护脉冲发生器，避免发生碰撞、浸水，以及进行短波、微波、激光治疗或放射性治疗，以防刺激频率的改变。遵医嘱按时进行调试。

3. 疾病知识指导 护士告知患者出院后仍要保证充足休息，环境安静适宜，养成良好的生活习惯，注意劳逸结合。给予清淡饮食，可少量多餐，避免辛辣刺激性食物，戒烟酒。

4. 安全指导 告知患者如 VNS 术后，癫痫发作得到了控制，患者仍需提高警惕，如仍需按医嘱按时按量服药，外出时应有家属陪伴，不应从事攀高、游泳、驾驶等发作时有可能危及自身及他人生命的工作。

（富 晶 许继飞 夏小童）

参 考 文 献

1. 孟凡刚，张建国. 我国功能神经外科的过去、现在和未来. 中国现代神经疾病杂志，2009，9：205-208.
2. 袁媛，郝红伟，李路明. 复合动作电位与迷走神经刺激个性化参数调控. 清华大学学报（自然科学版），2017，57（2）：134-140.

3. 徐纪文,刘强强. 我国迷走神经刺激术发展现状. 中国现代神经疾病杂志,2015,15(9):692-695.

4. 孟凡刚,张凯,邵晓秋,等. 国产迷走神经刺激器治疗药物难治性癫痫的前瞻性多中心随机对照临床试验研究. 中华神经外科杂志,2016,32(9):913-917.

5. 李超,马翔宇,徐硕,等. 颈部单切口在迷走神经刺激术中的应用. 中华神经外科杂志,2017,33(6):640-641.

6. 高丹丹,袁冠前,谭俊,等. 国产迷走神经刺激器治疗药物难治性癫痫的疗效分析. 立体定向和功能神经外科杂志,2016,29(3):138-141.

7. 赵雅度. 我国神经外科发展简史. 中华神经外科杂志,2015,53:33-41.

8. Patil AA, Chand A, Andrews R. Single incision for implanting a vagal nerve stimulator system(VNSS): Technical note.Surgical Neurology,2001,55:103-105.

9. 孟凡刚,马延山,张凯,等. 迷走神经刺激治疗药物难治性癫痫的随访研究(附62例分析). 中国临床神经外科杂志,2012,10:579-581.

10. 朱庆伟,徐纪文,田鑫,等. 迷走神经电刺激对难治性癫痫大鼠模型脑电图的影响. 中华神经外科杂志,2014,30(3):300-304.

11. 凌至培,栾国明,田宏,等. 迷走神经刺激治疗难治性癫痫(附11例报告). 立体定向和功能性神经外科杂志,2007,20:72-76.

12. Spuck S, Tronnier V, Orosz I, et al. Operative and technical complications of vagus nerve stimulator implantation. Neurosurgery,2010,67(2 suppl operative):489-494.

13. Smyth MD, Tubbs RS, Bebin EM, et al. Complication of chronic vagus nerve stimulation for epilepsy in children. J Neurosurg,2003,99:500-503.

14. Rychlicki F, Zamponi N, Cesaroni E, et al. Complication of vagal nerve stimulation for epilepsy in children. Neurosurg Rev,2006,29:103-107.

15. Spuck S, Nowak G, Sperner J, et al. Implantation und Komplikation der Vagusnervstimulation. J Neurol Neurosurg Psychiatr,2007,8:16-20.

16. ZalvanC, Sulica L, Wolf S, et al. Laryngopharyngeal dysfunction from the implant vagal stimulator. Laryngoscope,2003,113:221-225.

17. Ben-Menachem E, Hellström K, Waldton C, et al. Evaluation of refractory epilepsy treated with vagus nerve stimulation up to 5 years. Neurology,1999,52:1265-1267.

18. Iriarte J, Artieda J, Alegre M, et al. Spasm of the ster-nocleidomastoid muscle induced by vagal nerve stimulation. Neurology,2001,57:2319-2320.

19. 孟凡刚,张建围. 迷走神经刺激与癫痫的治疗. 立体定向和功能性神经外科杂志,2009,22(3):188-192.

20. 富晶,孟凡刚. 顽固性癫痫患者行迷走神经刺激术的围手术期护理. 护士进修杂志,2016,31(12):1106-1108.

21. 关莹. 3例难治性癫痫患者行迷走神经刺激术的护理配合. 中华护理杂志,2013,48(4):314-315.

22. 崔继芳,刘绍明,史有才,等. 难治性癫痫患者围手术期的护理. 中国临床神经外科杂志,2010,15(1):54-55.

23. 刘爱华,宋璐,王玉平,等. 迷走神经刺激术在难治性癫痫领域的临床进展. 中华神经医学杂志,2013,12(1):96-99.

24. 杨思思. 4例难治性癫痫病人行迷走神经刺激术的护理. 护理研究,2016,30(21):2672-2674.

25. 左爱英,林媛,孙巧妹等. 术前术野剃毛与术后切口感染关系的Meta分析. 中国感染控制杂志,2005,4(4):315-317.

第四章

迷走神经刺激术后程控相关知识

第一节　术后开机程控

一、开机时间

迷走神经刺激术的开机时间一般在术后 2～3 周,此时伤口已经愈合,由手术引起的组织、神经等创伤已得到一定程度的恢复,装置开启产生的电流刺激不会对患者造成潜在的危害。

二、开机前准备

主要包括患者和程控技术人员的开机前准备。

1. 患者的准备　①休息好,避免劳碌奔波程控时配合状态不佳;②随身携带至少 1d 的抗癫痫药量;③确保至少有 1 位家属陪同。

2. 程控技术人员的准备　①熟悉需要程控患者的诊断及病史信息;②了解置入设备的相关信息;③确认程控场地及程控时间;④准备程控记录本及笔;⑤保证程控仪电量充足。

三、首次开机的注意事项

包括:①观察电极和脉冲发生器置入处伤口的恢复情况,愈合是否良好,有无发炎、感染等现象出现;②询问患者有无发热、感冒等不适;③填写程控记录本,询问患者术后至开机前主观感受,有无发作,有无 VNS 相关不良反应,如声音嘶哑、咳嗽、咽部疼痛、呼吸困难、感觉异常、恶心、耳鸣、月经失调、腹泻等;④开机前进行电极阻抗测试,确保置入设备无异常;⑤尽量在电流幅度为 0mA 时开机,然后设定相应的参数,首次开机电流幅度不宜设置太大。

四、电极阻抗测试

电极阻抗测试是判断电极与迷走神经及电极与脉冲发生器连接是否正常的重要手段(正常电极阻抗应大于 500Ω,小于 $7\,000\Omega$)。在编程器位置(脉冲发生器置入部位正上方)放置准确的条件下,操作程控仪按步骤进行电极阻抗测试。

五、开机流程

VNS 装置的程控模式分两部分,即正常模式功能及参数的程控和磁铁功能及参数的程控。

1. 正常模式功能及参数　初次开机标准设置为电流 0.25mA（国产装置为 0.2mA），脉冲宽度 500μs，频率 30Hz，刺激时间 30 秒，间歇时间 5 分钟。程控系统测试电阻阻抗范围为 500～7 000Ω 属正常。在首次开机时会出现音调或音色的改变、咽部疼痛、刺激性咳嗽等一过性反应，经 3～5 天均可自行缓解。开机时打开程控仪和编程器，编程器线圈部位放在患者体内脉冲发生器的正上方，连接通信；通信成功后，进行电极阻抗和电池电压测试；在电流幅度为 0mA 输出的情况下，点击程控仪右上角开机图标开启脉冲发生器；根据患者实际情况，按照电流幅度、脉宽、频率、刺激时间、间歇时间、软启动设置的次序进行刺激参数调控。可调参数见表 4-1。

表 4-1　VNS 程控模式功能及参数 *

序号	名称	参数
1	幅度	0～3.5mA，0.1mA 步进
2	脉宽	130、250、500、750、1 000μs
3	频率	1、2、5、10、15、20、25、30Hz
4	刺激时间	7、14、21、30、60s
5	间歇时间	0.2、0.3、0.5、0.8、1.1、1.8、3、5……180（5～60min，5min 步进；60～180min，30min 步进）
6	软启动 / 停止时间	禁止、1、2、4、8s

注：* 不同的刺激器类型可能有所区别。本表以国产品驰的 G111 型刺激器为例

2. 磁铁模式功能及参数　磁铁控制功能可以通过体外程控仪启用和禁用。磁铁功能启用时，可以通过控制磁铁启动磁铁模式刺激，磁铁模式参数（幅度、频率、脉宽、刺激时间）可通过体外程控仪设置。一般情况下磁铁启动的刺激电流强度高于正常刺激模式一档，而频率、脉宽和刺激时间则保持不变。

第二节　迷走神经刺激术治疗癫痫的刺激参数及程控经验

刺激参数也是影响 VNS 疗效的重要因素。从 1988 年 VNS 置入到第 1 例患者体内开始至今，为患者选择何种刺激参数组合可以达到最优的治疗效果一直是该领域研究的焦点。VNS 刺激参数主要包括电流幅度、脉宽、刺激频率、刺激时间和间歇时间，而参数设置主要以有效刺激和最佳疗效为最终目标。

根据直径和冲动传导速度，可以将迷走神经的纤维构成分为有髓鞘的 A、B 类纤维和无髓鞘的 C 类纤维。早期人们一直认为 VNS 是通过激活高阈值的 C 类纤维起到控制癫痫发作的作用。直到 2001 年，Krahl 及其同事利用辣椒素损毁大鼠的迷走神经 C 类纤维后发现 VNS 依然可以控制癫痫大鼠的发作，提示 VNS 的抗癫痫作用与 C 类纤维是否被激活无关，而与阈值较低的迷走神经 A、B 类纤维激活有关。基于 1990 年 Woodbury 的动物实验研究，综合考虑有效性和安全性因素，形成了目前应用于临床的 VNS 刺激参数。

电流幅度和脉宽是癫痫患者在置入 VNS 装置开机后需要频繁调整且与疗效密切相关的重要参数。Helmers 等 2012 年研究了 Cyberonics 公司早期的 5 个临床试验 E01-E05，并根据其疗效分析了发作减少≥50% 的患者的电流幅度。结果表明，在 500μs 脉宽的情况下，

6.3% 的患者电流幅度范围为 0.25～0.75mA，57.5% 的患者电流幅度范围为 0.75～1.5mA，另有 36.2% 的患者电流幅度在 1.5mA 以上，提示 1.5mA 左右的刺激电流幅度对大部分患者是有效的。VNS 产品脉宽的可选范围是 130～1 000μs，临床常用的脉宽为 250～500μs，少数对电流刺激比较敏感且不良反应明显的患者可以使用 130μs 的脉宽参数。Mu 等 2004 年通过研究抑郁患者在 VNS 刺激时的影像发现，500μs 与 250μs 刺激脉宽对脑区激活不存在显著统计学差异，而 130μs 的刺激脉宽则不足以激活一些脑区，刺激脉宽是 VNS 刺激引起大脑变化的重要变量。

动物实验及临床研究表明，VNS 治疗的最佳频率范围是 20～30Hz，低于 20Hz 的刺激频率基本不会产生抗癫痫效果，而高于 30Hz 的长期高频刺激很有可能存在潜在的损伤迷走神经的风险。

早在 2001 年就有关于 VNS 刺激时间和间歇时间的文献报道，DeGiorgio 等指出将间歇时间由 5min 缩短到 ≤1.1min，仅有一小部分患者得到改善，而在 2005 年的研究中他又发现低速、中速和高速刺激模式对疗效无显著影响，Montano 研究小组则认为患者在低速、中速刺激模式中得到改善的可能性更大。

从 2002 年 Heck 等提出 VNS 初始参数设置为：刺激电流幅度 0.25mA，脉宽 250～500μs，频率 20～30Hz，刺激时间 30s，间歇时间 5 分钟。在 4 周以上的时间将电流幅度调至 1.0～1.5mA，每 2～4 周进行程控，每次程控可将电流幅度上调 0.25mA 或 0.5mA，当电流幅度达到 1.0～1.5mA 患者疗效仍然不好时，考虑调整占空比。在随后关于 VNS 刺激参数研究的文献中，基本上都与 Heck 等提出的普适性参数选择原则类似。

程控是决定 VNS 治疗效果的关键，而由于患者的个体差异（包括病程、服药剂量、发作频率、发作类型等），刺激参数设置也有所不同，以下为 VNS 程控所遵循的一般原则或经验。

1. 首次程控，确保装置在电流幅度 0mA 输出时开机，以免装置默认输出电流幅度较大，贸然开机会对患者造成损伤。

2. 综合考虑患者耐受程度以及疗效对刺激参数进行调控。

3. 刺激参数调控以电流强度、脉宽、频率、刺激时间、间歇时间的次序。

4. 刺激强度以患者耐受、不出现不良反应为准。

5. 根据国外大宗病例的统计，大部分患者刺激参数到达 1.0mA 以上，癫痫发作才有所控制，一般不超过 3.0mA。

6. 开机后每隔 2 周进行 1 次刺激参数程控，连续进行 2 个月后，根据患者发作情况可每隔数月进行 1 次程控。

第三节　迷走神经刺激术的继发效应和可能的不良反应

VNS 治疗药物难治性癫痫的有效性和安全性经过长期的临床试验及广泛的临床应用已经得到了认可。实际上，除了可以减少发作次数、缩短发作持续时间、降低发作严重程度，VNS 对患者的记忆力、情绪、认知功能、生活质量等都有潜在的影响。

早在 1999 年，美国的 Clark 等就通过设计随机、双盲的试验研究了 VNS 对记忆力的影响，并发现接受 VNS 治疗的癫痫患者在不同刺激参数下的记忆力都有明显的改善。针对 VNS 究竟在记忆过程的哪个阶段起作用，2006 年 Ghacibeh 等通过研究 10 例接受 VNS 的药物难治性癫痫患者，明确提出 VNS 对记忆学习过程没有显著影响，其影响的是记忆巩固的过程。2015 年，Jacobs 等开展了一项单盲、安慰剂对照的随机交叉试验研究，发现 VNS 可以显著改善老年人的联想记忆能力。

研究表明，约 1/3 的癫痫患者往往合并抑郁，而 VNS 治疗癫痫的同时也可以改善患者的情绪，这种作用被认为是 VNS 的继发效应之一。1999 年，Morris 研究团队观察了 20 例合并抑郁的癫痫患者，研究对象在接受 VNS 治疗 3 个月后抑郁症状显著缓解。而且这种明显的情绪改善与发作频率的降低和刺激强度没有显著相关性。Elger 及其同事 2000 年研究了 11 例抑郁症患者在接受 VNS 治疗 1、3、6 个月后的抑郁症状改善情况。研究表明，在 VNS 治疗 6 个月后，9 例患者获得了持久性的情绪改善。基于上述两项研究，VNS 于 2001 年被欧盟批准用于治疗难治性抑郁，2005 年该治疗重度抑郁的疗法获得美国 FDA 认证。2013 年 8 月，美国神经病学学会（American Academy of Neurology，AAN）更新了 VNS 相关指南，肯定了 VNS 在癫痫治疗领域的价值，明确了 VNS 适应证，强调了其疗效和可能的不良事件，并指出了 VNS 在情绪改善方面的潜在可能作用。

VNS 治疗药物难治性癫痫的另外一个引发广泛关注的继发效应是认知功能的改善。研究表明，反复发作、长期服药等会使癫痫患者的认知功能显著低于健康人群。关于 VNS 的认知功能（包括记忆巩固和检索、创造性、认知灵活性和决策能力等）效应的研究并不是很多。前文提到的 Clark 团队于 1999 年发现 VNS 可以改善癫痫患者记忆巩固的过程，而这种对记忆力的影响依赖于刺激强度（0.75～1.5mA）。2001 年，Helmstaedter 等进一步证实了 Clark 的研究结果，但是他认为 0.5mA 的 VNS 刺激强度有助于记忆增强，而 0.75～1.5mA 的刺激强度可能会对识别能力造成不良影响。2002 年，Sjögren 等对接受 VNS 治疗的 10 例阿尔茨海默病患者进行了 6 个月的随访，发现其中 8 例患者的认知功能显著提高，提出了 VNS 对维持认知功能稳定方面的积极作用，并认为随着治疗时间的延长，VNS 可以改善认知功能。Ghacibeh 等 2006 年对 10 例接受 VNS 治疗的药物难治性癫痫患者进行研究，发现虽然 VNS 可以改善记忆巩固的过程，但同时也使患者的创造性和认知灵活性降低。关于 VNS 对决策能力的影响，Martin 团队于 2004 年得出的结论是正面的，其认为在 VNS 状态下研究对象可以做出更优的选择。Vonck 等 2014 年综述了临床应用 25 年来 VNS 对认知功能影响的研究，总体来说，急性 VNS 对记忆巩固、识别和回忆能力都有积极的影响，而通过阿尔茨海默病患者也发现长期 VNS 可以改善患者的认知功能。总之，VNS 对认知功能的影响及其具体的机制还需要更规范的研究来做进一步的论证。除了上述继发效应，VNS 对癫痫患者生活质量的影响也越来越受到重视和关注，并且大量研究都已证实 VNS 不仅可以控制癫痫发作，同时也会改善癫痫患者的生活质量。

VNS 疗法的不良反应主要涉及 3 个方面。一是 VNS 手术相关的不良反应和并发症，主要有神经损伤、出血、切口疼痛、声带麻痹、吞咽困难、术后感染等。统计数据显示，3% 左右的术后感染患者可通过口服抗生素或取出 VNS 装置解决问题，而其余一过性症状均可随时间增加而得到有效缓解。二是与置入设备相关的不良事件，主要由电极故障所致。据不完全统计，电极故障的发生率约为 5.3%，而发生电极故障的患者往往需要接受二次手术进行电极更换。三是 VNS 治疗过程中与电刺激迷走神经相关的不良反应，常见的症状主要有咳嗽、吞咽困难、声音嘶哑等。这些都是一过性症状，患者一般均可耐受，随治疗时间增加而逐步缓解和消失。VNS 诱发心跳过缓或导致心脏停搏是较为罕见的严重不良事件，发生率约为 1‰，此外，急性 VNS 可能引起呼吸性窦性心律失常，进而出现脑组织的氧输送量下降，加重癫痫患者脑组织损伤。由于睡眠呼吸事件在癫痫人群中发病率很高，而高强度 VNS 会引起呼吸频率和幅度发生变化，这一罕见的 VNS 不良反应甚至会导致睡眠呼吸紊乱，这对原本就有睡眠障碍的癫痫患者具有非常大的危害。

总而言之，VNS 不仅可以控制癫痫发作，也可以改善癫痫患者的生活质量、情绪和记忆，与传统开颅手术相比，具有风险低、并发症和不良反应少的特点，是一种安全、有效的药物难治性癫痫辅助治疗手段。

第四节　迷走神经刺激术的心脏自主神经功能效应

药物难治性癫痫患者常伴有不同程度的心脏自主神经功能失调，主要表现为整体心率变异性（HRV）降低。而 VNS 恰恰是通过刺激左颈部迷走神经起到治疗癫痫的效果，这提示我们 VNS 可能会有潜在的心脏自主神经功能效应。既往基于 ECG 研究 VNS 对癫痫患者自主神经功能的影响主要分为两大类，一类是分析 VNS 开启和 VNS 关闭状态下患者 HRV 参数的急性变化，即 VNS 急性效应；另一类是分析患者接受 VNS 治疗一段时间后，HRV 指标的变化趋势，主要研究 VNS 的累积效应，也是我们常说的 VNS 长期效应或慢性效应。

如表 4-2 所示，Kamath 小组在 1992 年首先对 VNS 治疗难治性癫痫的急性效应做了研究，开启了人们探索 VNS 急性刺激对自主神经功能影响的大门，他发现 VNS 开机时 HRV 的高频成分 HF 增加，提示急性 VNS 可以提高迷走神经张力。Stemper 团队在 2008 年通过比较 21 例接受 VNS 治疗的癫痫患者在 30s 刺激和 5min 间歇时段 HRV 的频谱，得出了与 Kamath 一致的结论，此外他还发现 VNS 也可以增加 HRV 频谱的低频功率（LF）。Setty 等则通过试验得出了 VNS 急性效应对 HRV 指标没有显著影响的结论。而 Pruvost 及其同事基于 10 例癫痫患者在 VNS 急性刺激下的 HRV 数据，得出了 VNS 期间 HRV 的高频功率（HF）降低的结果，这与上述研究结果都不符，甚至彼此矛盾。Frei 和 Zaaimi 的团队通过各自的试验发现 VNS 急性刺激对患者的自主神经功能具有非常复杂的效应，由于受研究对象个体差异的影响，VNS 急性刺激可能会诱发心电的多种变化。

长期 VNS 的心脏自主神经功能效应的研究始于 2003 年，Galli 小组通过监测 7 例癫痫患者 HRV 指标的变化，指出短期（1 个月）VNS 对患者 HRV 没有显著的影响，而长期（36 个月）刺激则会降低夜间 HRV 高频成分 HF 及缩小交感神经 - 迷走神经张力的昼夜差异，提示长期 VNS 对癫痫患者的自主神经功能产生了明确的影响。此后，Jansen 及 Schomer 分别在 2011 年和 2014 年通过试验进一步证实了上述研究结果。Ronkainen 及其同事于 2006 年对 14 例接受 VNS 治疗的癫痫患者进行了 12 个月的随访研究，指出 VNS 不会显著改变 HRV 指标，2007 年 Barone 研究团队通过 8 例顽固性癫痫患者 VNS 术后 3 个月的随访结果，也发现 HRV 指标及其所反映的心脏自主功能不受 VNS 效应影响。

但是，Cadeddu 等则得出了完全不同的结论，他发现 10 例患者通过 7 个月左右时间的 VNS 治疗后，HRV 的相邻 RR 间期差值的均方根（RMSSD）、序列中相邻 RR 间期差值超过 50ms 的个数占 RR 间期总数的比例（pNN50）、HF 指标显著升高，而 LF、LF/HF 指标显著降低，表明 VNS 在提高患者迷走神经张力的同时，也抑制了过高的交感神经张力。该研究结论提示我们：VNS 不仅能够控制癫痫发作，很有可能也会改善患者的心脏自主神经功能。

表4-2　VNS 长期、急性心脏自主神经功能效应研究

作者（年度）	HRV 分析	ECG 长度	白天/夜间	平均年龄	女性比例	癫痫患者	健康对照	长期/急性	研究结论
Kamath et al. (1992)	时域、频域	45min VNS ON *vs.* 45min VNS OFF	否	34	25%	4	4	急性效应	VNS OFF: LF 增加, HF 降低 VNS ON: LF 降低, HF 增加
Setty et al. (1998)	时域、频域	7min OFF +27.5min ON +7min OFF	否	28	20%	10	N/A	急性效应	急性 VNS 刺激对 RR 间期、pNN50、VLF、LF 及 HF 无显著影响
Frei et al. (2001)	时域、频域	45.6h, VNS ON *vs.* VNS OFF	否	26.6	20%	5	N/A	急性效应	高强度 VNS 刺激对瞬时心率和 HF 具有复杂效应（个体差异大）
Pruvost et al. (2006)	时域、频域	VNS ON *vs.* VNS OFF	否	12	60%	10	N/A	急性效应	VNS ON 时 RR 间期分布发生变化, LF/HF, LF 增加, HF 降低
Zaaimi et al. (2007)	时域	20s OFF +60s ON +20s OFF	否	11.6	60%	10	N/A	急性效应	急性 VNS 对心率影响复杂（升高、降低、不变）, 存在个体差异
Stemper et al. (2008)	时域、频域、非线性	60s VNS ON *vs.* 5min VNS OFF	否	35.4	52%	21	N/A	急性效应	VNS 急性刺激使 LF 和 HF 增加, 对时域指标无显著影响
Mulders et al. (2015)	时域	50s OFF +50s ON +50s OFF	否	47.2	60%	10	5	急性效应	急性 VNS 刺激期间大部分患者心率降低
Galli et al. (2003)	时域、频域	24h	是	47.6	43%	7	7	1个月	HRV 指标无显著变化
Galli et al. (2003)	时域、频域	24h	是	47.6	43%	7	7	36个月	HF 降低, 对时域参数无显著影响,
Ronkainen et al. (2006)	时域、频域、非线性	24h	否	34.3	43%	14	28	12个月	VNS 长期刺激对药物难治性癫痫患者自主神经功能无显著影响
Barone et al. (2007)	时域、频域	24h	否	32	75%	8	8	3个月	VNS 刺激对药物难治性癫痫患者 HRV 时域频域指标无显著影响
Cadeddu et al. (2010)	时域、频域	24h	是	29	40%	10	10	7.7个月	RMSSD、SDSD、pNN50、HF 显著上升, LF、LF/HF 显著降低
Jansen et al. (2011)	时域、频域	24h	否	7.5	24%	17	17	7.5个月	时域指标无变化, HFnu 显著降低, LF/HF 显著升高
Schomer et al. (2014)	频域	24h	否	48.6	33%	9	N/A	7.6周	LF、HF、LF/HF 均显著降低, 副交感倾向于占主导

总之，由于研究对象的异质性、ECG 分析长度、分析方法、HRV 指标等方面的差异导致研究结论多样化，大多不一致，甚至相互矛盾。

（刘洪运　高冬梅　任倩薇　张　华　孟凡刚）

第五节　迷走神经刺激术对心率的影响机制

一、迷走神经刺激与心率的关系

由于右侧迷走神经支配窦房结，故刺激右侧迷走神经可以引起心率减慢，而左侧 VNS 对心率的影响较小，这也是临床上将电极放置于左侧迷走神经的原因。虽然临床上也有刺激器置于右侧迷走神经的报道，但一般认为，刺激右侧迷走神经对心率影响较大，如刺激 Kv1.1 钾通道 NULL 小鼠右侧或双侧迷走神经可使心率下降到 150～270 次 /min，在刺激停止后心率逐渐恢复。

VNS 目前被用于治疗难治性癫痫，有一些疾病如高血压病、心脏衰竭，VNS 可以作为一种潜在的治疗手段。有报道运用雄性大鼠研究一种选择性阻滞药美托洛尔对选择性迷走神经刺激（selective vagus nerve stimulation，sVNS）的影响，特别是对心率的影响，发现经过美托洛尔用药几分钟后大鼠出现明显的心率及平均动脉血压减慢直至达到稳定状态，连续的 sVNS 使平均动脉压（mean arterial　pressure，MAP）及心率下降，但是在应用美托洛尔之前这种表现特别是对心率影响是不显著的，可能是因为 β 受体阻滞药不能激活压力感受器反射产生的交感神经减弱，因此，推测 sVNS 可以在不引起严重的心动过缓的情况下，在美托洛尔作用下降低平均动脉血压。

在心脏病的应用中，置入式 VNS 在临床研究中都被证明对治疗心力衰竭是有益的。有文献报道在经左前降支动脉结扎构建的老鼠心肌梗死模型中，经 VNS 后心率下降持续 10s 后短暂的心率增快，并发现经过 VNS 后的心肌梗死老鼠较未经 VNS 后的老鼠平均左心室舒张末期容积少，其可能是通过 VNS 后对心脏重塑抑制作用减弱有关，并提出需要进一步的研究明确 VNS 激活的急性心率反应是否可作为心力衰竭的生物标志或者作为 VNS 治疗特征的工具。

目前，随着 VNS 在临床的普及，也发现了 VNS 对呼吸和心率的不良反应，如 VNS 术后出现呼吸困难和心动过缓。VNS 在休息和锻炼时对心血管疾病的影响均发现 VNS 会导致呼吸频率增加，以及部分患者的潮汐体积和心率的减少。越来越多的文献研究 VNS 在治疗疾病同时探索减少 VNS 不良反应的方法。

有文献报道，在置入 VNS 后麻醉犬模型中，设计了一种时间模式的 VNS（每一次爆发最少 5 次脉冲），其作为心力衰竭治疗的一种标记，可以减少基础心率，同时使喉内肌肉的活跃度降低 50% 以上。即 VNS 的时间模式可以用来调节心率，同时尽量减少喉部运动纤维的激活，这是一种减少 VNS 产生不良反应的新方法。在对癫痫患者的尸检报告中，关于心律失常和心脏病理学的报告显示，癫痫（SUDEP）突然意外死亡的风险可能有心脏因素，T 波交替（TWA）是心血管疾病患者猝死的一个标志。在耐药性癫痫患者中，癫痫患者发作间期的 TWA 升高，而在 VNS 置入后削弱，说明在患有耐药性癫痫的患者中，存在严重的心脏电不稳定，并表明 VNS 可能是一种降低风险的新方法。并证实迷走神经刺激与降低心率不相关（$77 \pm 1.4 \sim 75 \pm 1.4$ 次/min；$P = 0.18$），心率变异性不变。经皮迷走神经刺激（tVNS）可能为耳鸣患者提供一种有针对性的治疗工具，在经皮迷走神经的治疗中，心率监测显示任何患者都没有心脏或血液循环的影响（如心动过缓）。

总之，大多数文献报道了 VNS 术后可引起心率减慢，其机制可能与心脏的自主神经功能有关。而且，心脏的自主神经功能可能与 VNS 疗效相关，如有研究发现，VNS 术后疗效与术前心率变化有关，心脏自主神经功能敏感患者疗效较好。

二、癫痫发作期不同心率预测迷走神经刺激术后疗效的可能机制

众所周知，多数患者癫痫发作时心率出现变化。笔者研究发现在 81 例难治性癫痫患者 181 次发作中，83.98% 癫痫发作出现发作性心率加快，且进一步证实儿童癫痫发作期心率加快较成人明显，并且通过减压反射的负反馈调节原理阐述了术前不同心率对 VNS 不同疗效的可能机制，并推测癫痫发作期心率加快的患者 VNS 术后效果最佳。由于该结论是猜想，是否正确有待进一步动物实验或者临床验证。其具体推理如下。

1. 癫痫发作时正常心率的患者　动脉血压已高于压力感受器的阈值水平，颈动脉窦和主动脉弓压力感受器受到的牵张刺激增强，发放传入冲动增多，分别沿窦神经（加入舌咽神经）和主动脉神经（加入迷走神经）传至延髓心血管中枢，而延髓孤束核（NTS）的神经元接受由颈动脉窦、主动脉弓经舌咽神经和迷走神经传入的信息，是传入神经接替站，而迷走神经传入纤维通过孤束核和上行网状系统所形成的广泛分布是迷走神经刺激术产生治疗作用的基础。传入冲动通过孤束核使心迷走紧张加强（释放 GABA），心交感紧张减弱，从而抑制癫痫发作（图 4-1）。此外，来自于 VNS 仪刺激产生的冲动通过 NTS 使心迷走紧张加强（释放 GABA），心交感紧张减弱，从而抑制癫痫发作。

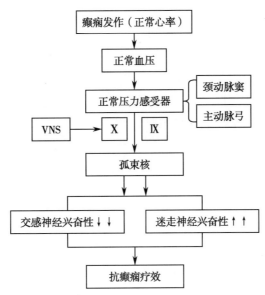

图 4-1 癫痫发作期正常心率患者 VNS 疗效的机制
注：在癫痫发作期正常心率产生的反馈作用及 VNS 产生的
机械信号对 VNS 疗效均起到一定的作用

2. 同理推测癫痫发作时心率加快的患者　心率加快导致血压升高，动脉血压已明显高于压力感受器的阈值水平，颈动脉窦和主动脉弓压力感受器受到的牵张刺激进一步增强，发放传入冲动进一步增多，传至延髓孤束核，NTS 的神经元接受由颈动脉窦、主动脉弓经舌咽神经和迷走神经传入的信息，使心迷走紧张进一步加强（释放更多的 GABA），心交感紧张进一步减弱，从而抑制癫痫发作。此外，VNS 治疗后脑部迷走神经投射区抑制性氨基酸 GABA 增多，兴奋性氨基酸天冬氨酸 ASP 下降，从而进一步抑制癫痫发作，使 VNS 疗效进一步增强（图 4-2）。

3. 癫痫发作时心率减慢的患者　血压下降，动脉血压低于压力感受器的阈值水平，颈动脉窦和主动脉弓压力感受器受到的牵张刺激较癫痫发作期正常心率减弱，发放传入冲动减少，传至延髓孤束核，使心迷走紧张减弱（释放较少的 GABA），心交感紧张减弱，从而削弱抑制癫痫发作，使 VNS 疗效减弱或无效果。进一步推理，如果通过 VNS 产生的冲动多于癫痫发作期心率减慢所产生的冲动，那么癫痫发作时心率减慢患者经过 VNS 术后疗效减弱；反之，则 VNS 治疗此类患者无效（图 4-3）。

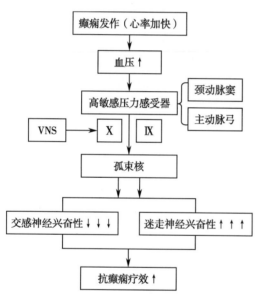

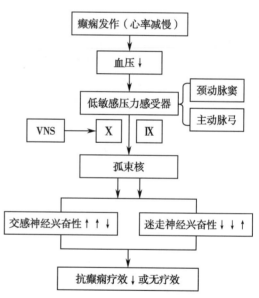

图 4-2　癫痫发作期心率加快患者 VNS 疗效的机制

注：在癫痫发作期心率加快产生的反馈作用及 VNS 产生的机械信号对 VNS 疗效均起到一定的积极作用

图 4-3　癫痫发作期心率减慢患者 VNS 疗效的机制

注：在癫痫发作期心率减慢产生的机械信号对于 VNS 疗效欠佳。如果通过 VNS 产生的机械信号强于癫痫发作期心率减慢所产生的信号反馈作用，那么癫痫发作时心率减慢的患者经过 VNS 疗效可能欠佳；反之，VNS 术后可能无效

（陈　伟　孟凡刚　张士刚　房宝军）

参 考 文 献

1. Kamath MV，Upton ARM，Talalla A，et al. Effects of vagal electrical stimulation on the heart rate power spectra in humans Computers in Cardiology 1992，Proceedings of，1992：399-402.

2. Stemper B，Devinsky O，Haendl T，et al. Effects of vagus nerve stimulation on cardiovascular regulation in

patients with epilepsy. Acta Neurologica Scandinavica, 2008, 117 (4): 231.

3. Setty AB, Vaughn BV, Quint SR, et al. Heart period variability during vagal nerve stimulation. Seizure the Journal of the British Epilepsy Association, 1998, 7 (3): 213-217.

4. Pruvost M, Zaaimi B, Grebe R, et al. Cardiorespiratory effects induced by vagus nerve stimulation in epileptic children. Medical & Biological Engineering & Computing, 2006, 44 (4): 338.

5. Frei MG, Osorio I. Left vagus nerve stimulation with the neurocybernetic prosthesis has complex effects on heart rate and on its variability in humans. Epilepsia, 2001, 42 (8): 1007-1016.

6. Zaaimi B, Grebe R, Berquin P, et al. Vagus nerve stimulation therapy induces changes in heart rate of children during sleep. Epilepsia, 2007, 48 (5): 923-930.

7. Galli R, Limbruno U, Pizzanelli C. Analysis of RR variability in drug-resistant epilepsy patients chronically treated with vagus nerve stimulation. Autonomic Neuroscience Basic & Clinical, 2003, 107 (1): 52.

8. Jansen K, Vandeput S, Milosevic M, et al. Autonomic effects of refractory epilepsy on heart rate variability in children: influence of intermittent vagus nerve stimulation. Developmental Medicine & Child Neurology, 2011, 53 (12): 1143-1149.

9. Schomer AC, Nearing BD, Schachter SC, et al. Vagus nerve stimulation reduces cardiac electrical instability assessed by quantitative T-wave alternans analysis in patients with drug-resistant focal epilepsy. Epilepsia, 2014, 55 (12): 1996-2002.

10. Ronkainen E, Korpelainen JT, Heikkinen E, et al. Cardiac autonomic control in patients with refractory epilepsy before and during vagus nerve stimulation treatment: a one-year follow-up study. Epilepsia, 2006, 47 (3): 556-562.

11. Barone L, Colicchio G, Policicchio D, et al. Effect of vagal nerve stimulation on systemic inflammation and cardiac autonomic function in patients with refractory epilepsy. Neuroimmunomodulation, 2007, 14 (6): 331-336.

12. Cadeddu C, Deidda M, Mercuro G, et al. Cardiovascular modulation during vagus nerve stimulation therapy in patients with refractory epilepsy. Epilepsy Research, 2010, 92 (2-3): 145-152.

13. Mulders DM, De Vos CC, Vosman I, et al. The effect of vagus nerve stimulation on cardiorespiratory parameters during rest and exercise. Seizure, 2015, 33: 24-28.

14. Clark KB, Naritoku DK, Smith DC, et al. Enhanced recognition memory following vagus nerve stimulation in human subjects. Nature Neuroscience, 1999, 2 (1): 94.

15. Ghacibeh GA, Shenker JI, Shenal B, et al. Effect of vagus nerve stimulation on creativity and cognitive flexibility. Epilepsy & Behavior E & B, 2006, 8 (4): 720.

16. Jacobs HI, Riphagen JM, Razat CM, et al. Transcutaneous vagus nerve stimulation boosts associative memory in older individuals. Neurobiology of Aging, 2015, 36 (5): 1860-1867.

17. Elger G, Hoppe C, Falkai P, et al. Vagus nerve stimulation is associated with mood improvements in epilepsy patients. Epilepsy Research, 2000, 42 (2-3): 203-210.

18. Helmstaedter C, Hoppe C, Elger CE. Memory alterations during acute high-intensity vagus nerve stimulation. Epilepsy Research, 2001, 47 (1-2): 37-42.

19. Sjogren MJ, Hellstrom PT, Jonsson MA, et al. Cognition-enhancing effect of vagus nerve stimulation in patients with Alzheimer's disease: a pilot study. Journal of Clinical Psychiatry, 2002, 63 (11): 972.

20. Martin CO, Denburg NL, Tranel D, et al. The effects of vagus nerve stimulation on decision-making. Cortex, 2004, 40 (4-5): 605-612.

21. Vonck K, Raedt R, Naulaerts J, et al. Vagus nerve stimulation…25 years later! What do we know about the effects on cognition? Neuroscience & Biobehavioral Reviews, 2014, 45: 63-71.

22. Waseem H, Raffa SJ, Benbadis SR, et al. Lead revision surgery for vagus nerve stimulation in epilepsy:

outcomes and efficacy. Epilepsy & Behavior E & B, 2014, 31 (2): 110-113.

23. Aalbers MW, Rijkers K, Klinkenberg S, et al. Vagus nerve stimulation lead removal or replacement: surgical technique, institutional experience, and literature overview. Acta Neurochirurgica, 2015, 157 (11): 1917-1924.

24. Panebianco M, Zavanone C, Dupont S, et al. Vagus nerve stimulation therapy in partial epilepsy: a review. Acta Neurologica Belgica, 2016, 116 (3): 1-8.

25. Frost M, Gates J, Helmers SL, et al. Vagus nerve stimulation in children with refractory seizures associated with Lennox-Gastaut syndrome. Epilepsia, 2001, 42 (9): 1148-1152.

26. Kostov K, Kostov H, Taubell E. Long-term vagus nerve stimulation in the treatment of Lennox-Gastaut syndrome. Epilepsy & Behavior E & B, 2009, 16 (2): 321-324.

27. Gurbani S, Chayasirisobhon S, Cahan L, et al. Neuromodulation Therapy with Vagus Nerve Stimulation for Intractable Epilepsy: A 2-Year Efficacy Analysis Study in Patients under 12 Years of Age. Epilepsy Research & Treatment, 2016, 2016 (3): 1-5.

28. Thompson EM, Wozniak SE, Roberts CM, et al. Vagus nerve stimulation for partial and generalized epilepsy from infancy to adolescence. J Neurosurg Pediatr, 2012, 10 (3): 200-205.

29. Shahwan A, Bailey C, Maxiner W, et al. Vagus nerve stimulation for refractory epilepsy in children: More to VNS than seizure frequency reduction. Epilepsia, 2009, 50 (5): 1220-1228.

30. Labar DR. Antiepileptic drug use during the first 12 months of vagus nerve stimulation therapy: a registry study. Neurology, 2002, 59 (4): 38-43.

31. Renfroe JB, Wheless JW. Earlier use of adjunctive vagus nerve stimulation therapy for refractory epilepsy. Neurology, 2002, 59 (4): 26-30.

32. Amar AP, Apuzzo ML, Liu CY. Vagus nerve stimulation therapy after failed cranial surgery for intractable epilepsy: results from the vagus nerve stimulation therapy patient outcome registry. Neurosurgery, 2004, 55 (5): 1086-1093.

33. Englot DJ, Rolston JD, Wright CW, et al. Rates and Predictors of Seizure Freedom With Vagus Nerve Stimulation for Intractable Epilepsy. Neurosurgery, 2016, 79 (3): 345-353.

34. Uthman BM, Reichl AM, Dean JC, et al. Effectiveness of vagus nerve stimulation in epilepsy patients: a 12-year observation. Neurology, 2004, 63 (6): 1124-1126.

35. Elliott RE, Morsi A, Tanweer O, et al. Efficacy of vagus nerve stimulation over time: review of 65 consecutive patients with treatment-resistant epilepsy treated with VNS > 10 years. Epilepsy & Behavior, 2011, 20 (3): 478-483.

36. Clark AJ, Kuperman RA, Auguste KI, et al. Intractable episodic bradycardia resulting from progressive lead traction in an epileptic child with a vagus nerve stimulator: a delayed complication. J Neurosurg Pediatr, 2012, 9 (4): 389-393.

37. Shankar R, Olotu VO, Cole N, et al. Case report: vagal nerve stimulation and late onset asystole. Seizure, 2013, 22 (4): 312-314.

38. Cantarin-Extremera V, Ruiz-Falco-Rojas ML, Tamariz-Martel-Moreno A, et al. Late-onset periodic bradycardia during vagus nerve stimulation in a pediatric patient. A new case and review of the literature. Eur J Paediatr Neurol, 2016, 20 (4): 678-683.

39. Moore BM, Jerry Jou C, Tatalovic M, et al. The Kv1.1 null mouse, a model of sudden unexpected death in epilepsy (SUDEP). Epilepsia, 2014, 55 (11): 1808-1816.

40. Stauss HM. Differential hemodynamic and respiratory responses to right and left cervical vagal nerve stimulation in rats. Physiological reports, 2017, 5 (7): e13244.

41. Gierthmuehlen M, Plachta DT. Effect of selective vagal nerve stimulation onbloodpressure, heart rate and

respiratory rate in rats under metoprolol medication. Hypertension research, 2016, 39 (2): 79-87.

42. Agarwal R, Mokelke E, Ruble SB, et al. Vagal Nerve Stimulation Evoked Heart Rate Changes and Protection from Cardiac Remodeling. Journal of cardiovascular translational research, 2016, 9 (1): 67-76.

43. Mulders DM, de Vos CC, Vosman I, et al. The effect of vagus nerve stimulation on cardiorespiratory parameters during rest and exercise. Seizure, 2015, 33: 24-28

44. Yoo PB, Liu H, Hincapie JG, et al. Modulation of heart rate by temporally patterned vagus nerve stimulation in the anesthetized dog. Physiological reports, 2016, 4 (2): 3107-3110.

45. Verrier RL, Nearing BD, Olin B, et al. Baseline elevation and reduction in cardiac electrical instability assessed by quantitative T-wave alternans in patients with drug-resistant epilepsy treated with vagus nerve stimulation in the AspireSR E-36 trial. Epilepsy & behavior : E&B, 2016, 62: 85-89.

46. Ylikoski J, Lehtimaki J, Pirvola U, et al. Non-invasive vagus nerve stimulation reduces sympathetic preponderance in patients with tinnitus. Acta oto-laryngologica, 2017, 137 (4): 426-431.

47. Liu H, Yang Z, Huang L, et al. Heart-rate variability indices as predictors of the response to vagus nerve stimulation in patients with drug-resistant epilepsy. Epilepsia, 2017, 58 (6): 1015-1022.

48. Chen W, Guo CL, Zhang PS, et al. Heart rate changes in partial seizures: analysis of influencing factors among refractory patients. BMC neurology, 2014, 14: 135.

49. Chen W, Zhang XT, Guo CL, et al. Comparison of heart rate changes with ictal tachycardia seizures in adults and children. Childs Nerv Syst, 2016, 32 (4): 689-695.

50. Chen W, Meng FG. Ictal heart rate changes and the effects of vagus nerve stimulation for patients with refractory epilepsy. Neuropsychiatric Disease and Treatment, 2017, 13: 2351-2356.

第五章

迷走神经刺激术治疗癫痫

第一节 癫痫基础知识

一、概述

癫痫是一种神经系统常见疾病,流行病学调查显示其发病率为 5‰~11.2‰,可见于各个年龄组,儿童和老年人是癫痫发病的两个高峰年龄段。

癫痫是以反复的痫性发作为特征的慢性脑部疾病。痫性发作由不同病因所引起,脑部神经元高度同步化异常放电所导致,由不同症状和体征组成的发作性、短暂性、刻板性的临床现象。脑部神经元异常放电是痫性发作的根本原因,但并不是脑部神经元异常放电引起的发作都是痫性发作。脑部神经元的异常放电还可引起发作性神经痛等。国际抗癫痫联盟认为只有大脑、丘脑-皮质系统及中脑上部神经元的异常放电才会引起癫痫发作,而且这种异常放电的特征为神经元高度同步化活动。由于痫性发作的起源不同、传播过程不一致,其临床表现可为感觉、运动、自主神经、意识、精神、记忆、认知或行为异常。

反复的痫性发作不仅可引起脑部神经元的坏死或病理性凋亡及神经生物改变,而且还常常引起患者及家属严重的心理障碍。癫痫患者经常具有的耻辱感、不合群、活动受限、过度保护或孤独感是临床上最为常见的社会心理问题。

二、癫痫的病因及发病机制

癫痫病因非常复杂,但有些病因人类已知,有些则在探索中。前者称为症状性或继发性癫痫,后者称为特发性癫痫。临床表现提示为症状性癫痫,但尚不能明确病因者称为隐源性癫痫。

1. 症状性(继发性)癫痫的常见病因

(1)皮质发育障碍:皮质发育障碍引起癫痫发作最常见的原因是神经元异位和局灶性皮质发育不良。前者是指神经元迁移过程中由于多种原因受阻,使神经元不能到达正常部位,而在局部形成异常神经网络引起癫痫发生。受阻神经元的形态是正常的,而皮质发育不良往往有皮质结构和细胞学的异常,如无脑回、多脑回、局灶性巨脑回及局灶性皮质发育不良等都可引起癫痫发作。

(2)脑部肿瘤:原发或继发、良性或恶性脑肿瘤都可能引发癫痫发作。合并癫痫的肿瘤,主要是一些低分化的肿瘤。包括神经节胶质细胞瘤、胚胎发育不良性神经上皮瘤、低级别星形细胞瘤、少突胶质细胞瘤、纤维状星形细胞瘤、混合低分化胶质细胞瘤、多形性黄色星形细胞瘤等。

（3）颅脑外伤：颅脑外伤是癫痫常见的病因，可出现在急性期或恢复期，其中开放性脑外伤比闭合性脑外伤更容易导致癫痫发作。脑挫裂伤或凹陷性骨折也是癫痫的易发因素。婴幼儿的脑外伤性癫痫常与产伤有关。脑部手术也可导致癫痫的发生。

（4）中枢神经系统感染：中枢神经系统病毒性脑炎是癫痫的常见原因，其中人类疱疹病毒 -6B 型可能与热性惊厥、颞叶内侧癫痫的形式有联系，单纯疱疹病毒、柯萨奇 B 组、风疹病毒、巨细胞病毒引起的脑炎是癫痫常见病因，人类免疫缺陷病毒感染可通过感染性脑病、中枢内脱髓鞘、代谢障碍等机制引起癫痫发作。细菌性脑膜脑炎、结核性脑膜脑炎、寄生虫感染等也是癫痫的常见原因。

（5）脑血管疾病：脑血管病是癫痫常见病因，在 60 岁以上新诊断的癫痫患者中，约 45% 的病因与脑血管病有关。

（6）遗传代谢性疾病：遗传代谢性疾病常伴有癫痫发作。线粒体疾病、婴儿蜡样脂褐质贮积病、Ⅱ型唾液酸苷酶贮积病等都常引起癫痫发生。

（7）脑病：①缺氧缺血性脑病（hypoxic ischemic encephalopathy, HIE），可发生于任何年龄，但以新生儿最为常见，其中约 6.0% 的患者可发生癫痫；②尿毒症性脑病，约 33.3% 的患者在其急性期或严重慢性肾衰竭时有癫痫发作，多以全身性发作为主要表现，部分性发作也比较常见；③ CO 中毒，国内的流行病学调查发现 CO 中毒患者中癫痫发生率为 11.4%。

（8）神经系统变性疾病：发生在中枢神经系统的多种变性疾病是症状性癫痫的常见病因之一。尤其以痴呆为主的神经系统变性病更易出现癫痫发作，如 Alzheimer 病等。

（9）其他：如系统性红斑性狼疮患者可出现癫痫发作，除低血钙引起的手足抽搐外，甲状旁腺功能减退患者出现癫痫发作的比例可达 30%～50%。糖尿病可也引起癫痫发作，其中有相当部分癫痫发作是糖尿病患者早期唯一或突出的表现，因而对原因不明的癫痫，常规检查血糖是必要的。

2．特发性癫痫的病因　特发性癫痫是指推测与遗传有关，而且没有发现脑部有足以引起癫痫发作的结构性损伤或生化异常。随着分子遗传学的发展，已经有相当多的单基因遗传性癫痫的基因被定位，包括 Dravet 综合征、热惊厥附加症等。对于这一类癫痫的诊断，尽管目前基因治疗尚不成熟，但是对于指导临床治疗仍然是有意义的，比如避免在 Dravet 综合征的患者使用钠通道阻滞药，可以减少发作，改善预后。

3．癫痫的发病机制　癫痫发病机制仍不完全清楚，目前有几种主要学说受到研究者们的关注。

（1）离子通道学说：神经元高度同步化异常放电是产生癫痫的病变基础，而异常放电的原因系离子异常跨膜运动所致，后者的发生则与离子通道结构和功能异常有关，调控离子通道的神经递质功能障碍又是引起离子功能异常的主要原因，离子通道蛋白和神经递质多数是以 DNA 为模板进行代谢的基因表型产物，因而，其异常往往与基因表达异常有关。

（2）异常网络学说：癫痫是一种慢性疾病，国际抗癫痫联盟认为患者脑部存在着能导致癫痫反复发作的易感性是癫痫最为突出的病理生理特征。目前的研究认为癫痫患者脑内出现了导致癫痫反复发作的神经异常网络，而突触可塑性是这种异常神经网络形成的基础。生理情况下，神经元轴突延伸方向是由生长锥来决定的。在疾病中，位于生长锥顶端的整合素胞外段得到了疾病的信号，通过肌动蛋白、磷酸化 TAU 蛋白环路，传导并放大这种疾病信号,使生长锥发生了非生理性的改向,与下位突触形成错误接触,导致了神经元异常网络的形成,从而改变了癫痫患者痫性放电传播的方向,导致癫痫的反复发作。

三、癫痫的分类及临床表现

1. 癫痫的分类 癫痫分类非常复杂,目前通用的是癫痫发作类型的分类和癫痫综合征分类。发作类型的分类依据是发作时的临床表现和脑电图特征,癫痫综合征的分类则是根据癫痫的病因、发病机制、临床表现、脑电图特征及预后等特征。目前应用最广泛的分类是国际抗癫痫联盟 1981 年的癫痫发作和 1989 年的癫痫综合征的分类。

1981 年癫痫发作的国际分类是按照 2 个标准来进行:①发作起源于一侧或双侧脑部;②发作时有无意识丧失。其依据是脑电图检查的结果和临床表现。脑电图和发作的最初症状学提示发作起于一侧,没有意识丧失称为部分性发作,起于双侧,伴有意识丧失称为全面性发作。

2001 年国际抗癫痫联盟又提出了新的癫痫发作和癫痫综合征的分类,各种不同的分类仅仅是人类认识和归纳疾病的不同方法,其并没有改变癫痫发作或癫痫综合征的特征。

2. 不同类型癫痫发作的临床表现

(1)全面性发作:最初的症状学和脑电图提示发作起源于双侧脑部者称为全面性发作,这种类型的发作多在发作初期就有意识丧失。

①全面性强直 - 阵挛性发作(generalized tonic-clonic seizure,GTCS):是最常见的痫性发作类型之一,可由部分性发作演变而来,也可以开始即表现为全身强直 - 阵挛发作。早期出现意识丧失,跌倒,随后的发作分为强直期、阵挛期和发作后期 3 期:a. 强直期,表现为全身骨骼肌持续性收缩:眼球上翻,口强张,随后猛烈闭合,可咬伤舌尖;躯干及四肢的肌肉强直性收缩使颈和躯干屈曲或反张,持续 10～20s 后进入阵挛期。b. 阵挛期,患者从强直转为阵挛,阵挛频率逐渐变慢,间歇期延长,在一次剧烈阵挛后,发作停止,进入发作后期。以上两期均伴有呼吸停止、血压升高、瞳孔扩大、唾液和其他分泌物增多。c. 发作后期,此期尚有短暂阵挛,可引起牙关紧闭和大小便失禁。呼吸首先恢复,随后瞳孔、血压、心率渐至正常。肌张力松弛,意识逐渐恢复。从发作到意识恢复为 5～15min。醒后患者感觉头痛、全身酸痛、嗜睡,部分患者有意识模糊。

②强直性发作(tonic seizure):表现为与强直 - 阵挛性发作中强直期相似的全身骨骼肌强直性收缩,常伴有明显的自主神经症状,如面色苍白等。

③阵挛性发作(clonic seizure):类似全身强直 - 阵挛性发作中阵挛期的表现。

④失神发作(absence seizure):突然发生和迅速终止的意识丧失是失神发作的特征。典型失神发作表现为活动突然停止,发呆、呼之不应、手中物体落地,部分患者可机械重复原有的简单动作,每次发作持续数秒钟,每天可发作数十、上百次。发作后立即清醒,无明显不适,可继续先前的活动,事后不能回忆。

⑤不典型失神发作(atypical absences):发作的起始和终止均较典型失神缓慢,除意识丧失外,常伴肌张力降低,偶有肌阵挛。

⑥肌阵挛发作(myoclonic seizure):是一种突发的、短暂的、触电样的由于肌肉收缩或运动抑制产生的不自主运动,可累及全身,也可限于某个肌群,常成簇发生。

⑦失张力发作(atonic seizure):表现为肌张力突然丧失,可导致患者跌倒。局限性肌张

力丧失可仅引起患者头或肢体下垂。

（2）部分性发作：部分性发作包括单纯部分性、复杂部分性、部分性发作继发全面性发作3类。后者系神经元异常放电从局部扩展到双侧脑部时出现的临床发作。

①单纯部分性发作（simple partial seizure, SPS）：除具有癫痫的共性外，发作时意识始终存在，发作后可回忆发作过程，根据发作时的不同表现可分为：a. 运动性发作，表现为身体的某一局部发生不自主抽动。多见于一侧眼睑、口角、手或足趾，也可涉及一侧面部或肢体。严重者发作后可留下短暂性肢体瘫痪，称为 Todd 麻痹。如果异常运动从局部开始，逐渐扩展，如沿手指—腕部—前臂—肘—肩—口角—面部逐渐发展，称为贾克森发作（Jackson seizures）。b. 感觉性发作，表现为一侧面部、肢体或躯干的麻木，刺痛；眩晕性发作表现为坠落感、飘动感或水平/垂直运动感；偶尔可出现本体感觉或空间知觉障碍性发作，出现虚幻的肢体运动感。特殊感觉性发作则出现味、嗅、听、视幻觉。c. 自主神经性发作，表现为上腹不适、恶心、呕吐、面色苍白、出汗、竖毛、瞳孔散大等。d. 精神症状性发作，可表现为似曾相识感，陌生感（不曾相识），强迫思维，快速回顾往事，情感异常（恐惧、忧郁、欣快、愤怒），错觉（视物变形、变大、变小，声音变强或变弱）等。自主神经性发作和精神症状性发作很少单独出现，往往伴随复杂部分性发作出现。

②复杂部分性发作（complex partial seizure, CPS）：复杂部分性发作的主要特征是有意识障碍，发作时患者对外界刺激缺乏有效反应，发作后不能或只能部分回忆发作的细节。复杂部分性发作可伴随自动症。自动症（automatism）是指在意识障碍的时候出现，看似有目的，但实际上无目的的活动，如反复咂嘴、噘嘴、咀嚼、舔舌、磨牙或吞咽（口-消化道自动症）或反复搓手、抚面，不断地穿衣、脱衣、解衣扣、摸索衣裳（手足自动症），也可表现为游走、奔跑等；还可出现自言自语、叫喊、唱歌（语言自动症）或机械重复原来的动作。发作后患者意识模糊，不能回忆发作中的情况。复杂部分发作也可以由单纯部分性发作演变而来。

③继发全面性发作（secondarily generalized seizures）：可先出现上述的单纯部分性发作或者复杂部分性发作，然后继发出现全面性发作。

3. 癫痫综合征的临床表现　痫性发作的临床表现描述的是一次发作的全过程，而癫痫综合征则是将一组包括疾病的病因、可能的发病机制、病变部位、好发年龄、临床表现、脑电图特征、治疗、预后转归等相关资料放在一起进行描述。国际抗癫痫联盟新提出的癫痫综合征定义为：有特殊病因，由特定的症状和体征组成的特定癫痫现象。以下为常见的癫痫综合征。

（1）与部位有关的癫痫和癫痫综合征

①与年龄有关的特发性部分性癫痫：a. 伴有中央-颞部棘波的儿童良性癫痫（benign childhood epilepsy with centre-temporal spike），好发于2～13岁，通常为局灶性发作，可不经治疗于16岁前自愈。脑电图在中央-颞区可见一侧或双侧的局灶性棘波。b. 有枕区放电的儿童良性癫痫（childhood epilepsy with occipital discharge），好发年龄1～14岁。发作始以视觉症状，随之出现眼肌阵挛、偏侧阵挛、也可合并全身强直-阵挛性发作及自动症。脑电图示一侧或双侧枕区有棘-慢波或尖波。

②症状性部分性癫痫：a. 颞叶癫痫（temporal lobe epilepsy），起于颞叶，可为单纯或复杂部分性发作及继发全身性发作。40%以上有热性惊厥史。b. 额叶癫痫（frontal lobe epilepsy），

与颞叶癫痫一样，也可表现为单纯或复杂部分性发作，常有继发性全身性发作。从集性出现，每次发作时间短暂，刻板性突出，强直或姿势性发作及下肢双侧复杂的运动性自动症明显，易出现癫痫持续状态。c. 枕叶癫痫（occipital lobe epilepsy），主要为伴有视觉症状的单纯部分性发作，可有或无继发性全身性发作。d. 顶叶癫痫（parietal lobe epilepsy），单纯部分性发作，主要表现为感觉刺激症状，偶有烧灼样疼痛感。

（2）全面性癫痫和癫痫综合征

①与年龄有关的特发性癫痫：a. 儿童期失神癫痫（childhood absence epilepsy），6～7 岁起病，女性为多，与遗传因素关系密切。表现为频繁的典型失神，一天多次。b. 青少年期失神癫痫（juvenile absence epilepsy），青春早期发病，男女间无明显差异。发作频率少于儿童期失神癫痫，80% 以上出现全身强直 - 阵挛发作，脑电图上可见广泛性棘 - 慢复合波。c. 青少年肌阵挛性癫痫（juvenile myoclonic epilepsy），好发于 8～18 岁，表现为肢体的阵挛性抽动，多合并全身强直 - 阵挛发作和失神发作。d. 觉醒时全身强直 - 阵挛癫痫（epilepsy with generalized tonic-clonic seizure on awaking），好发于 11～20 岁。清晨醒来或傍晚休息时发病。表现为全身强直 - 阵挛发作，可伴有失神或肌阵挛发作。

②隐源性或症状性（cryptogenic or symptomatic）推测其是症状性，但病史及现有的检测手段未能发现致病原因。a. West 综合征，又称婴儿痉挛症，出生后 1 年内发病，男孩多见。波及头、颈、躯干或全身的频繁肌痉挛、精神发育迟滞和脑电图上高幅失律构成本病特征性的三联征。b. Lennox-Gastaut 综合征，好发于 1～8 岁，少数出现在青春期。强直性发作、失张力发作、肌阵挛发作、非典型失神和全身强直 - 阵挛性发作等多种发作类型并存、精神发育迟滞、脑电图上慢棘 - 慢波（1～2.5Hz）和睡眠中 10Hz 的快节律是本征的三大特征，易出现癫痫持续状态。

（3）不能分类的癫痫

①婴儿重症肌阵挛性癫痫：也称 Dravet 综合征。出生后 1 年内发病，发作具有明显的热敏感性，常在发热或者洗热水澡时出现。初期表现为在没有先兆的情况下出现全身或单侧的阵挛，常伴意识障碍，以后有从局部开始的，频繁的肌阵挛，部分患者有局灶性发作或非典型失神，受累儿童有精神运动发育迟缓和其他神经功能缺失。

②Landau-Kleffner 综合征：也称获得性癫痫性失语。发病年龄 3～8 岁，男多于女，隐袭起病，进行性发展，病程中可有自发缓解和加重。最常见的表现是语言听觉性失认。

4. 癫痫的脑电图表现　脑电图上的痫性放电是人类癫痫的另一个特征，也是诊断癫痫的主要佐证。理论上讲，任何一种癫痫发作都能用脑电图记录到发作或发作间期痫样放电，但实际工作中由于设备、技术和操作上的局限性，并非所有的常规头皮脑电图都能记录到痫性放电，采用过度换气、闪光刺激等诱发方法还可进一步提高脑电图的阳性率，但仍有部分癫痫患者尽管多次进行脑电图检查却始终正常，部分正常人中偶尔也可记录到痫样放电。因此，不能单纯依据脑电图活动的异常或正常来确定或否定癫痫的诊断。

癫痫脑电图的典型表现是棘波、尖波、棘 - 慢或尖 - 慢复合波。不同类型的癫痫及癫痫综合征，脑电图上有不同表现，可帮助进行癫痫发作类型的确定。如失神发作的脑电图典型表现为 3Hz 的棘 - 慢波；West 综合征表现为无规律的高幅慢波，混有少量的棘波，即高度失律；局灶性痫样放电多提示部分性发作，广泛性痫样放电则多为全面性发作。

四、癫痫的诊断和治疗

1. 癫痫的诊断

（1）首先确定是否为癫痫发作：在处理疑似癫痫患者时，首先要明确是否为癫痫，而病史是诊断癫痫的重要依据，通过病史可以了解发作是否具有癫痫发作的共性及发作是否具有不同发作类型的个性特征。另一个诊断癫痫的重要手段是脑电图检查，脑电图所提示的癫痫样放电是诊断癫痫的重要佐证。

（2）明确癫痫发作类型及癫痫综合征：如果明确为癫痫发作后，还需要进一步明确具体的发作类型及是否为癫痫综合征。发作类型的诊断至关重要，发作类型不同，选择的药物也不相同，而错误的选药可能直接导致治疗失败。癫痫发作的诊断主要根据癫痫发作的国际分类进行。癫痫综合征则是由一组症状和体征组成的特定癫痫现象，不仅仅包括发作类型，还包括特定的发病年龄、病因、电生理特征、预后等方面的特征，综合征的诊断对于治疗以及预后的判断有极其重要的意义。

（3）病因诊断：癫痫并非是一种疾病，而是包括一组不同病因的综合征。一次癫痫发作可能是既往或者近期的脑外伤、脑肿瘤、颅内感染、代谢障碍、药物中毒、撤停药物所致，也可能是许多其他疾病过程的一个症状。所以首次发作的患者，在癫痫诊断明确后，应同时积极查找病因，可根据需要进行头颅 CT、磁共振成像（MRI）或者数字减影血管造影（DSA）的检查。对于可逆性的病因，应积极治疗原发病，原发病的好转也有利于癫痫发作的控制。

2. 癫痫的治疗　主要包括病因治疗、抗癫痫药物治疗、外科治疗及生酮饮食等方法。目前癫痫的治疗方法仍然以药物为主，药物治疗的目标是在不产生明显不良反应的情况下，能够完全地控制临床发作，使患者保持或恢复其原有的生理、心理和社会功能状态。癫痫并非由单一病因所致，而是病因各不相同的一组疾病，其预后很大程度上取决于潜在的病因、综合征分类、治疗前的发作频率和开始发作的年龄等因素。

（1）药物治疗：抗癫痫药物应在癫痫的诊断明确之后开始使用，如果发作的性质不确定，应进行一段时期的观察，获得更加可靠的临床信息，以保证治疗的必要性。有明确促发因素的发作，如撤药、酒精戒断、代谢紊乱、睡眠剥夺或者有特定诱因的反射性癫痫，可能随潜在的代谢性疾病的纠正或祛除诱因而使发作消失，并不需要立刻开始抗癫痫药物治疗。

目前的癫痫药物治疗主要是遵循根据发作类型和综合征的选药原则，卡马西平、苯妥英钠、丙戊酸钠、拉莫三嗪、奥卡西平、托吡酯可用于部分性发作的单药治疗。丙戊酸钠、托吡酯、拉莫三嗪可用于各种类型的全面性发作的单药治疗。卡马西平、苯妥英钠、奥卡西平可用于全身强直阵挛发作的单药治疗。丙戊酸钠、拉莫三嗪、托吡酯、左乙拉西坦是广谱抗癫痫药物，对部分性发作和全面性发作均有效，可作为发作分类不确定时的选择。有一些抗癫痫药物可能使某些发作类型加重，应避免使用。如卡马西平、苯妥英钠、奥卡西平可能加重失神和肌阵挛发作。60%～70% 的新诊断癫痫患者可以通过单药治疗使发作得以控制，但是约有 30% 的患者在两种单药治疗后仍然不能很好地控制发作，此时应考虑合理的联合治疗。

部分患者在药物治疗的情况下，3～5 年以上完全无发作，可以考虑停药的问题。但是即使患者已经较长时间无发作，仍然面临停药后再次发作的风险。减药或者停药应充分考虑患者的病因和综合征的诊断、脑电图是否异常、是否存在影像学异常等因素。

（2）难治性癫痫的治疗：目前的抗癫痫药物能够使 70% 左右患者的癫痫发作得以控制，

但仍有 30% 左右的患者对药物治疗无效，这部分癫痫称为药物难治性癫痫。一般认为接受 2～3 种适当的一线抗癫痫药物治疗 2 年，药物的血药浓度在有效范围内或达最大可耐受剂量仍然无效者，可以认为是"药物难治性"。随着影像技术及电生理技术的进展，一些部分性癫痫患者的病因明确，从而使外科治疗成为可能。

外科治疗包括切除性手术、姑息性手术和神经调控治疗。可以进行切除性手术治疗的包括伴有海马硬化的颞叶癫痫，皮质发育异常、发育性肿瘤、下丘脑错构瘤、海绵状血管瘤、结节性硬化导致的癫痫，半侧皮质发育畸形、Rasmussen 综合征等，而致痫灶难以定位的 Lennox-Gastaut 综合征及术前评估证实致痫灶位于功能区的患者可以考虑神经调控治疗，包括迷走神经治疗（VNS）和脑深部电刺激治疗（DBS）。

（邵晓秋）

第二节　迷走神经刺激术治疗癫痫的机制研究

迷走神经刺激术被用于治疗癫痫已有近 30 年的历史，而 VNS 对癫痫治疗有效的机制目前尚不完全明确。通过对文献综述，VNS 可能通过调节神经活动的去同步化、海马重塑、抗炎作用及对神经递质而发挥抗癫痫作用。目前关于 VNS 治疗癫痫的潜在机制研究主要集中于以下几种假说。

一、神经解剖学假说

迷走神经的中枢部起源于延髓，迷走神经作为体内行程最长、分布最广的混合性脑神经。其中 80% 为传入神经，20% 为传出神经。通常认为，迷走神经为副交感神经，控制或调节心跳、胃肠活动等自主活动。传入神经大部分投射到孤束核，一部分同侧的纤维投射到最后区、迷走神经背核、疑核、延髓网状部及三叉神经脊束核。孤束核通过单突触联系发出纤维投射到大脑皮质。另一方面，孤束核嘴侧可发出轴突到面神经核、三叉神经核团及舌下神经核，尾端投射至迷走神经背核、疑核。孤束核也投射纤维至臂旁核、脑桥及延髓的呼吸、心跳部。脑干单胺类核团如蓝斑核、中缝核直接或间接的接受孤束核的纤维投射。前脑及边缘系统也接受孤束核的纤维投射，如下丘脑弓状核、丘脑室周核、杏仁核等。迷走神经的传出纤维主要来自疑核和迷走神经背核。迷走神经背核发出内脏运动神经。

VNS 对癫痫有效的机制可归于对脑干神经核团的调控作用。迷走神经传入纤维通过孤束核向蓝斑核、中缝核、网状部及其他脑干核团的直接或间接的广泛投射，而这些核团被研究发现与癫痫的发生传播相关。因此 VNS 可能通过调控迷走神经传入纤维投射环路发挥作用。Cunningham 等发现短期 VNS（2h）可激活大鼠的孤束核、下丘脑室旁核、臂旁核、蓝斑核等结构，长期 VNS（2～3 周）除激活以上区域外，还可激活扣带回、导管周围腹外侧区灰质和中缝背核。对孤束核在癫痫发生前进行预刺激可延缓猫癫痫的发生。

根据 Erlanger 和 Gasser 等的研究，发现迷走神经主要有 A、B、C 3 类神经纤维构成，较大的有髓 A 类纤维主要构成躯体传出、传入纤维，较小的有髓 A 类纤维主要构成内脏传入纤维，B 类纤维构成交感及副交感的节前纤维，小的无髓 C 类纤维主要构成内脏传入纤维。有髓的 A 类和 B 类纤维在躯体的感知、运动及副交感神经的分布中发挥重要作用。迷走神经主要由来自内脏的 C 类纤维构成（占 60%～80%）。哪类纤维和 VNS 的刺激作用相关呢？

早期动物实验表明 C 类纤维与抗癫痫作用相关。然而 Woodbury 等发现刺激 C 类纤维并不会减少癫痫的发作时间。Krahl 等进一步证实 VNS 的抗癫痫作用并非通过 C 类纤维，而发挥作用的可能是 A 类或 B 类纤维，而最可能的是 A 类纤维。基于人体的研究也支持 A 类纤维发挥作用。非侵入式 VNS 主要通过刺激 A 类纤维发挥作用，也能减少癫痫的发作，再次证实 A 类纤维为 VNS 发挥抗癫痫作用的主要神经纤维。

二、神经递质假说

20 世纪 90 年代，Zabara 等学者对迷走神经释放的神经递质进行研究，认为迷走神经的传入纤维形成的突触联系中不仅含有兴奋性的神经递质谷氨酸、天冬氨酸，还有抑制性神经递质包括 GABA、乙酰胆碱和大量神经肽。并通过研究表明长期 VNS 抑制癫痫可能通过调控去甲肾上腺素、血清素、γ- 氨基丁酸等发挥作用。相比于 VNS 对中缝核血清素神经元的调控作用，更多证据指向对蓝斑核去甲肾上腺素神经元的调控作用。VNS 可导致长达 80min 以上的杏仁核基底节去甲肾上腺素的释放，其源头可能来自蓝斑核。Takigawa 等报道 VNS 可激活蓝斑核的活动，蓝斑核是脊髓和皮质的去甲肾上腺素主要来源之一。Krahl 等研究表明蓝斑核在 VNS 抑制癫痫的作用中起重要作用，在大鼠体内破坏蓝斑区，VNS 的抑制癫痫作用消失，另外直接电刺激蓝斑区可抑制杏仁核点燃的大鼠模型的癫痫发生。鉴于孤束核与蓝斑核、中缝核的解剖学连接证据，基于去甲肾上腺素及血清素的 VNS 调控作用机制应该是合理的。VNS 增加了胞外海马去甲肾上腺素的含量，可能为 VNS 对癫痫有效的生物学标志之一。双侧蓝斑核损毁术可抑制 VNS 的抗癫痫作用，预示着蓝斑核在 VNS 调控癫痫中的重要作用。Giorgi 等报道蓝斑核在调控癫痫相关突触重塑基因的表达中发挥重要作用。Dorr 等发现 VNS 刺激后蓝斑核及中缝背核激活率增加。另外有研究报道，损毁中缝核背侧部也可抑制 VNS 的抗癫痫作用。

另外有研究发现，VNS 可增加脑脊液内部 GABA 的含量。在经历了 1 年 VNS 治疗的癫痫患者体内，在海马区域的 GABA 受体密度明显增加，相对于对 VNS 没有反应的患者，笔者得出结论，GABAA 受体含量的变化可能与 VNS 对癫痫的作用机制有关。Ben-Menachem 等发现增加的 GABA 量出现在经过 VNS 治疗 3～9 个月后的癫痫患者。GABAA 受体密度的增加也与 VNS 的抗癫痫作用有关。

三、VNS 的电生理学假说

大脑约有 100 亿个神经细胞，每个神经细胞都进行着有节律的自发放电活动。但整个脑的电位活动甚小，神经细胞放电的总和在时间上是分散的，更主要的是神经细胞的放电是非同步性的。而大脑皮质脑电活动的高度同步化放电即为癫痫发作的典型特征，会出现较为典型的棘波、尖波、棘 - 慢综合波、尖 - 慢综合波和多棘 - 慢综合波等。

早期动物实验表明，刺激动物迷走神经可引起动物脑电图随刺激参数的不同而呈现出同步化、去同步化、慢波睡眠、快眼运动等波形改变。结果具有不确定性，主要与 VNS 的刺激参数有关。因此很多研究者推测 VNS 可以使潜在的、相互联系的癫痫发作区域皮质脑电活动去同步化终止癫痫发作。2013 年 Fraschini 等发现 VNS 可使癫痫患者头皮脑电的去同步化，且主要发生在 γ 频段。2015 年 Bodin 等通过对 19 例癫痫患者研究发现，VNS 使癫痫患者的头皮脑电去同步化主要发生在 δ 和 α 频段。2016 年，Fabrice Bartolomei 等利用功能连接这一参数分析立体定向脑电数据，发现在 VNS 治疗有效的患者脑电功能连接减低，但该研究只有 5 例患者，大样本试验仍需继续验证该结论。

四、脑网络假说

大脑是一个由结构网络和功能网络组成的复杂网络系统，脑网络由节点组成，通过连接相互作用，具有小世界（small-world）属性和模块化结构等重要的拓扑性质。脑结构和功能连接异常的研究可以更好地理解癫痫的病理机制。近年来随着癫痫发病机制研究的深入，越来越多的研究表明，癫痫的发作涉及一个整体的癫痫网络发作，而不仅仅局限在致痫灶附近。因此有学者试图通过脑网络的手段揭示 VNS 对癫痫治疗的作用机制。

随着神经影像学的发展，癫痫脑网络的研究为揭开 VNS 对癫痫的治疗机制开辟了新的研究方向。Sucholeiki 等通过 4 例难治性癫痫患者研究发现 VNS 可以激活双侧前额叶及对侧中央后回区域。Liu 等发现颞叶、缘上回、顶叶、枕叶及岛叶在 VNS 作用下被激活，而前扣带回被抑制。Jaishree 等发现丘脑及岛叶皮质在 VNS 组难治性癫痫患者中被激活。同时 PET 及 SPECT 的 VNS 脑网络研究也发现了类似的结果。尽管未明确提出 DMN 及 SN 的激活情况，上述的脑区大多分布在这两个网络中，VNS 对难治性癫痫的治疗作用可能主要通过这两个网络发挥作用。在最新的研究中，Fang 等通过对重度抑郁症患者的研究发现，经耳的迷走神经电刺激术可以激活默认网络，同时发现突显网络的前扣带回节点激活明显被抑制。Wang 等的病例研究中，以默认网络及突显网络为研究靶点网络，发现 VNS 可以激活被抑制默认网络，同时抑制由于癫痫作用被过分激活的突显网络，进而重新调控两网络的平衡，同时在一定程度上也验证了这一猜想。

五、免疫学假说

近几年来，迷走神经电刺激对机体免疫系统的调控作用逐渐成为研究热点。免疫细胞介导的应对外源性抗原的促炎症细胞因子的释放，通过神经环路及体液环路不断对大脑起着调控作用。迷走神经通过调节下丘脑 - 垂体 - 肾上腺轴及肾上腺 - 固醇类激素的释放，进而激活胆碱能抗炎通路，抑制促炎性细胞因子的释放，而起到抗炎的作用。越来越多的研究表明，炎症在癫痫的形成及发展中起到至关重要的作用，迷走神经电刺激激活了抗炎通路，进而抑制了癫痫的发生，可能是 VNS 对癫痫治疗有效的机制之一。

总之，迷走神经组成了复杂的神经 - 内分泌 - 免疫网络来维持机体稳态，迷走神经电刺激可能通过调节神经活动的去同步化、海马重塑、抗炎作用、神经递质变化等，从某一节点或局部改变病态的迷走神经网络，进而使其规则化、正常化，同时发挥抗癫痫作用。

（王开亮　葛　燕　吕瑞娟　孟凡刚）

第三节　迷走神经刺激术治疗癫痫的术前评估

VNS 已经被批准用于癫痫灶不能定位或分布广泛的药物难治性癫痫患者的辅助治疗，可以有效降低儿童、青少年和成人的癫痫发作频率。随着其临床应用的不断深入，适应证也在不断发生着变化。目前认为 VNS 主要用于：①多发病灶或病灶定位不确定，无法进行手术切除的药物难治性癫痫患者的辅助治疗，包括局限性发作、有或无继发全身性发作；

②预计手术效果不理想或癫痫病灶切除手术后仍有发作的部分性癫痫患者；③对于一些特殊类型的癫痫综合征及原因不明的全身性和部分性癫痫患者也有较高的缓解率。因此，迷走神经刺激器置入前进行规范的术前评估具有重要的临床意义，不但可以排除非癫痫性发作，还可以鉴别具有切除性手术指征的症状性癫痫，同时也可以初步预测迷走神经刺激治疗的可能手术效果。迷走神经刺激器置入术的术前评估主要包括以下几个方面。

一、全面系统的病史采集

完整而详细的病史采集对区分是否为癫痫发作、癫痫发作的类型、癫痫及癫痫综合征的诊断都有很大的帮助。

1. 现病史

（1）发病年龄：有助于明确部分癫痫和癫痫综合征的类型。

（2）发作诱因：如睡眠不足、过量饮酒、发热、过度疲劳、情绪紧张及某种特殊刺激。女性患者发病是否与月经有关，对鉴别诊断、治疗和预防均有益。

（3）发作先兆：即发作前患者的第一个感受或表现，有助于鉴别部分性及全面性癫痫发作类型。对于婴幼儿，有时往往不能或不会表述，需要观察其发作前的行为表现，如惊恐样、恐惧的尖叫声、向母亲跑去或突然停止活动等。这些表现往往是十分模糊的，但在发作前规律地出现，则提示这种发作可能有局灶的起源。发作刻板的先兆有助于对癫痫灶进行定位。

（4）发作经过：发作时处于清醒状态或者睡眠状态，有无意识障碍，有无肢体强直或阵挛性抽搐，有无摔伤及大、小便失禁等，表现为一侧肢体抽动还是两侧肢体抽动，头部是否转向一侧或双眼是否斜向一侧等，发作的持续时间，发作后的状态，是否有头痛、呕吐、发作后谵妄状态及 Todd 麻痹。

（5）发作类型：对于一些病史较长的患者或是一些婴幼儿期发病的患者，其整个疾病过程中可能有多种不同类型的发作，如果只了解患者近期或最常出现的发作类型，必然会影响临床医师对总体病情的评估及癫痫综合征的正确诊断。因此，在询问病史中，需要全面了解患者整个病程中先后出现过的所有发作类型，从而对癫痫进行全面综合的评估。

（6）发作频率：平均每月或每年能发作多少次，是否有短时间内连续的丛集性发作，最长与最短发作间隔等。尤其近 1～3 个月每月的发作频率（及其平均数）。既可评估发作的严重程度，也可为后续治疗的效果评估提供基础。

（7）治疗经过：需要对患者是否服用抗癫痫药及治疗效果进行详细询问，开始治疗时间，既往用过几种药物，疗效如何，是否合并用药，对于临床判断是否存在药物难治性癫痫可能提供帮助。

2. 既往史及个人史

（1）母孕史及出生史：母孕期间是否正常，是否足月顺产，出生是否顺利、有无窒息或者产伤等情况。孕产史异常易出现癫痫，尤其对婴儿或者儿童非常关键。

（2）生长发育史：重点了解患者的神经精神发育情况，包括运动、语言、智力等，有助于明确癫痫分类和具体的综合征。

（3）热性惊厥史：具有热性惊厥史的患者出现癫痫的概率较正常人为高，特别是容易出现某些类型的发作和癫痫。

（4）家族史：如果家族中有癫痫或者有抽搐发作的患者，特别是具体的发作表现与疑诊者相似,则能够为诊断提供积极的信息。

(5)其他疾病史:是否有头颅外伤史、中枢系统感染史或者中枢神经系统肿瘤等明确的脑部损伤或者病变的病史,能够提示癫痫的病因。

二、体格检查

包括一般内科系统查体和神经系统查体。重点应放在神经系统方面,要注意患者的精神状态和智能,注意患者的言语是否正常,在检查眼部时,应注意检查眼底。体格检查对癫痫的病因诊断有一定帮助。

三、辅助检查

1.计算机体层摄影(computerized tomography,CT) 能够发现较为明显的结构异常,但难以发现细微的结构异常。多在急性的癫痫发作时或发现大脑有可疑的钙化和无法进行磁共振成像(MRI)检查的情况下应用。

2.磁共振成像(magnetic resonance imaging,MRI) MRI在临床中的应用,极大地促进了对癫痫的诊断和治疗。MRI具有很高的空间分辨率,能够发现一些细微的结构异常,对于病因诊断有很高的提示价值,特别是对于难治性癫痫的评估。特定的成像技术对于发现特定的结构异常有效,如海马硬化。

3.视频脑电图(VEEG) VEEG反映了大脑的电活动,是诊断癫痫发作和癫痫的最重要的手段,并且有助于癫痫发作和癫痫的分类。临床怀疑癫痫的病例应进行EEG检查。在应用中需充分了解EEG的价值和局限性。

4.脑磁图(MEG) 是新发展起来的一种无创性的脑功能检测技术,其原理是检测皮质神经元容积传导电流产生的磁场变化,与VEEG互补,可应用于癫痫源的定位及功能区定位,并不是常规检查。

5.正电子发射体层成像(positron emission tomography,PET) 正电子参与了大脑内大量的生理动态,通过标记示踪剂反映其在大脑中的分布。可以定量分析特定的生物化学过程,如可以测定脑葡萄糖的代谢及不同神经递质受体的分布。在癫痫源的定位中,目前临床常用示踪剂为^{18}F标记2-脱氧葡萄糖(^{18}F-FDG),观测局部脑代谢变化。理论上讲,发作间歇期癫痫源呈现低代谢,发作期呈现高代谢。

上述检查是癫痫诊断中常用到的一些无创性影像学和电生理检查,对于评估癫痫症状学进行癫痫定位诊断提供基本的信息和依据。随着科学技术的不断进步,目前应用于癫痫领域的检查越来越多,很多检查仅仅针对特殊目的,如病因学诊断、术前评估等,而并非常规检查,如SPECT、MRS、fMRI等。在临床实践中,应该熟悉每一种技术的特点,根据不同的临床要求和现实条件选择相应检查。

四、其他实验室检查

1.血液学检查 包括血常规、血糖、电解质、血钙等方面的检查,能够帮助寻找病因。血液学检查还用于对药物不良反应的检测,常用的检测指标包括血常规和肝、肾功能等。

2.尿液检查 包括尿常规及遗传代谢病的筛查,如怀疑苯丙酮尿症,应进行尿三氯化铁试验。

3. 脑脊液检查 主要为排除颅内感染等疾病。除常规、生化、细菌培养涂片外，还应做支原体、弓形体、巨细胞病毒、单纯疱疹病毒、囊虫病等病因检查及注意异常白细胞的细胞学检查。

4. 遗传学检查 尽管目前发现一部分癫痫与遗传相关，特别是某些特殊癫痫类型，但是目前医学发展的阶段还不能利用遗传学的手段常规诊断癫痫。通过遗传学检测预测癫痫的发生风险和通过遗传学的发现指导治疗的研究也在进一步的探索之中。

5. 其他检查 针对临床可疑的病因，可以根据临床需要或现实条件进行相对应的其他特异性检查，如对于怀疑有中毒导致癫痫发作的病例，可以进行毒物筛查，怀疑存在代谢障碍的病例，进行相关的检查等。

对于VNS的术前评估而言，详尽的病史采集及神经系统查体是基础，为判断患者是否癫痫发作，以及癫痫发作类型提供基本的临床资料；影像（包括颅脑磁共振、头颅CT）及视频脑电图检查为评估癫痫灶的局灶性、多灶性或全面性提供了初步的诊断依据；一些特殊的实验室检查为明确癫痫病因提供了参考。

上述评估手段只是对癫痫的某一方面进行评估，对于癫痫治疗方案的制订则需要对这些病史及临床检查进行综合评估后做出决定。如果经过评估后，明确患者为多灶性或全面性癫痫，可以明确排除切除性手术指征者，则做出VNS治疗的选择并不困难。然而对于一些影像提示为多灶性而脑电提示局灶性者，亦或是影像学病变不典型而脑电提示存在局灶性可能，但是病史中又明确存在脑炎一类可对脑组织产生全面性损害病史者，是继续进行定位评估还是直接选择VNS治疗，可能需要进行深入的检查，如MEG、PET，为进一步明确脑功能是否存在弥漫性损害提供依据。总之，选择VNS治疗的原则是：①明确癫痫是多灶或是全面性，无法进行手术切除者；②当评估认为癫痫不能确定为局灶性或是局灶性切除并不能完全使癫痫发作得到缓解者；③局灶性切除给患者带来较为严重的功能损伤者；④既往切除手术失败，再次评估认为切除手术患者远期疗效不理想者。因此，全面的术前评估可为VNS手术的实施提供客观的临床依据，并对预后的判断提供了参考。

（赵 萌 关宇光 栾国明）

第四节 迷走神经刺激术治疗癫痫的疗效评定方法

VNS治疗后的疗效评定包括癫痫发作的频率（或次数）、发作时间和严重程度及术后生活质量、认知有无改善。应用统一的标准对癫痫的手术疗效进行评价，有助于判断不同手术方式的疗效。国际上常用的癫痫评价方法是在美国加利福尼亚州（State of California）举行的"第一届癫痫外科治疗国际会议"上推荐的Engel（1987）评价方法（表5-1）。不同于传统的切除手术，VNS主要是减少癫痫发作，只有10%左右的VNS手术患者为Engel评价的Ⅰ～Ⅱ级，90%的患者为Engel Ⅲ～Ⅴ级，加之Engel评估体系自身的不足，如Engel分类的Ⅰ级中把癫痫发作完全消除与那些仍有发作的患者混在一起，Ⅲ级中"值得的改善"各中心的执行标准不同，有的要求≥90%，而有的则要求≥60%或50%，因此应用Engel评价方法评估VNS手术效果受到极大限制，我们倾向于在VNS的手术评价时应用南京军区总医院谭启富教授1994年提出的癫痫手术疗效评价分类（表5-2）或McHugh等2007年提出的评价方法（表5-3），其实用性及可操作性优于Engel评价体系。

表 5-1　癫痫手术疗效评价（Engel，1987）

分类	定义
I 级	癫痫发作消失
I~A~	术后癫痫发作完全消失
I~B~	术后仅有单纯部分发作
I~C~	术后有致残的癫痫发作，但致残的癫痫发作消失至少 2 年
I~D~	术后仅在停止使用 AEDs 时有全身性惊厥
II 级	癫痫发作极少或基本消失（每年不超过 2 次）
II~A~	致残的癫痫发作消失，癫痫发作次数极少
II~B~	致残的癫痫发作减少
II~C~	手术后有多于极少的致残癫痫发作，但癫痫发作极少至少 2 年
II~D~	仅夜间癫痫发作
III 级	值得的改善（发作频率减少 >90%）
III~A~	值得的癫痫发作减少
III~B~	长期癫痫发作消失，间隔期超过随访期的一半，且不少于 2 年
IV 级	不值得的改善
IV~A~	癫痫发作明显改善（发作频率减少介于 50%～90%）
IV~B~	无明显改善（发作频率减少 <50%）
IV~C~	发作加重

表 5-2　癫痫手术疗效评价分类（谭启富教授，1994）

分类	定义
满意	癫痫发作完全消失（100%），除外术后早期几次癫痫发作，或每年偶尔有 1～2 次发作
显著改善	癫痫发作减少 75%
良好	癫痫发作减少 >50%
效差	癫痫发作减少 25%～50%
无改善	癫痫发作无效或更差

表 5-3　VNS 的疗效评价方法（McHugh，2007）

分类	定义
I 级	发作频率减少 80% 以上
I~A~	发作的严重程度改善
I~B~	发作的严重程度未改善
II 级	发作频率减少 50%～79%
II~A~	发作的严重程度改善
II~B~	发作的严重程度未改善
III 级	发作频率减少 <50%
III~A~	发作的严重程度改善
III~B~	发作的严重程度未改善
IV 级	仅在应用磁铁时受益
V 级	没有改善

（孟凡刚　王开亮　孙振荣）

第五节　迷走神经刺激术治疗药物难治性癫痫的疗效及预测

一、VNS 疗效及影响因素

1988 年，全球第 1 例癫痫患者置入 VNS 装置，1990 年 Penry 等完成 4 例患者的术后 1 年随访，并对 VNS 疗效进行了总结。与术前相比，2 例癫痫患者的发作得到完全控制，1 例患者的发作减少 40%，另有 1 例患者的发作频率无明显变化。随着 VNS 置入量的增加，关于其疗效的报道也越来越多，关注的重点也涉及多个方面（表 5-4）。通过文献综述来看，不管是适应证人群（12 岁以上）、多源性人群还是超出适应证人群，经过 VNS 治疗之后，平均或中值发作频率减少为 24.5%～79.0%，发作减少≥50% 的患者比例为 31.0%～79.0%。大样本量的研究表明，经过 VNS 治疗癫痫发作得到完全控制的患者比例较低，一般不超过 10%。

以儿童作为主要研究对象的 VNS 项目，尽管受临床病史、具体年龄、发作特征、癫痫严重程度、AED 等诸多因素影响，其总体有效率一般也在 50% 以上。国际第 1 个迷走神经刺激协作组的多中心、双盲、随机对照研究表明，经过 16～18 个月的刺激，癫痫发作平均减少了 52%，证实 VNS 能显著减少难治性癫痫患者的发作频率。Frost 团队和 Kostov 小组分别于 2001 年和 2009 年针对 Lennox-Gastaut 综合征（Lennox-Gastaut syndrome，LGS）的研究表明，VNS 疗法对此类癫痫患者有不错的治疗效果，而 AAN 也于 2013 年更新指南，建议 LGS 患者可以尝试选择 VNS 治疗。由 Thompson 和 Gurbani 分别开展的非适应证人群（12 岁以下儿童）的两项研究也表明，12 岁以下儿童接受 VNS 的治疗效果与适应证患者相仿。对于儿童来说，VNS 引起的发作严重程度的改善、恢复时间的缩短、白天跌倒发作的消失及住院治疗时间的降低，提高了患者的生活质量，让其有机会在大脑发育阶段进行相关技能的学习，VNS 的这种作用甚至比单纯减少癫痫发作的意义更大。

2002—2015 年，有 4 项基于 Cyberonics 公司庞大的数据库资源的研究公开发表，让人们对 VNS 的疗效及其影响因素有了更进一步的认识。Labar 团队在 2002 年研究了接受 VNS 治疗超过 12 个月的 1 407 例癫痫患者。AED 不变 / 减少组（896 例，发作改善率中值为 58%）和增药 / 换药组（511 例，发作改善率中值为 55%）VNS 疗效无显著统计学差异。同年，Renfroe 及其同事比较了病程不足 5 年的 120 例和病程超过 5 年的 2 785 例癫痫患者在接受 VNS 治疗 3 个月后的疗效。早治疗组与对照组的平均发作减少率（50.0% vs 48.2%）和发作减少≥50% 的人数比例（50.8% vs 49.6%）没有显著差异，但是早治疗组中癫痫发作得到完全控制的患者比例 15.0% 要显著高于对照组的 4.4%，提示药物难治性癫痫患者尽早接受 VNS 治疗可能获益更大。2015 年，Englot 等开展了迄今为止样本量最大的 VNS 疗效研究，基于 Cyberonics 数据库入组 5 554 例癫痫患者的同时，通过文献综述涵盖了 78 项研究的 2 869 例癫痫患者。在接受 VNS 治疗的 24～48 个月，癫痫患者的平均发作减少率和响应率（发作减少≥50% 的患者比例）均为 63.0%，有 8.2% 的患者癫痫发作得到完全控制。更为重要的是，该研究发现发作减少≥50% 的疗效与术前 MRI 检查阴性结果显著相关，而 12 岁以后发病的全面发作患者倾向于达到癫痫发作完全控制的最佳效果。这个研究结果可能会成为临床医师选择 VNS 适应证患者的依据。

VNS 的有效性在一定程度内随治疗时间的延长而增加，而且 VNS 长期治疗的效果较稳定。大宗病例统计，VNS术后24个月癫痫发作次数平均减少50%左右，5%～9%的患者发作完全停止，17%的患者发作次数减少90%以上，30%的患者减少75%以上，55%的患者减少50%以上。但也有大约13%的患者癫痫发作次数仅减少30%～50%，约10%的患者无效。一组3822例患者，VNS术后3、6、12、18和24个月癫痫发作次数分别减少47.0%、52.9%、60.0%、62.7%和66.7%。术后24个月，8.3%的患者发作完全停止，26.8%的患者发作次数减少90%以上，43.7%的患者减少75%以上，62.2%的患者减少50%以上。Alexopoulos的研究表明，VNS治疗3、6、12、24、36个月癫痫发作分别减少56%、50%、63%、83%和74%，10.1%的患者超过6个月未再有癫痫发作，但有21.7%的患者因疗效不满意或感染而中断治疗。2004年Uthman团队对48例接受VNS手术的难治性癫痫患者跟踪随访了超过12年，发现患者在VNS术后的1、5和12年的平均发作频率降低分别为26%、30%和52%。

Elliott等2011年研究了65例VNS治疗超过10年的癫痫患者发现，发作频率平均降低了76.3%，有64.9%的患者发作减少超过50%。上述研究表明，VNS的疗效具有长期稳定的特点（图5-1）。

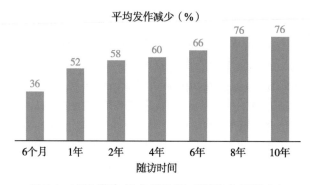

平均发作减少（%）

图5-1　VNS随访10年的数据，癫痫发作显著减少

Amar团队于2004年研究了开颅手术无效的921例和未行开颅手术的3822例癫痫患者VNS术后的发作减少情况。24个月后，未做过开颅手术的患者发作平均减少66.7%，有62.2%的患者发作减少超过50%，癫痫发作得到完全控制的患者比例为8.3%。有开颅手术史的患者相对应的数据分别为50.5%、55.1%和5.1%。研究结果表明，尽管做过开颅手术的患者较无开颅手术史的疗效稍差，但也证明了VNS同样适用于开颅手术失败的癫痫患者。

不同的研究者的研究结果，VNS治疗12～59个月，癫痫发作频率减少50%的概率为57%～64%（图5-2）。

VNS的刺激参数对癫痫发作有影响。VNS研究组的多中心随机对照研究表明，高刺激参数组（治疗剂量）的抑制作用明显优于低刺激参数组（亚治疗剂量）。高刺激参数组治疗12个月后，癫痫发作减少24.5%；而低刺激参数组减少6.1%（$P < 0.01$）；高刺激参数组31%的患者在VNS治疗后癫痫发作频率下降50%以上，而低刺激参数组下降仅13%。VNS刺激参数包括输出电流、频率、脉宽及开/关时间等。医师应当针对每例患者找到合适的参数以达到最大治疗效果、最小不良反应和最长电池使用时间，即针对每例患者制订个体化的治疗方案。

表5-4 VNS疗效相关研究

作者（年度）	样本量	研究设计	研究对象	发作类型	随访时间	发作减少均值或中值	≥50%	≥75%	≥90%	完全不发作
Penry, et al., 1990	4	回顾分析	成人	部分性发作	6~12个月	60.0%	50.0%	50.0%	50.0%	50.0%
Uthman, et al., 1993	14	单盲试验	成人	部分性发作	14~35个月	46.6%	35.7%	—	—	14.3%
Landy, et al., 1993	11	回顾分析	成人	复杂部分发作	6~26周	36.2%	—	—	—	—
Ben-Menachem, et al., 1994	31	前瞻研究	成人、儿童	多种类型	14周	30.9%	38.7%	—	—	—
Ben-Menachem, et al., 1994	67	前瞻研究	成人、儿童	多种类型	16~18个月	38.1%/52.0%	50.0%	26.0%	—	—
TVNSS Group. 1995	114	随机对照	成人、儿童	部分性发作	14周	6.1%/24.5%	13.0%/31.0%	—	—	—
Salinsky, et al., 1996	114	随机对照	成人、儿童	部分性发作	12个月	32.0%	—	—	—	—
Hornig, et al., 1997	19	回顾分析	儿童	多种类型(LGS)	2~30个月	—	53.0%	—	32.0%	—
Labar, et al., 1998	5	初步研究	成人	全面发作	9个月	41.0%	40.0%	40.0%	40.0%	0.0%
Lundgren, et al., 1998	16	回顾分析	儿童	部分、全面发作	10~12个月	37.9%	37.5%	18.8%	6.3%	6.3%
Handforth, et al., 1998	196	随机对照	成人、儿童	部分、全面发作	3个月	15.0%/28.0%	—	17.0%	—	—
Ben-Menachem, et al., 1999	64	回顾分析	成人、儿童	部分、LGS	20个月	42.00%	45.3%	—	—	5.0%
Labar, et al., 1999	60	回顾分析	儿童	部分、全面发作	3~18个月	—	—	—	—	—
Amar, et al., 2000	164	前瞻研究	成人	部分、全面发作	15个月	37.0%/45.0%	39.0%	21.0%	—	2.0%
Morris, et al., 1999	454	公开试验	成人、儿童	部分、全面发作	1~3年	44.1%	42.7%	—	—	—
De Giorgio, et al., 2000	195	前瞻研究	成人、儿童	部分、全面发作	12个月	45.0%	35.0%	20.0%	—	—
Scherman, et al., 2001	95	回顾分析	成人	多种类型	15.8个月	30.0%	45.0%	12.00%	—	5.0%
Frost, et al., 2001	50	回顾分析	成人、儿童	LGS	6个月	57.90%	58.0%	38.0%	—	—
Helmers, et al., 2001	125	回顾分析	儿童	多种类型	6个月	44.7%	51.00%	—	—	0.0%
Labar, et al., 2002	511	注册研究	加药、换药	多种类型	12个月	55.0%	56.0%	33.0%	19.0%	5.0%
Labar, et al., 2002	896	注册研究	减药、不变	多种类型	12个月	58.0%	57.0%	37.0%	21.0%	7.0%
Renfroe, et al., 2002	120	注册研究	病程<5年	多种类型	3个月	50.0%	50.8%	35.0%	25.8%	15.0%
Renfroe, et al., 2002	2 785	注册研究	病程>5年	多种类型	3个月	48.2%	49.6%	28.0%	14.3%	4.4%
Murphy, et al., 2003	100	回顾分析	成人、儿童	多种类型	1~9年	—	45.0%	—	26.0%	18.0%
Uthman, et al., 2004	48	回顾分析	成人、儿童	部分发作	1~12年	52.0%	60.0%	42.0%	—	—

续表

作者（年度）	样本量	研究设计	研究对象	发作类型	随访时间	发作减少均值或中值	≥50%	≥75%	≥90%	完全不发作
Labar, et al., 2004	269	注册研究	AED不变	多种类型	12个月	58.0%	56.9%	35.3%	17.8%	6.3%
Vonck, et al., 2004	118	前瞻研究	成人、儿童	多种类型	33个月	55.0%	51.0%	—	2.5%	7.0%
Spanaki, et al., 2004	28	回顾分析	成人	多种类型	5~7年	72.00%	—	—	—	—
Amar, et al., 2004	921	注册研究	开颅术后	多种类型	24个月	50.5%	55.1%	31.4%	17.3%	5.1%
	3 822	注册研究	未开颅	多种类型	24个月	66.7%	62.2%	43.7%	26.8%	8.3%
De Giorgio, et al., 2005	64	随机对照	成人、儿童	多种类型	3个月	29.0%	29.5%	6.6%	—	—
Alexopoulos, et al., 2006	49	回顾分析	儿童	多种类型	36个月	74.0%	59.0%	43.5%	24.5%	10.1%
Benifla, et al., 2006	41	回顾分析	儿童	多种类型	31个月	—	41.5%	—	38.0%	9.0%
De Herdt, et al., 2007	138	回顾分析	成人、儿童	部分、全面发作	44个月	51.00%	59.0%	—	—	—
Kostov, et al., 2009	30	回顾分析	成人、儿童	LGS	17~123个月	60.60%	63.3%	30.0%	—	3.3%
Kuba, et al., 2009	90	回顾分析	成人、儿童	多种类型	79个月	55.9%	64.4%	—	15.5%	5.5%
Shahwan, et al., 2009	26	回顾分析	儿童	多种类型	18~102个月	—	54.0%	31.0%	11.5%	0.0%
Elliott, et al., 2011	436	回顾分析	成人、儿童	多种类型	10天至11年	55.8%	63.8%	40.5%	22.5%	7.5%
Elliott, et al., 2011	65	回顾分析	成人、儿童	多种类型	>10年	76.3%	64.9%	—	40.0%	24.6%
Thompson, et al., 2012	108	回顾分析	<12岁	部分、全面发作	41个月	—	56.0%	—	—	2.8%
	38	回顾分析	12~18岁	部分、全面发作	41个月	—	58.0%	—	—	0.0%
Klinkenberg, et al., 2012	41	随机对照	儿童	多种类型	39周	—	26.0%	—	—	—
Patel, et al., 2013	107	注册研究	儿童	多种发作	24个月	79.0%	79.0%	44.4%	22.2%	11.1%
Arya, et al., 2013	9	回顾分析	儿童	失神发作	3年	53.5%	77.8%	—	—	8.2%
Orosz, et al., 2014	347	回顾分析	儿童	局灶、全面	24个月	—	43.8%	—	—	8.2%
Englot, et al., 2016	5 554	注册研究	成人、儿童	部分、全面发作	24~48个月	63.0%	63.0%	—	—	8.2%
Serdaroglu, et al., 2016	56	回顾分析	儿童	多种类型	60~186个月	—	62.5%	30.4%	—	19.6%
Gurbani, et al., 2016	35	回顾分析	<12岁	多种类型	2年	—	60.1%	—	—	33.3%
Tsai et al., 2016	37	回顾分析	儿童	多种类型	24个月	—	43.2%	—	—	2.7%
Millington, et al., 2017	56	回顾分析	成人	多种类型	9年	—	39.0%	—	—	—

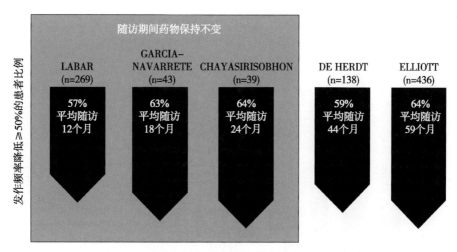

图 5-2 　 VNS 治疗后，癫痫发作频率减少 50% 的概率

VNS 用于原因不明的全身性和部分性癫痫，对 Lennox-Gastaut 综合征和阵挛发作有较高的缓解率。Janszky 等曾对 VNS 治疗后有无癫痫发作的预测因素进行研究，认为有无发作间期癫痫样放电是影响的重要因素。当发作间期无癫痫样放电时，VNS 术后无癫痫发作的敏感度是 0.83（0.44～0.97），特异度为 0.80（0.66～0.90）。

挪威奥斯陆大学医院 - 国家医院临床神经科学部国家癫痫中心的 Konstantin Kostov 等对长期迷走神经刺激对药物难治性的 LGS 综合征（Lennox-Gastaut syndrome，LGS）的作用进行了一个回顾性的评价，尤其是对不同发作类型之间的差异和其不良反应进行了评价。发现 VNS 对 LGS 患者有效，其效果随着时间的延长也会增加，能够大量减少致残型发作且能显著改善失张力性发作和强直性发作，能够显著改善患者的生活质量。对于失张力性发作和强直性发作的患者来说，VNS 能大量减少跌倒发作也使其成为先于胼胝体切开术的选择。同时强调 VNS 作为 LGS 患者长期治疗的一种辅助治疗方法，在使用的时候应该注重选择，把患者的发作类型等因素都考虑进来。

我国国家食品药品监督管理总局于 2000 年 7 月 3 日正式批准开展 VNS，但受到 VNS 装置价格昂贵的限制及术前不能预测哪些患者会有反应及效果如何的限制，国内仅有几个大的癫痫中心在开展难治性癫痫的 VNS 治疗。刘菲等对 12 例患者行 VNS 治疗，术后 3 个月随访，发作频率平均减少 46%；术后随访 1 年以上 5 例，发作频率减少 60%。孟凡刚等对 21 例 VNS 治疗后患者随访 4～16 个月，发作频率减少 80% 以上的 3 例，减少 50%～79% 的 7 例，减少 <50% 的 9 例，部分患者记忆力增强、思维能力提高，患者生活质量改善。刘强强等报道对 14 例患者行 VNS 治疗，3 例发作停止，6 例发作减少 50%，5 例发作减少 50%，平均减少 61%，对生活质量也有一定的改善作用。2016 年孟凡刚等报道了 1 项国产迷走神经刺激器的多中心临床试验，72 例的难治性癫痫患者接受 VNS 治疗后 8 个月，33.3% 的患者发作频率减少 80% 以上，59.7% 的患者发作频率减少 50% 以上。

总而言之，VNS 可以降低的患者发作时间，降低患者发作的严重程度（图 5-3）。超过一半的患者在接受 VNS 治疗之后，发作频率可以降低 50% 以上，而且随着 VNS 治疗时间的延长其疗效具有累积效应。由于受 VNS 机制、适应证及刺激参数等因素的影响，导致 VNS

疗效存在很大的个体差异，且有 10% 左右的潜在无效的患者存在。如果要进一步提高 VNS 的整体临床疗效，疗效预测、刺激参数的个体化设计等问题亟待解决。

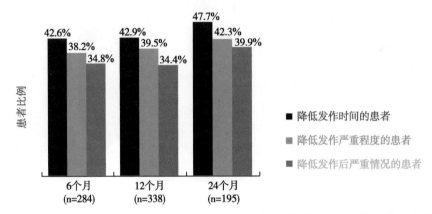

图 5-3　VNS 治疗后降低发作时间、降低发作严重程度及降低发作后严重情况的患者比例

二、VNS 疗效预测

早在 20 世纪 90 年代，人们就开始关注 VNS 适应证及疗效预测的问题，并从药物难治性癫痫患者的人口统计学信息（年龄、性别），发作特征（病程、发病年龄、发作类型、发作频率等），脑电图及医学影像（如 MRI）等资料入手进行研究。1992 年 Holder 等发现，VNS 疗效与患者年龄呈显著负相关性及年龄越大置入 VNS 疗效越差。Englot 等在 2011 年的研究中得到了同样的结论。Patwardhan、Frost、Helmers、Murphy 等则认为接受 VNS 时患者的年龄与其术后的疗效之间没有关系。与上述研究结论不同，Labar、Englot、Arya 等发现 VNS 疗效与患者年龄呈显著负相关，同时 Labar 的研究结果证实患者的性别与 VNS 疗效之间没有显著关系。关于发作特征（包括癫痫病程、LGS 综合征、发病年龄、发作频率、发作类型）与 VNS 疗效关系的研究结果也呈现多样化，彼此之间不一致，甚至相互矛盾。

利用 EEG 进行 VNS 疗效预测的研究始于 2005 年，Janszky 等指出无双侧癫痫样放电的患者，VNS 术后其癫痫发作基本上都被完全控制，与 Janszky 小组的研究结果相似，Ghaemi 等发现术前单侧癫痫样放电缺如的患者预后良好，而 EEG 检查提示颞叶放电、低分布的患者与 VNS 术后疗效也有相关性。

MRI 作为药物难治性癫痫患者术前评估的重要依据，也是人们关注的焦点。Arya 等在 2014 年的报道中称癫痫患者的阴性 MRI 结果与 VNS 好的预后相关，在 2015 年，Englot 等在大样本量的基础上得出了相同结论，并强调术前 MRI 为阴性结果的患者往往会达到发作频率降低 50% 以上的疗效。

2017 年清华大学李路明团队基于首个国产 VNS 临床试验，首次利用 HRV 信号进行 VNS 疗效预测的研究，发现药物难治性癫痫患者的 VNS 疗效与其术前的心脏自主神经功能有关，且术前心脏自主神经功能损伤尤其是心脏迷走神经张力降低严重的患者一般 VNS 术后预后较差，反映迷走神经对心率调节作用的 HRV 指标 RMSSD、pNN50、HF、SD1 可以用于 VNS 疗效的预测（发作频率减少是否≥50%），且 VNS 疗效与药物难治性癫痫患者术前的 RMSSD、pNN50 呈显著正相关。其次，药物难治性癫痫患者的术前心率复杂度与 VNS

术后疗效有关,大尺度 MSE 复杂度指标可以用于潜在无效患者的筛选。为临床 VNS 手术适应证患者的筛选提供了客观、量化的依据,有利于提高 VNS 的整体临床疗效。

总之,目前关于 VNS 疗效预测的研究,结论缺乏一致性,不可量化,可操作性差,距离大规模的临床应用与推广尚有一段距离。

(刘洪运　王开亮　孟凡刚)

第六节　迷走神经刺激术对认知、情绪和记忆的影响

VNS 对难治性癫痫症状的控制作用已得到公认,鉴于认知在患者预后中的重要性,有越来越多的研究者开始重视 VNS 对认知的作用及其潜在机制的研究。在 VNS 治疗难治性癫痫的过程中人们发现 VNS 对癫痫患者的认知有改善作用,在对阿尔茨海默病(Alzheimer's disease,AD)治疗中也有相同的发现,但也有少数研究对此持不同意见,因此,目前对于 VNS 对认知的作用机制是不十分明确的。

一、VNS 对认知的作用

1. VNS 与癫痫患者的认知　药物难治性癫痫患者多合并认知障碍,尤其儿童癫痫患者处于智力发育的关键阶段,癫痫的发作及癫痫药物会影响其智力发育和社会适应能力。癫痫发作次数的减少及抗癫痫药物的减少可能有利于改善认知,大量的基础及临床研究已经验证了 VNS 对认知功能的直接作用。

研究表明,短期 VNS 刺激能够改善癫痫患者的语言记忆功能,且这一效应与刺激强度及施加刺激的时间阶段有关。施加于记忆巩固阶段的刺激能改善语言记忆功能,且这一效应呈"倒 U"形的刺激强度依赖性,动物实验在 0.4mA 时刺激效果最明显,临床试验在 0.5mA 时达到最好效果;而在学习和记忆再现过程中施加的 1.0～2.5mA 的刺激可以提高患者的注意力和警觉性,但对语言记忆无改善作用,且对非语言性记忆有可逆性的损害作用。另外有学者认为短期 VNS 刺激(0.5mA)能够提高做出决定的准确性。此外,有研究证明临床治疗参数(1.5～1.75mA 或更低)的短期 VNS 刺激也能使患者工作记忆及力注意力明显提高,且因其研究的高纳入标准,其研究结果也可适用于其他人群。但也有研究认为短期 VNS 刺激(0.5mA)对创造性及认知灵活性有损害作用,与短期 VNS 刺激不同,长期 VNS 刺激对认知的作用受多种干扰因素的影响,包括药物及疾病症状,且长期刺激的模式及参数不同于临时刺激,所以将短期刺激的研究结果应用于临床中的长期 VNS 刺激是不明智的。尽管如此,大量长期 VNS 刺激治疗难治性癫痫的研究显示 VNS 可能对部分认知功能有改善作用。有些研究认为长期 VNS 刺激能够改善癫痫患者的认知灵活性和高级功能,此外,也有研究发现,VNS 对患者的记忆力、语言功能、社会交流能力、警觉性、注意力,以及心理年龄和智力等方面有改善作用。还有研究认为长期 VNS 治疗能够提高患者的听觉认知。所以一般认为,VNS 术后癫痫患者认知维持相对稳定,且可能对部分认知功能具有改善作用。

2. VNS 与 AD 患者的认知　AD 是一种起病隐匿的进行性神经系统退行性疾病,是老年人常见的神经变性疾病,以进行性的认知功能尤其是记忆力减退为主要特征,其他认知功能包括视空间功能、语言功能及高级功能等也会有损害,还伴有情绪和行为的改变。AD 是

最常见的痴呆类型,发病率随着年龄的增长而增加,AD 在全球范围内的患病率也在增加,据流行病学数据预测,到 2050 年,AD 患者可能超过 1.3 亿人。AD 的主要病理改变是细胞外 β 淀粉样蛋白(Aβ)沉积形成老年斑、细胞内 tau 蛋白过度磷酸化形成神经纤维缠结,AD 的发病机制还很不明确,目前关于 AD 的主要发病机制有:基因突变学说、Aβ 毒性学说、tau 蛋白异常修饰学说、氧化应激学说、炎症学说、胆碱能损伤学说、神经血管学说、神经递质耗竭学说、脂类代谢紊乱学说、神经细胞凋亡学说等。AD 目前还没有特效的治疗方式,药物治疗是目前的主流,但其治疗作用有效且不能持久,因此寻求一种持久有效的治疗方式十分必要。

一项对 10 例 AD 患者 VNS 术后随访研究结果显示:与术前相比,VNS 术后刺激器开启之前观察到有认知功能的改善,VNS 术后 3 个月及 6 个月患者认知功能都有所提高,且 6 个月比 3 个月提升更显著。这对长期服用抗胆碱能药物的患者也同样适用。在前期 10 例患者的基础上,再纳入 7 位患者,对这 17 位 AD 患者随访 1 年的研究结果显示,较之前的 3 个月、6 个月认知评估结果,VNS 术后 1 年大多数患者的认知功能提高或者无明显下降。另外,还观察到脑脊液中 tau 蛋白减低及磷酸化 tau 蛋白有升高的趋势。尽管此项研究样本量小且缺乏对照,也不能排除患者对同一评估量表学习记忆的影响,但与以往的研究及 VNS 术后恢复阶段的评估结果(这种临时性的改善通常不会持续到术后 6 个月)相比,可以认为 VNS 对认知是有促进作用的,况且 AD 本身是不断进展的。参加此试验的所有患者都愿意继续接受随访,这也说明了 VNS 对其认知功能的改善是得到认可的。此项研究结果在 6 个月时有 70% 的患者有认知改善或保持无认知损害,1 年随访结果这一比例降至 40%,研究者认为与其他 AD 的治疗方式相似,VNS 对 AD 患者有短期的改善作用然后有一个缓慢减退阶段,提示 VNS 可能能够延缓 AD 的进展。除去试验设计的弊端,该作者认为 VNS 可用于认知退行性疾病的治疗。

3. VNS 与其他疾病患者的认知　VNS 治疗难治性抑郁分别于 2001 年和 2005 年得到了欧盟成员国和加拿大及 FDA 的认证。抑郁患者研究表明,VNS 对语言及非语言性记忆没有作用,但能使抑郁患者简单运动速度、精神性运动、语言(流畅性)、高级功能提升。当然这一发现尚需更多的研究证实,但通常认为,VNS 对抑郁患者的认知没有损害作用或者有部分改善作用。此外,研究发现 VNS 不但可以减轻肥胖,还能改善胰岛素抵抗肥胖鼠的认知,在精神分裂症患者中的研究也有相同的发现。另外脑瘫患者 VNS 治疗研究显示 VNS 通过控制发作间期痫样放电(IED)和癫痫发作提高患者的认知。而通常认为 IED 和癫痫发作与脑瘫患者认知损伤有关,IED 导致认知损伤的潜在机制是 LTP 的紊乱,癫痫导致的脑细胞结构的改变与认知损伤有关,而 VNS 对 IED 和癫痫的控制可以改善这一情况。另外,研究认为 VNS 能够改善缺血再灌注鼠的空间及恐惧记忆功能,促进认知恢复,且这一作用可被肾上腺素水平降低逆转。

4. VNS 对认知作用的机制　迷走神经是人类的第 X 对脑神经,含有 80% 的传入纤维,VNS 是对迷走神经传入纤维进行间断性的慢性刺激,通过直接或间接调节皮质及皮质下结构的功能发挥治疗作用。可以通过一个体外感应装置调节刺激参数,以实现最大的治疗作用和尽可能少的不良反应。

目前对 VNS 对认知作用机制的研究主要集中于其对皮质及脑干神经核团的作用方面。NTS 是迷走神经传入神经的主要中继站,它与前脑、丘脑、杏仁核和海马这些与学习记忆有关的区域密切联系，在这些迷走神经与脑的网络中有兴奋性也有抑制性的神经递质，包括去甲肾上腺素（NE）、血清素（5-HT）、GABA 和谷氨酸等，迷走神经主要通过改变这些区域的电生理和代谢发挥作用。动物实验证实，蓝斑在 VNS 的治疗作用中发挥重要作用，而蓝斑是脑内 NE 合成的主要场所，是海马、杏仁核、丘脑等结构 NE 的主要来源。海马和前额叶的 NE 水平增高可以激活 β 受体促进长时程增强（long time potentiation，LTP）的形成，LTP 是记忆形成的主要细胞学机制，从而促进记忆的形成。因此，通常认为，VNS 开启通过NTS 直接或间接地激活了蓝斑的神经元，增加了海马、前脑等结构的 NE 水平，形成 LTP，促进了记忆的形成。

AD 是一系列神经病理变化的终末阶段，这些病理变化包括炎症、皮质及皮质下结构，如脑干中重要核团 NTS、蓝斑、中缝核等神经核团的退化，还包括一些神经递质的变化。研究认为迷走神经在炎症中发挥监视作用，但由于 NTS 没有血 - 脑屏障的保护，极易受到外周炎症因素的干扰并因其与脑组织广泛的联系，从而导致脑内结构的退化；蓝斑在 AD 的早期即有神经元丧失，导致 NE 水平降低，而 NE 作为一种内源性的抗炎物质，可以调节小胶质细胞的激活及 β 淀粉清除，而 NE 水平的降低会增加炎症及神经细胞死亡，从而造成这一恶性循环，导致 AD 发生。颞叶皮质去甲肾上腺素水平的降低在 AD 中尤为显著，且与认知损伤的程度有关。AD 中有许多神经递质系统发生变化，胆碱能神经元在疾病早期即有退行性变，但只有乙酰胆碱的丧失是不够的，单胺类与胆碱类缺失的共同作用才能导致疾病的发生，另外，研究表明 AD 中谷氨酸及血清素代谢也有异常。VNS 开启激活蓝斑，尤其是在疾病初期不但可以增加 NE 浓度，抑制炎症，还能延缓疾病的进展。精神分裂症患者研究显示 VNS 增加蓝斑 NE 的释放后，NE 可激活突触后的 β 和 α$_1$ 受体，使乙酰胆碱释放增多，也有研究认为 VNS 能够激活中缝核促进血清素的释放，作用于 5-HT1 受体促进海马生成，提高记忆力，且 5-HT3 受体的激活可以缓解对乙酰胆碱释放的抑制作用。此外 VNS 还能促进齿状回细胞增生。研究认为 VNS 通过促进神经营养因子合成及 NE 的释放发挥神经保护及神经细胞增殖作用。抑郁患者研究显示 VNS 能够促进神经发生及增强与认知有关脑区的神经活动。VNS 术后脑脊液中 tau 蛋白降低，可能提示 VNS 可能会减轻轴突及突触的退化来发挥作用，另外，研究认为 VNS 能够逆转 AD 患者额叶、颞顶叶的血流量变化，使额叶血流量降低，颞顶叶血流量增高，这可能是 VNS 改善认知的一种机制。

另外，对胰岛素抵抗的肥胖患者研究显示，VNS 通过减轻脑线粒体的失功能、提高脑胰岛素的敏感性、减轻脑细胞坏死、增加树突密度、减轻脑氧化应激并且 VNS 能够降低 TNF-α 的水平，发挥抗炎作用，来改善患者的认知功能。

对精神分裂症患者的研究显示海马的高兴奋性与其低认知功能有关。而海马的高兴奋性与烟碱类及 GABA 类信号的减弱使海马的抑制信号丧失，而 VNS 可以增强 GABA 能信号；VNS 上行到达 NTS 后促进蓝斑 NE 的释放，刺激海马的 NE 受体，并增加乙酰胆碱的释放，使海马呈低兴奋性。另一可能的机制是增加血清素的释放，血清素作用于 5-HT2、5-HT3、5-HT4 受体，降低海马的兴奋性。

大量研究表明，VNS 对认知的不同方面具有一定程度的改善作用，而且 VNS 治疗后认知维持相对稳定，但目前的这些研究存在样本量小、无随机双盲等问题。目前，VNS 对认知作用的机制也在不断完善，主要集中于炎症、神经递质及脑内核团的功能等方面，仍有一些问题不很明了。因此，VNS 对认知的作用及其机制仍需进一步研究。

二、VNS 对情绪和记忆的影响

目前已有多项研究表明 VNS 可改善情绪且可保持长期疗效。其中在情绪改善方面，39.3%（79 例）的患儿在术后 12 个月就得到改善，43.1%（47 例）的患儿在术后 24 个月得到改善。在记忆力方面，15.9%（32 例）的患儿在术后 12 个月就得到改善，22.9%（25 例）的患儿在术后 24 个月得到改善。Klinkenberg 等对 41 名难治性癫痫患者进行了 VNS 治疗，并对患者的情绪和生活治疗进行评估，随访 6 个月时患者的情绪及生活治疗均有明显提高，但认知并无明显改善，且情绪的改变与癫痫发作频率的减少并无相关性。儿童难治性癫痫行 VNS 治疗后，同样有情绪的改善，且不损害认知，但目前改善情绪的机制尚不清楚。FDA 在 2005 年通过了 VNS 治疗难治性抑郁和阿尔茨海默的许可，1 项关于 VNS 治疗难治性抑郁症脑血流研究提示 VNS 治疗后 12 个月，双侧眶额回合左颞下叶脑局部血流（regional cerebral blood flow，rCBF）减少，右扣带回背侧、内囊 / 内侧壳核左后肢、右颞上回及小脑 rCBF 增加，且该变化与抗抑郁药物 rCBF 具有相关性。

1999 年，Clark 等发现 VNS 刺激改善了识别记忆，从而促进了 VNS 治疗阿尔茨海默病的研究，但 VNS 对记忆的改善目前仍有争议。短期中等的 VNS 刺激可改善回忆及认知（0.5mA），而当刺激电流大小处在 0.75～1.5mA 时可能会损害认知。且另一项研究表明，70% 的患者在术后 6 个月认知有所改善或恶化，但这一数据在术后 1 年下降到 40%，说明 VNS 对认知的疗效并非持久。也有研究认为 VNS 电刺激对记忆并无显著疗效，但也不对认知和记忆造成损伤。但 Sjögren 及 Merrill 的对阿尔茨海默病的 VNS 研究则表明长期的 VNS 或可作为治疗认知障碍的手段，其改善认知的机制可能是 VNS 使去甲肾上腺素（NE）升高，从而抵抗阿尔茨海默病导致的蓝斑（LC）NE 的减少，同时刺激抗炎过程，最终改善认知。更好地了解 VNS 对不同临床人群认知功能影响需要更进一步的临床研究。

（范世莹　岛袋路朋　王开亮　胡　威　孟凡刚）

第七节　迷走神经刺激术对癫痫患者生活质量、猝死及卫生经济学研究

一、VNS 改善患者生活质量

VNS 在治疗药物难治性癫痫 DRE 时还可大大改善患者生活质量（QoL），包括患者的警觉性、发作后恢复、专注力、情绪、语言、精力、学习、记忆力、睡眠质量等多方面。Orosz 对儿童的临床研究显示，近 70% 的儿童患者术后 12 个月生活质量即可获得改善，其中 41.5% 的患儿术后 25 个月有极大改善。研究发现，VNS 可以显著改善术后患儿在神经心理方面的影响，尤其是在恢复正常语言功能方面。

大样本临床数据显示，2 229 例成人 VNS 术后患者生活质量随时间的改善可能是独立于发作被控制的另外一个改善项。57% 的患者在置入 VNS 3 个月后警觉性有非常好地改善，置入后 12 个月 62% 的患者警觉性提升非常好；在发作后恢复方面，50% 的患者在置入后 3 个月明显变好，置入后 12 个月 55% 的患者发作后恢复明显改善；在情绪方面，40% 的

患者在置入后 3 个月即有明显改善，45% 的患者在置入后 12 个月有明显改善。在语言表达、学习和记忆力方面从置入后 3 个月开始也都有较术前改善。仅 <7% 认为某一个评估指标变差或很差（图 5-4）。

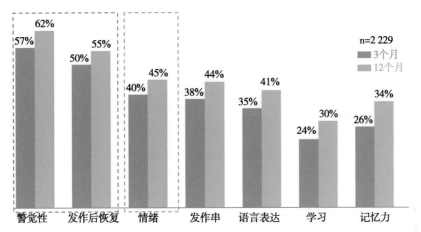

图 5-4　VNS 术后生活质量随时间的改善情况（改善定义为术后 1 年患者认为"变好"或"非常好"）

　　一组临床研究通过非盲随机对比 112 例 VNS 联合药物和单独使用最佳药物治疗（best medical practice，BMP）对难治性癫痫患者的生活质量改善，表明 VNS 联合药物比单独使用最佳药物治疗带给患者更大程度的生活质量改善。VNS 术后 12 个月，VNS 联合药物比单独使用最佳药物治疗带给患者更大的生活质量改善（图 5-5）。而且，VNS 疗法没有药物"蜜月期"，持续有效（图 5-6）。

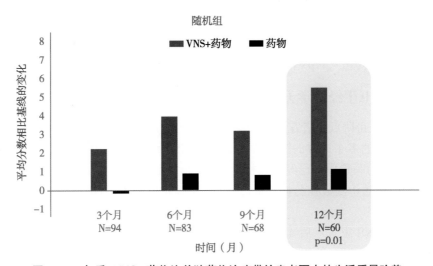

图 5-5　1 年后，VNS+ 药物比单独药物治疗带给患者更大的生活质量改善

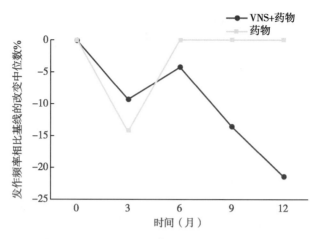

图 5-6　VNS 疗法没有药物"蜜月期",持续有效

二、VNS 降低癫痫猝死的发生率

普通人群中的意外死亡率约为 0.35‰人 / 年,癫痫患者的猝死(sudden unexpected death in epilepsy, SUDEP)可达正常人群的 2～3 倍,药物难治性癫痫患者发生率更高。一组药物难治性癫痫随访资料显示,在 41 439 例 / 年终发生了 154 例,即为 3.7‰人 / 年。SUDEP 是癫痫最主要的死因。

有文献报道,每小时就有 5 人死于癫痫,58% 的发生和睡眠有关;89% 的 SUDEP 发生在 50 岁以下,其中 76% 发生在 21～50 岁。

而置入 VNS 2 年内,SUDEP 发生率明显降低。严重癫痫患者中 67% 的患者在植入 VNS 后 SUDEP 显著降低(5.1 人 /1 000 人 vs 1.7 人 /1 000 人,$P = 0.048$,差异有显著意义)。另一方面,VNS 疗法还可降低癫痫患者因心脏风险引起的 SUDEP。

Verrie 研究记录了 28 名癫痫患者在 VNS 置入前 2 周和置入开机后 1 个月的 ECGs,并分析对比了 TWAT 值(TWAT 值:即 T 波电交替,是分析心电异常的指标),结果显示术前仅 18% 的癫痫患者 TWA 值 <47μV,而术后 TWA 值小于 47μV 的高达 70%。

三、VNS 在卫生经济学方面的优势

使用 VNS 疗法可降低患者在癫痫诊疗上的医疗经济负担。一组回顾性分析了 1997 年 1 月—2009 年 1 月的多个地方的医疗数据显示,VNS 疗法被证实从术后 1.5 年就开始节省总医疗花费,节省的医疗成本已经可以抵消 VNS 的费用(图 5-7)。主要通过减少抗癫痫药物的使用减少门诊随访次数和药物花费,通过降低意外和 SUDEP 的发生,显著低急诊就诊次数和花费。

通过 138 名 VNS 患者术后 4 年的独立研究表明,癫痫相关的医疗事件明显降低,99% 的患者急诊次数降低,80% 的患者因门诊次数减少,67% 住院日减少。

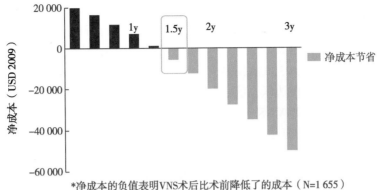

*净成本的负值表明VNS术后比术前降低了的成本（N=1 655）

图5-7 在美国，术后1.5年时节省的医疗成本已经可以抵消VNS的费用

（李晓露 李艺影 姜红梅 孟凡刚）

第八节 迷走神经刺激术对脑电图的影响

迷走神经刺激术（VNS）已被证实为控制难治性癫痫的有效辅助治疗方法之一，但对VNS治疗的有效性存在极大的个体差异，截至目前，VNS的治疗机制尚未阐明，对于VNS治疗尚缺乏统一的标准，对VNS疗效的评估也缺乏客观的指标。

截至目前的研究表明，VNS治疗改变脑电活动的同步化和去同步化水平，该作用主要与刺激参数相关。动物实验研究表明，采用1～16Hz的低频刺激孤束核会引起脑电活动的同步化，而30Hz以上的高频刺激会引起脑电活动的去同步化。采用20Hz或30Hz的刺激频率，对患者进行迷走神经刺激治疗过程中，当处于"开机"状态时，在某些患者的痫样放电活动出现显著的同步化，在"关机"状态下，该部分患者的脑电活动可能会出现去同步化现象。其中去同步化作用被认为是治疗难治性癫痫的重要机制之一，且该作用是随刺激时间的延长而逐渐变化。动物实验研究指出，咽喉运动诱发电位可作为迷走神经激活的1项指标，通过刺激迷走神经可减慢脑电的theta活动，降低theta波的峰值及gamma的能量谱，从而改变海马的电活动。分别比较VNS刺激治疗应答者和无应答者，在"开机"和"关机"状态下的脑电同步化水平发现，应答者脑电delta和alpha频段的同步化水平更低，并且在"开机"状态下更显著。Marrosu等研究指出，VNS对脑电的长期效应是使脑电theta频段同步化水平降低，增强gamma频段脑电活动的同步化水平；但Fraschini等针对颞叶难治性癫痫患者的研究发现，脑电gamma活动的去同步化与VNS疗效之间具有相关性，对VNS治疗应答者，gamma频段的脑电活动表现出明显的去同步化现象，而其他频段的脑电活动未见显著的变化。目前VNS对头皮脑电gamma频段的影响仍存在争议。

Hammond等研究发现，VNS对脑电的即刻效应主要表现在对发作期脑电活动的终止，除此之外，VNS不会对脑电的其他活动及脑电诱发活动（如部分视觉反转、认知电位P300等）产生即刻效应。VNS对脑电活动的影响是渐进性的，长期VNS能明显减少癫痫患者脑电发作间期放电的数量，特别是VNS刺激治疗6个月以上者，其发作间期痫样放电的数量、频率均显著降低，痫样放电的间隔时间延长。发作间期呈现局灶性或多灶性放电的难治性癫痫患者，对VNS治疗的有效性要显著优于广泛性放电的患者。VNS治疗后，随着刺激时间的延长,不管能否有效控制癫痫的发作,均会引起发作间期痫样放电活动的减少。因此,仅通过发作间期放电数量的减少来分析 VNS 的治疗效果仍有待商榷。近来研究表明,脑电诱发电位能较好地评估 VNS 治疗效果,VNS 治疗应答者,头皮脑电中线部位的 P300 电位波幅显著增高,而无应答者,P300 波幅显著降低。采用溯源定位及脑功能网络分析发现,接受 VNS 刺激的癫痫患者脑内边缘系统、岛叶及眶额回的连接方式根据刺激器"开机"或"关机"状态的不同而不同。这为 VNS 治疗的作用靶点及机制的研究提供了一定的参考。

VNS 对脑电活动影响的延迟效应,可能是通过逐步改变或调节神经元之间的突触连接,建立新的突触连接,从而引起脑电活动的变化。不同刺激参数(如刺激频率、脉宽、刺激间期等)对脑电影响的进一步深入研究,将有助于 VNS 治疗机制的揭示及最佳刺激参数的探究。

(乔　慧　亓　蕾　葛　燕　俞雅珍)

第九节　闭环迷走神经刺激术的研究现状

1988 年美国 Texas Cyberonics 公司成功研制迷走神经刺激装置(neuro cybernetic prosthesis, NCP),同年开始用于临床试验,1997 年 7 月 16 日 FDA 正式批准 VNS 作为一种辅助治疗手段用于药物难治性癫痫,2005 年 VNS 被批准治疗抑郁,截至 2012 年全球超过 67 000 例癫痫和抑郁患者接受 VNS 疗法。

在目前的临床研究中,VNS 以开环的方式设定脉冲刺激,其中 VNS 参数在手动滴定阶段已经被定义,一般设定都是间歇刺激方案。一个典型的刺激时间计划是 30s"开机"和 5min"关机",也可以由医师来根据情况进行调整。通过在 VNS 脉冲发生器上移动磁铁,患者也可以按需启动刺激脉冲串,以在先兆或癫痫发作期间获得额外的 VNS 治疗。文献报道过两个随机、双盲、主动控制试验(高频刺激/低频刺激),评估了开环 VNS 治疗的安全性和有效性。在高频刺激组中,每天癫痫发作减少 23%~24%,低频刺激组减少 6%~21%。在另一个报道的公开扩展研究中,发现癫痫发作的减少在第 1 年为 31%,在第 2 年为 41%。

一、闭环迷走神经刺激的衍生

闭环 VNS 治疗的概念是从磁铁激活刺激的经验中产生的,一般临床治疗中,磁铁都由患者或其家属使用,在先兆或癫痫发作时触发额外的刺激脉冲。一个前瞻性和一个回顾性研究评估了磁铁激活的 VNS 治疗的现状和效果。

第 1 个是一个单中心前瞻性研究,纳入了 35 个患者,目的是评估磁铁激活刺激的功效。在置入 VNS 系统后,提供患者和家属磁铁并指示如何使用磁铁来在先兆或癫痫发作时提供额外的刺激。在 35 个置入患者中,21 例(或他们的家属)能够使用磁铁并提供可靠的癫痫发作信息。14 例不能使用磁铁:其中 9 例因为没有先兆或癫痫发作太短暂;3 例在磁铁提供之前无癫痫发作;2 例数据不可靠。在能够使用磁铁的 21 例患者中,14 例报道了磁铁的阳性效应,7 例患者磁铁没有作用。这篇文献提出一个值得注意的问题,只有 3 名患者本人能够使用磁铁。在大多数情况下家属的辅助是必要的。从这项研究的数据表明,在癫痫发作时提供的急性脉冲刺激可以为设定好的 VNS 模式提供额外的益处,但难以实现可靠的手动开启。

第 2 个回顾性研究评估了磁铁使用期间两个开放的 VNS 试验:E03 和 E04 试验。在随机、双盲、对照的 E03 试验中，患者随机分为 1:1 的被动治疗组和主动对照组。在盲期试验中，磁铁激活刺激功能对治疗组是开放的，对对照组是关闭的。在 E03 研究的 114 名参与者中，92 名患者（或家属）使用磁铁（治疗组为 50，对照组为 42）。治疗组报告接受磁铁激活刺激的癫痫发作终止率为 21.3%，而主动对照组为 11.9%（$P=0.08$）。此外，治疗组较主动对照组更易报道磁铁的使用情况（$P=0.05$）。在公开的 E04 试验期间，86/124 名参与者使用他们的磁铁。在使用磁铁的 86 名患者（或家属）中，22% 报道癫痫发作终止，31% 报道癫痫发作减少，47% 报道磁铁激活的 VNS 治疗没有效果。在试验记录的 9 482 次癫痫发作中，2 211 次磁铁激活终止了癫痫发作（24%），3 638 次磁铁激活减少了发作（38%），3 633 次发作磁铁激活没有影响（38%）。

两个磁铁激活刺激的研究结果表明，在先兆或癫痫发作期间额外的 VNS 刺激治疗有积极的作用。然而这两项研究还表明，大多数患者不太可能自己使用磁铁，通常需要家属参与激活额外的刺激。不同的患者对既往给定的 VNS 模式的效果表现出显著的患者间和患者内变异性，并且可以显著地通过时间演变。这些结论推动了闭环 VNS 系统的发展。VNS 闭环方法，允许以自适应方式优化治疗，可能是必要的，可以提高疗效，同时减少不良反应。

二、闭环迷走神经刺激的预测信号来源

过去的 30 年，癫痫发作的预测主要依据脑电信号（EEG）和心脏活动，但预测的结果距离临床应用仍有差距，目前迷走神经刺激的作用机制仍不明确，癫痫发作的预测及刺激参数的评估一直是研究的热点。

在癫痫发作的预测研究方面，Nielsen 等采集 PTZ 癫痫造模大鼠的脑电和心电信号作为癫痫发作的预判标准，实验结果表明该模型适用于 VNS 系统的治疗需求。Harreby 等利用 PTZ 癫痫造模大鼠，探讨了迷走神经电信号（VENG）作为早期癫痫发作预测的可能性，实验证明左侧的 VENG 能够有效预测麻醉老鼠的癫痫发作。虽然上述系统均获得较好的实验结果，但系统对其他动物模型及人类癫痫患者的有效性需要精确的试验和可靠的评估。

在闭环 VNS 系统的刺激参数评估方面，Tosato 等在前人用犬的动物模型记录心电信号 RR 峰的时间间隔作为迷走神经电刺激反馈信号的基础之上，用猪的动物模型将迷走神经与心电信号相关的神经纤维数目也考虑在内，评估了闭环 VNS 刺激参数临床应用中的可重复性和刺激的稳定性。

对于 VNS 的疗效随患者使用时间的延长而癫痫控制效果越好的这一临床发现，Amar 等认为 VNS 抗癫痫可能涉及神经元的重塑及神经递质的改变，即导致兴奋性神经递质的释放减少而抑制性神经递质的释放增加。这些迷走神经刺激对于生理特性的影响，也将为反馈型 VNS 系统的研究提供理论支持。

三、闭环迷走神经刺激的临床应用

在临床应用研究方面，传统的开环 VNS 系统的刺激参数多为经验参数，设置的合理性无法有效评估。比利时的 Neurotech 公司 Tahry 团队设计了 ADNS300 新型 VNS 系统，比 NCP 系统在结构上增加了记录电极。临床试验显示，在 3 名患者体内置入 ADNS-300 系统后，2 名患者的癫痫发作率分别减少 43% 和 40%，1 名患者无明显改善，其中 2 名患者在接受刺激后检测到复合神经动作电位，为后续刺激参数的选择提供了参考。尽管 ADNS-300

系统为闭环 VNS 的实现提供了可能,但是 Tahry 在文中并未给出复合神经动作电位应用于闭环系统的方法和具体的实施过程,因此对闭环 VNS 系统仍然需要进行深入的研究分析。Shoeb 等设计的初样系统利用实时测量的表面脑电信号(surface EEG)及特定的算法成功地预测了癫痫发作,并自动开启了 VNS 治疗,同时临床试验评估了系统的敏感性和特异性。

　　ASPIRESR(cyrimic)是一种研究型迷走神经刺激器,基于心脏的癫痫发作探测器自动提供额外的刺激。基于心脏的癫痫发作触发依赖于发作时或发作期间心率的变化。发作频率相关的心脏改变最常见的类型是发作性心动过速,或心率随发作增加,>70% 会发生在癫痫发作期。因此,基于心脏心率的增加一些研究者提出了基于心脏的癫痫检测。在置入式系统中实时执行一种有效的方法计算心率长期和短期趋势。长期心率趋势代表背景速率,随着患者活动水平的推移,随着时间的推移,它可能会变缓慢。短期心率趋势代表前景率。当前景心率超过相对于背景心率的阈值时,检测到事件。因为阈值是基于背景心率的,它自动调节到患者的潜在活动。

　　ASPIRESR 在 31 例患者的研究中评价了基于心脏的癫痫发作特征表现。置入 ASASRESR 发生器的患者在癫痫监测单元中观察最多 5d,以确定癫痫发作并收集心率数据。超过 80% 的癫痫发作伴有发作性心动过速,并由 ASPIRESR 发生器检测。实验潜在的错误检出率较低,检测到的发生和癫痫发作密切相关,并在某些情况下提前于癫痫发作被检测到。这项研究表明,在 ASPIRESR 系统中实现的基于心脏的癫痫检测算法可以检测心率变化的癫痫发作。

四、存在的问题及展望

　　目前,闭环神经刺激系统的反馈信号主要集中在两个方面:一是生理电信号,二是生物化学信号。前者的获取需要特殊结构的金属电极,后者的在体检测则需要使用可置入式的生物传感器。随着纳米及生物芯片技术的发展,反馈信号的检测装置逐步走向微型化,疾病信号及治疗反馈信号的提取也将达到分子水平。而反馈信号采集装置的发展也给闭环神经刺激技术提出新的要求,如纳米管电极与刺激器的接口处理、金属电极的制作和性能评估及生物芯片的生物相容性等均需要进一步研究。

　　应用于临床的闭环迷走神经刺激是依靠治疗效果的反馈进行刺激参数的调整。造成这一现状的主要原因是神经刺激的作用机制尚未完善,无法设计合理的反馈通路及闭环系统。因此,神经科学的发展是实现按需刺激(病灶或病征预判后的有效刺激)的迫切需求。人体生理信号的有效提取,即神经刺激器反馈信号的合理选择,是神经科学进行基础分析的必要条件。神经科学与闭环神经刺激技术之间的发展是相互促进的。在神经科学的指导下,实现神经功能失调的早期判断,设置合理的刺激参数,然后根据人体反馈的生理信息来改善治疗效果,这一完整闭环过程的实施具有重要的临床意义。

(杨　艺　何江弘　孟凡刚)

第十节　迷走神经刺激术治疗癫痫的临床试验

　　为评估 VNS 治疗的有效性及安全性,国内外医疗中心在该技术正式应用至临床以前,进行了大量的临床试验工作,取得了令人信服的证据。这些临床试验为验证 VNS 技术的安全性及有效性提供了循证医学依据,并为该技术正式进入临床应用并在全球推广奠定了基础。

一、国外迷走神经刺激治疗癫痫的临床试验

1988 年 Penny 等报道了 4 例使用 NCP 置入式 VNS 治疗难治复杂部分性癫痫患者的情况,2 例发作得到完全控制,1 例患者发作次数减少 40%,1 例患者无效。此组治疗中刺激参数为:电流 1~3mA,脉宽 130~250μs,频率 40~145Hz,刺激时间 29~57s,间歇时间 5~60min,刺激时程 6~12 个月。

Uthman 等在同时期对 VNS 治疗癫痫的情况进行了临床观察。1990 年他们对 5 例难治性癫痫患者进行了长期间断性 VNS 的临床观察,其中 3 例患者发作次数减少 50% 以上,2 例患者发作时持续时间和强度均明显降低,但次数无变化。1993 年他们又观察治疗了 14 例此类患者,治疗时间 14~35 个月,发作次数平均下降 46.6%,其中 5 例患者发作次数减少 50% 以上,1 例患者治疗前每日发作 10~100 次,治疗 1 年期间没有发作。

1995 年报道的由全球 31 个医疗中心对 114 位患者进行的 NCP 置入式 VNS 治疗癫痫的研究中,高刺激组发作频率平均降低 24.5%,其中 31% 的患者发作频率降低 50% 以上;低刺激组发作频率平均降低 6.1%,13% 的患者发作频率降 50%。此项研究中的刺激参数为:高刺激组使用频率 30Hz、脉宽 500μs 的刺激,刺激 30s,间歇 5min;低刺激组使用频率 1Hz、脉宽 130μs 的刺激,刺激 30s,间歇 90~180min。

1998 年,Handforth 等报道了由 20 多个机构参与的多中心双盲对照研究。此项研究对同一年龄组患者进行了更详尽的分析。254 例难治性部分性癫痫患者中,198 例完成了随访观察。其中 103 例接受了低频刺激(电流≤3.5mA,刺激持续 30s,间隔 3h,脉冲延迟时间 130ms,刺激频率 1Hz)治疗,95 例接受了高频刺激(电流≥3.5mA,刺激持续 30s,间隔 5min,脉冲延迟时间 500ms,刺激频率 30Hz)治疗。为了排除药物治疗的影响,在接受 VNS 系统治疗前就每位患者抗癫痫药物的使用情况进行了综合分析评估,并保证各种抗癫痫药物的血药浓度均在有效治疗范围之内,患者接受治疗前后保持用药的种类和剂量不变。被试病例包括简单部分性发作、复杂部分性发作和部分性继发全面性癫痫发作的患者,年龄分布在 12~65 岁,男女不限;癫痫发作的频率在每月 6 次以上,每次癫痫发作的间隔不大于 3 周。统计结果显示,在接受高频刺激的患者中,癫痫发作的频率平均降低了 27.9%,而接受低频刺激的患者平均降低了 15.2%。另外,比较伴有或不伴有发作先兆的患者,VNS 治疗的效果无显著差异。但是,接受高频刺激患者的不良反应却多于接受低频刺激的患者。由此可见,对于部分性发作的难治性癫痫的治疗,高频刺激较低频刺激能够明显降低发作频率。

从 1988—1997 年共 5 个大型临床试验组 EO1~EO5 对 454 名接受 VNS 治疗的难治性癫痫患者进行了 8 年的随访观察,结果显示患者对 VNS 治疗后长期疗效、安全性和耐受性均与早期相似:癫痫发作频率术后第 1 年平均减少 35%、第 2 年达 44.3%、第 3 年为 44.1%;癫痫发作减少 50% 以上的患者占患者总数的百分比术后第 1 年为 36.8%、第 2 年为 43.2%、第 3 年为 42.7%,且随着时间的推移,VNS 治疗所带来的各种不良反应也在逐渐减少。

Morris 等在 EO3 的研究中发现治疗期间高刺激组出现的不良反应有:声音嘶哑占 37%,咽喉疼痛占 11%,咳嗽占 7%,气喘占 6%,感觉异常占 6%,肌肉疼痛占 6%。在 EO5 研究中发现不良反应分别为:疼痛占 29%,咳嗽占 14%,声音改变占 13%,胸痛占 12%,恶心占 10%。在 99% 的时间里,不良反应为轻度和中度。Holter 监护仪或肺功能检查结果没有出现大的

变化。EO3、EO5 两项研究期间没有受试者死亡，受试者的血液指标或常见化学指标没有发生变化，患者服用的抗癫痫药物的浓度也没有发生任何变化。

即使在相同的刺激条件下，不同患者接受 VNS 刺激治疗后的疗效仍有差异。EO5 研究中，不同研究中心的高刺激组治疗结果存在很大差异，发作频率平均降低 16%～71%。造成差异的原因尚不明确。除了小样本的统计偏差以外，手术技术可能会有一些影响。另外，可能由于每个人的神经粗细、分布会有所不同，即使在同一中心，不同患者 VNS 的效果也有很大不同，刺激强度的非定量化也许是另外的原因之一。

（马翔宇　李卫国）

二、国内迷走神经刺激治疗癫痫的临床试验

国产迷走神经刺激器在临床上市之前，由首都医科大学附属北京天坛医院牵头组织，山东大学齐鲁医院、沈阳军区总医院、吉林大学第一医院和浙江大学医学院附属第二医院共同参与进行了临床试验研究，于 2014 年 8 月 13 日在北京天坛医院完成了首例国产迷走神经刺激手术，试验共入组 72 例患者。

1. 入组和排除标准

（1）入组标准：①年龄为 6～60 岁；②经过抗癫痫药物规范治疗 2 年以上未能有效控制发作的 PRE 患者；③每月发作 6 次以上；④除癫痫外，身体健康状况良好；⑤简易精神状态量表（mini-mental state examination，MMSE）筛查结果正常；⑥受试者或其家属能够充分理解该疗法并且签署知情同意书；⑦受试者依从性良好，能够配合完成术后随访要求。

（2）排除标准：① MRI 检查提示颅内占位性病变引起的癫痫；②迷走神经本身有病变或已损伤；③除外肿瘤、心肺异常、进行性神经系统疾病、哮喘、精神疾病、消化性溃疡、1 型糖尿病或全身状况不佳等外科、麻醉医师认定的手术禁忌证。

2. 评估方法

（1）术前评估：①癫痫分类、病史和药物使用情况评估，受试者最近 3 个月抗癫痫药物稳定；②患者或家属记录癫痫日记；③常规视频脑电图及影像检查；④符合入选标准和排除标准。

（2）疗效评估：对入选此次临床试验的药物难治性癫痫受试者使用该产品进行治疗，并应用改良型 Engel 癫痫疗效分级和 McHugh 疗效分级标准，对受试者在术后的发作频率、发作强度、发作形式及生活质量的改善做客观地评估与分析，评价其疗效和安全性。

3. 试验设计　严格按照标准筛选合适的受试者参加本次试验，入组 72 例。在术前进行基线评估，记录受试者术前的癫痫日记（包括发作频率、发作强度、发作形式和药物使用情况等）作为基线参考指标。术后随访分为两个阶段：第一阶段为随机双盲平行对照试验，评价试验组（真开机）的疗效是否优于对照组（假开机）；第二阶段全部真开机治疗，评价治疗的长期有效性。通过记录不良事件，评价产品的安全性。程控医师和评估医师相互独立，以实现两组的双盲试验。

试验总体设计如图 5-8 所示。术后 2 周随机分组，进行程控，进行对照研究阶段，术后 4 个月揭盲，全部开机。本研究通过首都医科大学附属北京天坛医院伦理委员会批准（批准号 qx2014-010-02），并经中国临床试验注册中心注册（注册号 ChiCTR-TRC-14005138），试验数据由临床试验单位提供。

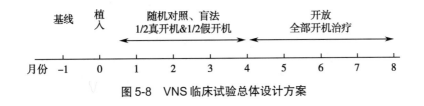

图 5-8　VNS 临床试验总体设计方案

4. 手术方法　按照 VNS 手术方法进行手术。①患者全身麻醉,取仰卧位,肩部垫高,头向右偏;②在左锁骨与乳突之间、胸锁乳突肌中部前界做一横切口;③分离至颈动脉鞘并切开;④后方分离迷走神经,至少暴露 3cm;⑤左锁骨下横切口,制备皮下囊袋以置入脉冲发生器;⑥从锁骨下切口至颈部切口造皮下隧道,引过电极;⑦将电极远端的 3 个螺旋固定于迷走神经,连接电极近端与脉冲发生器,遥测脉冲发生器的参数和阻抗,皮内缝合切口。

5. 术后开机　术后 2 周,根据随机分组结果,试验组由程控医师开启脉冲发生器,对刺激参数(电流、脉宽、频率、刺激时间和间歇时间)进行优化设置。对照组由程控医师进行开启刺激器的模拟操作,实际其刺激器仍处于关机状态。入组的 PRE 患者在揭盲前抗癫痫药物稳定不变。术后持续记录癫痫日记(包括发作频率、发作强度、发作形式和药物使用)。

6. 随访

(1) 术后 4 个月随访:①评估医师收取受试者的癫痫日记,记录药物使用情况,计算癫痫发作改善情况;②根据改良型 Engel 分级和 McHugh 标准及 QOLIE-31 量表等进行评价;③揭盲,程控医师为对照组受试者开机,为全部受试者调节优化刺激参数,如有必要调整药物种类用量,达到癫痫症状控制最佳的状态;④观察并记录不良事件。

(2) 术后 8 个月随访:①评估医师收取受试者的癫痫日记,记录药物使用情况,计算癫痫发作改善情况;②根据改良型 Engel 分级和 McHugh 标准进行评价;③如有必要,为受试者调节优化刺激参数或调整用药;④观察并记录不良事件。

7. 安全性评价　试验中密切观察相关并发症或不良反应,对临床出现的不良反应,需随访至症状消失并记录。不良反应包括以下 3 类:①手术相关不良反应,如感染、出血、神经或血管损伤等;②装置相关不良反应,如电极断裂、电极短路、功能异常、部件腐蚀、感染等,可通过手术重置故障部件进行治疗;③与刺激作用相关的不良反应,如声音嘶哑、咳嗽、咽部疼痛、呼吸困难、感觉异常、恶心、耳鸣、月经失调、腹泻等。

8. 统计学方法　所有统计分析均在双侧 0.05 显著性水平下进行。统计分析使用 SAS 9.4 统计软件,数据管理使用 EPI DATA 3.0。安全性评价包括置入后异常的例数及所占的比例;不良事件用不良事件发生例数及发生率进行描述;同时,详细描述出现的全部不良事件的具体表现、程度及其与器械置入的关系。

9. 术后抗癫痫药物应用及术后疗效　术后抗癫痫药物的使用较比术前无明显差异。根据改良 Engel 分级评价标准和 Mchugh 分级评价标准,患者疗效分级见表 5-5 和表 5-6。术后 2 周试验组开机后,癫痫发作逐渐减少。术后 4 个月,根据 Mchugh 分级评价标准,试验组 I 级、II 级、III 级、IV 级和 V 级的分别为 16、8、8、0、3 例,对照组分别为 9、3、16、0、9 例;根据改良 Engel 分级评价标准,试验组术后 4 个月 I 级、II 级、III 级和 IV 级的分别为 8、4、12、11 例,对照组分别为 4、5、3、25 例。术后 4 个月试验组发作改善较比术前有明显变化($P < 0.001$),试验组发作改善率较比对照组改善率有明显变化($P = 0.006$)。

表 5-5 VNS 术后疗效(改良 Engel 分级评价标准)

改良 Engel 分级评价标准		术后 4 个月(盲前)		术后 8 个月	
		对照组 ($n=37$)	试验组 ($n=35$)	对照组 ($n=37$)	试验组 ($n=35$)
Ⅰ级	癫痫发作消失,或偶有非致残性简单部分发作	4	8	4	7
Ⅱ级	发作频率减少 >90%,或偶有复杂部分性发作	5	4	2	2
Ⅲ级	发作频率减少 50%~90%	3	12	12	17
Ⅳ级	发作频率减少 <50%	25	11	19	9

表 5-6 VNS 术后疗效(改良 Mchugh 分级评价标准)

Mchugh 分级评价标准		术后 4 个月(盲前)		术后 8 个月	
		对照组 ($n=37$)	试验组 ($n=35$)	对照组 ($n=37$)	试验组 ($n=35$)
Ⅰ级	发作频率减少 80% 以上	9	16	9	15
ⅠA	发作的严重程度改善	8	15	8	14
ⅠB	发作的严重程度未改善	1	1	1	1
Ⅱ级	发作频率减少 50%~79%	3	8	9	10
ⅡA	发作的严重程度改善	3	6	8	7
ⅡB	发作的严重程度未改善	0	2	1	3
Ⅲ级	发作频率减少 <50%	16	8	19	7
ⅢA	发作的严重程度改善	3	4	10	5
ⅢB	发作的严重程度未改善	13	4	9	2
Ⅳ级	仅在应用磁铁时受益	0	0	0	2
Ⅴ级	没有改善	9	3	0	1

对照组开机后症状逐渐改善,术后 8 个月,根据 Mchugh 分级评价标准,试验组Ⅰ级、Ⅱ级、Ⅲ级、Ⅳ级和Ⅴ级的分别为 15、10、7、2、1 例,对照组分别为 9、9、19、0、0 例;根据改良 Engel 分级评价标准,试验组术后 8 个月Ⅰ级、Ⅱ级、Ⅲ级和Ⅳ级的分别为 7、2、19、9 例,对照组分别为 4、2、12、19 例。对照组的疗效逐渐与试验组趋同,疗效较基线相比均明显改善($P<0.001$)。本组患者术后 8 个月,33.3% 发作频率减少 80% 以上;59.7% 发作频率减少 50% 以上。

本组患者术后 8 个月,癫痫发作消失,或仅偶有非致残性简单部分发作的患者为 11 例(改良 Engel Ⅰ级),占 15.3%;发作频率减少 80% 以上 24 例(Mchugh Ⅰ级),占 33.3%;发作频率减少 50% 以上 43 例(Mchugh Ⅰ+Ⅱ级),59.7%。对照组和试验组术后不同时点癫痫发作频率相对基线变化率见图 5-9。

10. 安全性评价 围手术期及术后观察期内,本组患者未发现切口感染、术区出血等手术相关不良反应;未发生电极断裂、电极短路、功能异常、部件腐蚀、感染等装置相关不良反应;随机双盲阶段出现的不良反应及相应的比例为,刺激时咳嗽 8 例(11%)、声音变化 5 例(7%)、感觉异常 2 例(3%)、咽部不适 / 痒 / 呕吐感等 36 次(50%)、呼吸困难 1 例(1%)、恶心 1 例(1%);全部开放治疗阶段的副反应出现较少,刺激时咳嗽 3 例(4%)、感觉异常 1 例(1%)、恶心 2 例(3%);亦无受试者因严重不良反应退出随访。

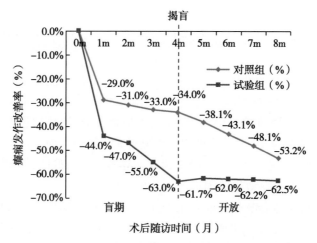

图 5-9　对照组和试验组术后不同时点癫痫发作频率相对基线变化率

本次多中心临床试验结果表明，应用国产 VNS 装置，癫痫患者改良 Engel Ⅰ级的患者为 15.3%，发作频率减少 80% 以上 33.3%；发作频率减少 50% 以上 59.7%，与进口 VNS 设备无显著差异，说明国产 VNS 装置已达到国外同类产品的疗效，而且临床试验中未见严重不良事件出现。

通过对 72 例接受国产 VNS 手术的癫痫受试者术前、术后的对比分析表明，本组前瞻性、多中心、随机双盲平行对照的临床试验表明，本研究中所用的国产迷走神经刺激器，对药物不能有效控制的难治性癫痫患者能达到了控制其癫痫发作的作用。本研究发表于中华神经外科杂志（孟凡刚，张凯，邵晓秋，等. 国产迷走神经刺激器治疗药物难治性癫痫的前瞻性多中心随机对照临床试验研究. 中华神经外科杂志，2016，32（9）：913-917.），获中华医学会 2017 年度百篇中华医学优秀论文及第二届中国科协优秀科技论文遴选计划优秀论文奖励（图 5-10）。

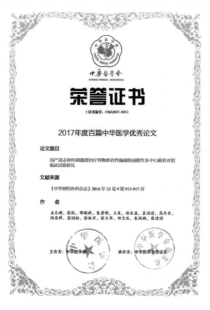
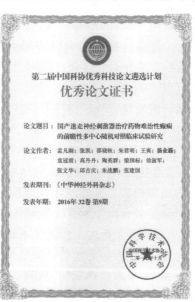

图 5-10　论文获奖

（孟凡刚　张　凯　邵晓秋　张建国）

第十一节 迷走神经刺激术治疗癫痫疗效的相关因素分析

既往随机对照试验、回顾性研究及 Meta 分析已证实，VNS 能使 50%～60% 的难治性癫痫患者达到有效治疗（癫痫发作减少 ≥50%），小部分癫痫患者达到癫痫无发作。为了有效筛选适合 VNS 治疗的药物难治性癫痫患者，对不适合 VNS 治疗的患者免受高额的手术费用和手术痛苦，分析影响 VNS 手术效果的因素显得尤为重要。而且，对影响 VNS 治疗效果的因素进行分析还有助于进一步了解 VNS 治疗药物难治性癫痫的神经生物学机制。因此，有必要对可能影响 VNS 治疗效果的因素进行分析和总结。

1. 一般情况 主要讨论患者发病年龄、病程、癫痫外科手术治疗史、VNS 手术年龄及术前心智健康方面对 VNS 治疗效果的影响。多数研究认为患者发病年龄与 VNS 手术效果无明显相关性。但最近一项大型统计分析表明，发病年龄 ≥12 岁的难治性癫痫患者中有 11.3% 达到无发作，而年龄 <12 岁的难治性癫痫患者中仅有 7.3% 达到无发作，多因素分析证实发病年龄 ≥12 岁预测无发作有显著意义（$OR = 1.89$，95%CI 为 1.38～2.58）。同年，1 项至少随访 5 年的研究也有类似发现，统计分析证实患者的发病年龄与 VNS 治疗效果之间存在显著相关性（$P = 0.021$），起病年龄越早，手术效果越差。

关于癫痫病程对 VNS 治疗效果的影响，各研究观点不尽相同。大部分学者认为癫痫病程对 VNS 治疗效果没有显著影响。虽有少量研究证实 VNS 对病程较长的难治性癫痫患者效果较好，但 Helmers 等对 405 例药物难治性癫痫患者随访 12 个月后发现，早期治疗组（病程 ≤6 年）中达到癫痫无发作的比例显著高于晚期治疗组（病程 >6 年）（$P = 0.033$，χ^2 检验）。

Colicchio 等也发现，相对于病程 <8 年的难治性癫痫患者，病程 >21 年的癫痫患者 VNS 的治疗效果最差（$P = 0.003$），病程 8～13 年和 13～21 年的治疗效果则位于两者之间（$P = 0.08$）。手术年龄也是预测 VNS 手术效果时需要考虑的因素之一。多数研究发现癫痫患者的手术年龄并不显著影响 VNS 的治疗效果。但 Colicchio 等通过随访 35 例药物难治性癫痫患者 36 个月后发现，青春前期组（0～12 岁）癫痫患者 VNS 治疗效果显著优于成人组（>18 岁，$P < 0.001$），略高于青少年组（13～18 岁，$P = 0.08$），幼儿组（0～6 岁）VNS 治疗效果最好，显著优于成人组（$P = 0.03$）。

最近一项研究发现，VNS 治疗难治性癫痫的有效率在年龄最小组（<5 岁）和最大年龄组（>15 岁）中无显著差异（Fisher 检验，$P = 0.29$），但较小的手术年龄与术后无发作却具有显著相关性（置入年龄 <5 岁 vs >5 岁，$P < 0.006$）。上述研究提示手术年龄越小，治疗效果越好，故一旦确诊药物难治性癫痫，应尽早评估，手术干预，避免长期癫痫发作对脑组织造成不可逆性的功能损害。药物难治性癫痫患者经综合评估后可选择合适的外科治疗方法，开颅致痫灶切除是最有可能达到无发作的外科方法，但并不是所有的癫痫患者都只接受一次手术，少数患者在开颅手术治疗效果不理想的情况下也可以再选择 VNS 作为辅助治疗。

有学者认为，既往癫痫手术史会降低 VNS 治疗效果。但大样本数据研究发现既往有无癫痫手术史对 VNS 手术效果无明显影响，这两种情况下治疗癫痫有效率和无发作率相当。所以对于药物难治性癫痫患者而言，在第 1 次外科干预失败的情况下，VNS 手术仍不失为一种好的治疗方法。智力水平是影响生活质量的重要因素之一，癫痫发作、抗癫痫药物（AEDs）不良反应及癫痫综合征类型都会对患者智力产生不利影响，所以难治性癫痫患者的智力水平参差不齐。

有研究认为，智力受损情况不影响癫痫患者 VNS 治疗效果。但 Wheeler 等对 189 例难治性癫痫患者随访至少 12 个月后发现智商 IQ≥70 的癫痫患者 VNS 术后达到 Engel Ⅰ、Ⅱ级的比例显著高于 IQ<70 的癫痫患者（$P=0.029$），说明 VNS 对智力水平较高的难治性癫痫患者治疗效果较好。这可能与癫痫难治程度在智力受损的患者中较高有关，且智力水平较高的患者往往起病年龄晚、病程较短，所以影响 VNS 治疗效果的各因素之间也可相互影响。

2. 癫痫发作特点　癫痫患者的发作频率和发作类型在一定程度上能够预测药物控制癫痫发作的难易程度，但对 VNS 手术效果的影响尚不确定。现着重讨论癫痫发作频率的高低和不同发作类型对 VNS 手术效果的影响。癫痫发作越频繁药物难治性越高。虽然多数研究认为 VNS 术前发作频率不影响手术效果，但 DeHerdt 等发现 VNS 术前发作频率较低的患者术后预后较好。

Arcos 等研究结果同样支持这一观点。他们分析 37 例难治性癫痫患者，发现 VNS 治疗有效率在术前发作频率 <20 次 / 月的患者中显著高于发作频率≥20 次 / 月的患者（68.4% vs 33.3%，$P=0.05$）。癫痫发作分为局灶性发作、全面性发作和起源不明性发作。关于发作类型对 VNS 治疗效果的影响，各研究报道不一致。不同研究中局灶性和全面性发作患者的 VNS 治疗有效率和无发作率各有优势，所以可认为癫痫发作类型不是影响 VNS 预后的主要因素。

Kim 等对 58 例 VNS 治疗的药物难治性癫痫患者平均随访 8.4 年，发现治疗有效的癫痫患者中有 55.1% 是局灶性发作，而无效的癫痫患者仅占 27.6%，且达到无发作的癫痫患者都以局灶性发作为主，这些结果从侧面表明 VNS 更适合治疗以局灶性发作为主的难治性癫痫患者。与之相反，Englot 等最近对 5 554 例接受 VNS 治疗的难治性癫痫患者进行回顾性分析后发现，以全面性发作为主的癫痫患者在随访 0~4 个月和 4~12 个月时比部分性癫痫患者更可能达到无发作（Pearson 检验，$P<0.01$），多因素分析也表明全面性发作是预测 VNS 治疗癫痫无发作的有利因素（OR=1.36，95%CI 为 1.01~1.82）。

3. 癫痫及癫痫综合征　癫痫的分类指在癫痫诊断明确后，在癫痫发作分类的基础上，再进一步确定癫痫类型。而癫痫综合征是指一组具有特定的临床表现和脑电图（EEG）改变的癫痫疾患，临床上需要综合发病年龄、发作类型、病因、诱发因素及其他伴随症状、EEG、既往史、家族史、治疗转归等因素综合诊断。诊断癫痫综合征对治疗选择和判断预后等方面具有一定指导意义。颞叶癫痫是临床最常见的癫痫类型，虽然颞叶癫痫切除性手术的治疗效果较好，但仍有部分患者由于累及双侧颞叶或其他原因不能接受切除性手术。而研究证实颞叶癫痫患者 VNS 治疗效果较好，颞叶癫痫比颞叶外癫痫更适合 VNS 手术。

Lennox-Gastaut 综合征（LGS）是临床常见的与年龄相关的癫痫综合征，通常发作频繁、药物难治，并因致痫灶广泛而不适合切除性手术，且研究证实 LGS 患者 VNS 治疗效果较好，因此，接受 VNS 手术的 LGS 患者较多。Zamponi 等对 14 例 VNS 术后的 LGS 患者随访 3 年发现，有效率为 21%，未发现无发作患者。另一项随访 3 年的研究中，LGS 癫痫患者经 VNS 治疗后的发作减少达 45%。另外，近年提出的双侧多灶性重症癫痫（severe epilepsy with multiple independent spike foci，SE-MISF）是儿童灾难性癫痫综合征的一种，多由 West 综合征和 LGS 演变而来，开颅手术成功的案例很少。

而有研究表明 SE-MISF 患者经 VNS 治疗有效率显著优于 LGS，所以对于这部分患者而言,VNS 可能是其有效的治疗方法之一。其他癫痫或癫痫综合征类型在各研究中因涉及例数较少,多数差异无统计学意义,无法预测其 VNS 治疗效果。

4.头皮脑电图特点 Janszky 等对 47 例 VNS 治疗的药物难治性癫痫患者随访至少 1 年,EEG 发现发作间期单侧异常放电(interictal epileptiform discharges,IEDs)的患者中有 83% 达到癫痫无发作,通过单预测因素分析证实单侧 IEDs 是预测癫痫无发作的有利因素(敏感度为 83%,特异度为 80%)。因此认为单侧 IEDs 与 VNS 治疗有效显著相关。同样,Ghaemi 等对 144 例 VNS 术后癫痫患者随访至少 2 年,发现单侧 IED 与癫痫无发作显著相关($P=0.005$),且单侧 IEDs 能显著预测 VNS 术后无发作($P=0.014$),同时,该结果还表明多灶 IEDs 与 VNS 治疗效果呈显著负相关($P=0.007$)。部分研究发现局灶性痫性放电的患者 VNS 治疗效果较好。

Kim 等在探讨 IEDs 对儿童 VNS 治疗效果的影响时发现局灶性或多灶性痫性放电的患儿中有 72.5% 治疗效果显著,而全面性痫性放电的患儿中仅有 27.5% 达到同等治疗效果,多因素分析表明 VNS 治疗效果与局灶或多灶性痫性放电的 EEG 表现显著相关($P=0.021$)。

综上所述,术前 EEG 单侧或非全面性异常放电是 VNS 治疗效果的有利因素,且局灶性 IEDs 的患者 VNS 治疗效果优于多灶者。颞叶癫痫患者的药物难治比例相当高,前颞叶切除后的无发作率也较高,但双侧颞叶癫痫、优势侧颞叶癫痫或其他不适合切除性手术的颞叶癫痫可以考虑 VNS 手术。有研究表明颞叶起源的癫痫发作 VNS 治疗效果更好。

Arcos 等也发现有颞叶痫性放电的患者和无颞叶放电患者 VNS 术后有效率在 6 个月和最后一次随访时均无显著差异($P=0.07$,$P=0.54$),但在治疗有效的 19 例患者中,14 例有颞叶 IEDs,作者认为颞叶 IEDs 可以预测患者 VNS 的治疗效果,表现为颞叶 IEDs 的患者 VNS 治疗效果显著优于颞叶无 IEDs 的患者。

5.癫痫病因 根据 2017 年最新癫痫分类方法,癫痫病因分为结构性、遗传性、感染性、代谢性、免疫性和未知病因六大类。有研究认为未知病因的癫痫患者 VNS 治疗有效率较高。但对病因明确的癫痫患者进一步分析却发现,不同的病因对 VNS 治疗效果会产生不同的影响,部分病因明确的癫痫患者 VNS 治疗效果甚至高于未知病因的癫痫患者。研究发现患有大脑皮质发育不良,尤其是顶枕部多脑回畸形或巨脑回畸形的癫痫患者经 VNS 治疗后,达到无发作的可能性更大,统计分析证明这类发育不良是预测 VNS 术后无发作的独立因素。

导致癫痫的外伤史及结节硬化病可能是影响 VNS 手术效果的有利因素。1 项 Meta 分析统计了 517 例接受 VNS 治疗的癫痫患者信息,结果显示创伤后癫痫或结节硬化性癫痫患者术后发作减少较显著:前者 $78.6\%\pm8.7\%$,后者 $68.1\%\pm4.6\%$,而未知病因的癫痫患者发作减少仅为 $51.1\%\pm3.8\%$。同时,对经 VNS 治疗的难治性癫痫患者随访 2 年,Englot 等也发现 317 例创伤后癫痫患者治疗有效率显著高于非创伤后癫痫患者(78% vs 61%,$P=0.02$)。另外,Elliott 等研究大宗病例后发现,相对于其他病因,VNS 对神经元移行障碍的癫痫患者治疗效果较差,平均发作频率仅减少 44.5%。虽然有学者认为磁共振成像(MRI)阳性的癫痫患者 VNS 治疗效果较好,但支持 MRI 阴性的癫痫患者 VNS 治疗效果较好的证据似乎更多。

Arya 等和 Fernandez 等均认为,MRI 阴性的患儿 VNS 治疗有效率更高,但 MRI 阳性未必预示着效果不佳。关于 MRI 结果对 VNS 手术效果的影响还需要进一步的研究和数据来证实。

6. 结束语　VNS 作为一种姑息性手术大大降低了不能开颅的药物难治性癫痫患者的发作频率，缩短了发作持续时间，其有效性已得到大量研究证实。通过对大宗病例的随访研究及荟萃分析的初步结果来看，发病年龄≥12 岁、癫痫病程短、手术年龄小、发作频率低、外伤和结节硬化性癫痫、颞叶癫痫及局灶性 IEDs 是 VNS 治疗效果的有利因素，而发病年龄早、癫痫病程长、发作频率高、全面性 IEDs 和神经元移行障碍则预示 VNS 效果较差；从癫痫综合征的角度来看，颞叶癫痫一般手术效果较好，其他难治性儿童癫痫综合征 VNS 治疗效果较差。

尽管如此，对于无其他干预手段的药物难治性癫痫患者而言 VNS 仍是一种可选择的治疗方法，因为除了减少发作频率外，VNS 还可以通过缩短发作持续时间及发作后状态、减轻发作程度、改善认知功能，以及调节情绪等方面综合提高患者的生活质量。建议临床在 VNS 手术时应综合分析相关影响因素，以预测、评价手术效果。同时还应进一步探寻可以定量分析的客观指标，为预测 VNS 手术效果提供更可靠的依据。

（熊金彪　陈旨娟　杨卫东）

参 考 文 献

1. Panebianco M，Zavanone C，Dupont S，et al. Vagus nerve stimulation therapy in partial epilepsy: a review. Acta Neurol Belg，2016，116：241-248.

2. Magdaleno-Madrigal VM，Martínez-Vargas D，Valdés-Cruz A，et al. Preemptive effect of nucleus of the solitary tract stimulation on amygdaloid kindling in freely moving cats. Epilepsia，2010，51：438-444.

3. Krahl S. Vagus nerve stimulation for epilepsy: A review of the peripheral mechanisms. Surgical Neurology International，2012，3：47.

4. Stefan H，Kreiselmeyer G，Kerling F，et al. Transcutaneous vagus nerve stimulation（t-VNS）in pharmacoresistant epilepsies: A proof of concept trial. Epilepsia，2012，53：e115-118.

5. Krahl S，Clark K. Vagus nerve stimulation for epilepsy: A review of central mechanisms. Surgical Neurology International，2012，3：255.

6. Aalbers M，Vles J，Klinkenberg S，et al. Animal models for vagus nerve stimulation in epilepsy. Exp Neurol，2011，230：167-175.

7. Fraschini M，Puligheddu M，Demuru M，et al. VNS induced desynchronization in gamma bands correlates with positive clinical outcome in temporal lobe pharmacoresistant epilepsy. Neuroscience letters，2013，536：14-18.

8. Bodin C，Aubert S，Daquin G，et al. Responders to vagus nerve stimulation（VNS）in refractory epilepsy have reduced interictal cortical synchronicity on scalp EEG. Epilepsy Res，2015，113：98-103.

9. Bartolomei F，Bonini F，Vidal E，T et al. How does vagal nerve stimulation（VNS）change EEG brain functional connectivity? Epilepsy Res，2016，126：141-146.

10. Barkhof F，Haller S，Rombouts SARB. Resting-State Functional MR Imaging: A New Window to the Brain. Radiology，2014，272：29-49.

11. Smith SM，Vidaurre D，Beckmann CF，et al. Functional connectomics from resting-state fMRI. Trends in Cognitive Sciences，2013，17：666-682.

12. Bullmore E，Sporns O. The economy of brain network organization. Nature Reviews Neuroscience，2012，74：47.

13. Zhang D，Raichle ME. Disease and the brain's dark energy. Nature Reviews Neurology，2010，6：15-28.

14. Menon V，Uddin LQ. Saliency, switching, attention and control: a network model of insula function. Brain Struct Funct，2010，214：655-667.

15. Fang J，Rong P，Hong Y，et al. Transcutaneous Vagus Nerve Stimulation Modulates Default Mode Network in Major Depressive Disorder. Biological Psychiatry，2016，79：266-273.

16. Wang K，Chai Q，Qiao H，et al. Vagus nerve stimulation balanced disrupted default-mode network and salience network in a postsurgical epileptic patient. Neuropsychiatric Disease and Treatment，2016，12：2561-2571.

17. Yuan H，Silberstein SD. Vagus Nerve and Vagus Nerve Stimulation，a Comprehensive Review：Part Ⅰ. Headache，2016，56：71-78.

18. Yuan H，Silberstein SD. Vagus Nerve and Vagus Nerve Stimulation，a Comprehensive Review：Part Ⅱ. Headache，2016，56：259-266.

19. Yuan H，Silberstein SD. Vagus Nerve and Vagus Nerve Stimulation，a Comprehensive Review：Part Ⅲ. Headache，2016，56：479-490.

20. 中国抗癫痫协会. 临床诊疗指南—癫痫分册. 北京：人民卫生出版社，2015.

21. Ekmekci H，Kaptan H. Vagus nerve stimulation. Open Access Maced J Med Sci，2017，5（3）：391-394.

22. Serdaroglu A，Arhan E，Kurt G，et al. Long term effect of vagus nerve stimulation in pediatric intractable epilepsy：An extended follow-up. Childs Nerv Syst，2016，32（4）：641-646.

23. Ben-Menachem E，Revesz D，Simon BJ，et al. Surgically implanted and non-invasive vagus nerve stimulation：A review of efficacy，safety and tolerability. Eur J Neurol，2015，22（9）：1260-1268.

24. 孟凡刚，张建国，马延山，等. 迷走神经刺激术治疗顽固性癫痫初步探讨. 中华神经外科杂志，2010，26（6）：401-403.

25. Elliott R E，Morsi A，Kalhorn SP，et al. Vagus nerve stimulation in 436 consecutive patients with treatment-resistant epilepsy：Long-term outcomes and predictors of response. Epilepsy & Behavior，2011，20（1）：57-63.

26. Klinkenberg S，Aalbers MW，Vles JS，et al. Vagus nerve stimulation in children with intractable epilepsy：a randomized controlled trial. Developmental Medicine & Child Neurology，2012，54（9）：855.

27. Patel KS，Moussazadeh N，Doyle WK，et al. Efficacy of vagus nerve stimulation in brain tumor-associated intractable epilepsy and the importance of tumor stability. 2013，119（2）：520-525.

28. Arya R，Greiner HM，Lewis A，et al. Vagus nerve stimulation for medically refractory absence epilepsy. Seizure，2013，22（4）：267-270.

29. Orosz I，Mccormick D，Zamponi N，et al. Vagus nerve stimulation for drug-resistant epilepsy：a European long-term study up to 24 months in 347 children. Epilepsia，2014，55（10）：1576-1584.

30. Serdaroglu A，Arhan E，Kurt G，et al. Long term effect of vagus nerve stimulation in pediatric intractable epilepsy：an extended follow-up. Child's Nervous System，2016，32（4）：641-646.

31. Tsai JD，Chang YC，Lin LC，et al. The neuropsychological outcome of pediatric patients with refractory epilepsy treated with VNS-A 24-month follow-up in Taiwan. Epilepsy & Behavior E & B，2016，56：95-98.

32. Millington AJ，Farboud A，Buchanan MA，et al. Vagus nerve stimulator Implantation：A UK Otolaryngology Department's 9-year experience of implanting 56 patients. Clinical Otolaryngology，2017.

33. Helmers SL，Begnaud J，Cowley A，et al. Application of a computational model of vagus nerve stimulation. Acta Neurologica Scandinavica，2012，126（5）：336-343.

34. Montano N，Fuggetta F，Papacci F，et al. The importance of stimulation cycle in vagus nerve stimulation for drug-resistant epilepsies - our experience and literature review. Int J Neurol Neurother，2014，1：2.

35. Englot DJ，Chang EF，Auguste KI. Efficacy of vagus nerve stimulation for epilepsy by patient age，epilepsy duration，and seizure type. Neurosurgery Clinics of North America，2011，22（4）：443-448.

36. Arya R，Greiner HM，Lewis A，et al. Predictors of response to vagus nerve stimulation in childhood-onset medically refractory epilepsy. Journal of Child Neurology，2014，29（12）：1652-1659.

37. Englot DJ，Chang EF，Auguste KI. Vagus nerve stimulation for epilepsy：a meta-analysis of efficacy and

predictors of response. Journal of Neurosurgery，2011，115（6）：1248-1255.

38. Liu HY，Yang Z，Huang L，et al. Heart Rate Variability Indices as Predictors of the Response to Vagus Nerve Stimulation in Patients with Drug-resistant Epilepsy. Epilepsia，2017，58（6）：1015-1022.

39. Liu HY，Yang Z，Meng FG，et al. Impairment of Heart Rhythm Complexity in Patients with Drug-resistant Epilepsy an Assessment with Multiscale Entropy Analysis. Epilepsy Research，2017，138：11-17.

40. 孟凡刚，张凯，邵晓秋，等. 国产迷走神经刺激器治疗药物难治性癫痫的前瞻性多中心随机对照临床试验研究. 中华神经外科杂志，2016，32（9）：913-917.

41. McGlone J，Valdivia I，Penner M，et al. Quality of Life and Memory after Vagus Nerve Stimulator Implantation for Epilepsy. The Canadian Journal of Neurological Sciences，2014，35（03）：287-296.DOI：10.1017/s0317167100008854.

42. 刘强强，徐纪文. 我国迷走神经刺激术发展现状. 中国现代神经疾病杂志，2015，15（9）：692-695.

43. Tsai JD，Chang YC，Lin LC，et al. The neuropsychological outcome of pediatric patients with refractory epilepsy treated with VNS-A 24-month follow-up in Taiwan. Epilepsy Behav，2016，56（95-8.DOI：10.1016/j.yebeh.2015.12.030.

44. Rener-Primec Z. Vagus nerve stimulation in children：A focus on intellectual disability. Eur J Paediatr Neurol，2017，21（3）：425-426.DOI：10.1016/j.ejpn.2017.03.007.

45. Sun L，Perakyla J，Holm K，et al. Vagus nerve stimulation improves working memory performance. J Clin Exp Neuropsychol，2017，39（10）：954-964.DOI：10.1080/13803395.2017.1285869.

46. Revesz D，Rydenhag B，Ben-Menachem E. Complications and safety of vagus nerve stimulation：25 years of experience at a single center. J Neurosurg Pediatr，2016，18（1）：97-104.DOI：10.3171/2016.1.PEDS15534.

47. Chunchai T，Samniang B，Sripetchwandee J，et al. Vagus Nerve Stimulation Exerts the Neuroprotective Effects in Obese-Insulin Resistant Rats，Leading to the Improvement of Cognitive Function. Sci Rep，2016，6（26866.DOI：10.1038/srep26866.

48. Smucny J，Visani A，Tregellas JR. Could vagus nerve stimulation target hippocampal hyperactivity to improve cognition in schizophrenia?. Front Psychiatry，2015，6（43.DOI：10.3389/fpsyt.2015.00043.

49. Shi C，Flanagan SR，Samadani U. Vagus nerve stimulation to augment recovery from severe traumatic brain injury impeding consciousness：a prospective pilot clinical trial. Neurol Res，2013，35（3）：263-76.DOI：10.1179/1743132813Y.0000000167.

50. Klinkenberg S，van den Bosch CNCJ，Majoie HJM，et al. Behavioural and cognitive effects during vagus nerve stimulation in children with intractable epilepsy-A randomized controlled trial. European Journal of Paediatric Neurology，2013，17：82-90.

51. Conway CR，Sheline YI，Chibnall JT，et al. Brain blood-flow change with acute vagus nerve stimulation in treatment-refractory major depressive disorder. Brain Stimulation，2012，5：163-171.

52. Vonck K，Raedt R，Naulaerts J，et al. Vagus nerve stimulation 25 years later! What do we know about the effects on cognition? Neuroscience and Biobehavioral Reviews，2014，，45：63-71.

53. Grimonprez A，Raedt R，De Taeye L，et al. A Preclinical Study of Laryngeal Motor-Evoked Potentials as a Marker Vagus Nerve Activation. Int J Neural Syst，2015，25（8）：1550034.

54. Larsen LE，Wadman WJ，van Mierlo P，et al. Modulation of Hippocampal Activity by Vagus Nerve Stimulation in Freely Moving Rats. Brain Stimul，2016，9（1）：124-132.

55. Fraschini M，Puligheddu M，Demuru M，et al. VNS induced desynchronization in gamma bands correlates with positive clinical outcome in temporal lobe pharmacoresistant epilepsy. Neurosci Lett，2013，536：14-18.

56. Kim MJ，Yum MS，Kim EH，et al. An interictal EEG can predict the outcome of vagus nerve stimulation therapy for children with intractable epilepsy. Childs Nerv Syst，2017，33（1）：145-151.

57. Wostyn S，Staljanssens W，De Taeye L，et al. EEG Derived Brain Activity Reflects Treatment Response from

Vagus Nerve Stimulation in Patients with Epilepsy. Int J Neural Syst, 2017, 27(4): 1650048.

58. De Taeye L, Vonck K, van Bochove M, et al. The P3 event-related potential is a biomarker for the efficacy of vagus nerve stimulation in patients with epilepsy. Neurotherapeutics, 2014, 11(3): 612-622.

59. Fisher RS, Afra P, Macken M, et al. Neuromodulation, 2016, 19(2): 188-195. Epub, 2015: 13.

60. Boon P, Van Rijckevorsel K, Elger C, et al. Vagus nerve stimulation triggered by cardiac-based seizure detection, a prospective multicenter study. Epilepsy Curr, 2014, 14(Suppl.): 21.

61. Liu H, Yang Z, Huang L, et al. Heart-rate variability indices as predictors of the response to vagus nerve stimulation in patients with drug-resistant epilepsy. Epilepsia, 2017, 58(6): 1015-1022.

62. Englot DJ, Rolston JD, Wright CW, et al. Rates and predictors of seizure freedom with vagus nerve stimulation for intractable epilepsy. Neurosurgery, 2016, 79(3): 345-353.

63. Serdaroglu A, Arhan E, Kurt G, et al. Long term effect of vagus nerve stimulation in pediatric intractable epilepsy: an extended follow-up. Childs Nerv Syst, 2016, 32(4): 641-646.

64. Kim MJ, Yum MS, Kim EH, et al. An interictal EEG can predict the outcome of vagus nerve stimulation therapy for children with intractable epilepsy. Childs Nerv Syst, 2017, 33(1): 145-151.

65. Chrastina J, Kocvarova J, Novak Z, et al. Older age and longer epilepsy duration do not predict worse seizure reduction outcome after vagus nerve stimulation. J Neurol Surg A Cent Eur Neurosurg, 2017, 79(2): 152-158.

66. Fisher RS, Cross JH, French JA, et al. Operational classification of seizure types by the International League Against Epilepsy: Position Paper of the ILAE Commission for classification and terminology. Epilepsia, 2017, 58(4): 522-530.

第六章

迷走神经刺激术在癫痫综合征和其他类型癫痫中的应用

第一节　迷走神经刺激术治疗 Lennox-Gastaut 综合征

Lennox-Gastaut 综合征（Lennox-Gastaut syndrome，LGS）是一种幼儿起病的隐源性或症状性全面性癫痫综合征，幼儿通常在 3～5 岁出现症状，但也可能在更小或年长时起病，甚至极少患者在成年起病。Lennox 及其同事将 LGS 特点总结为三点：多种形式的癫痫发作、清醒期的间期脑电图为 1.5～2.5Hz 的棘慢波及精神运动发育迟滞。其中强直发作是 LGS 最具特征性的发作形式，很少见于其他癫痫综合征，对于 LGS 的诊断具有较高的特异性。发病年龄、异常或正常的脑部影像、致病因素等对确诊的意义不大。

强直性发作、不典型失神发作和跌倒发作（或失张力发作）被认为是 LGS 3 种最常见的发作类型，也可有肌阵挛发作、全面性强直 - 阵挛和复杂部分性发作。跌倒发作可能致残，严重影响患者和监护者的生活质量。同时患者常有包括构思能力和表达能力的语言功能常受影响。LGS 占儿童癫痫发作的 5%～10%，且 LGS 预后较差，约 5% 的患儿死亡，80%～90% 的患儿到成年仍有癫痫发作，几乎所有的患者都伴有认知和行为障碍。一项 688 名儿童的研究中发现，患有 LGS 的儿童死亡风险是普通儿童、青少年、青年的 14 倍，死亡原因大多与神经病学相关，癫痫被认为是诱发因素。因此，最佳的癫痫发作控制有助于减少 LGS 的病死率。

一、LGS 的治疗

LGS 属于难治性癫痫，对多种抗癫痫药物耐药，治疗选择有限，又具有多种发作类型，抗癫痫药物在控制一种发作类型的同时，可能会加重另一种发作类型，使治疗更为困难。因此，选择最合适的药物较为复杂，加之很少有指南提供给临床医师，多药联合治疗方案多源自于医师的个人经验而缺乏对照研究。Hancock5 等通过文献检索总结：LGS 是药物难治性癫痫，丙戊酸、拉莫三嗪、托吡酯和长效磺酸盐是在治疗 LGS 中最常用的药物，另外氯巴唑可试用。目前研究表明尚无任何一种 AEDs 对 LGS 具有良好效果，且有些药物可能加重癫痫发作，如卡马西平在改善 LGS 患者强直性发作的同时，可能加重非典型失神发作。一项研究表明仅有 6.7%～13.7% 的患者可以通过药物治疗达到发作缓解。药物治疗常难以达到癫痫发作的完全缓解。癫痫药物治疗的首要目标应该是减少强直性痉挛和跌倒发作。亦有文献报道生酮饮食对治疗 LGS 有所帮助。

外科治疗 LGS 手段包括 VNS、胼胝体切开术（corpus callosotomy，CC）、脑深部电刺激术（deep brain stimulation，DBS）和切除性手术。因为多病灶和难以定位单一致痫灶的特点，大部分 LGS 患者并不适合切除性手术。VNS 在 1997 年通过 FDA 认证，可以作为姑息手段用于治疗不适宜切除性手术的 12 岁以上的青少年和成人癫痫患者，因 VNS 有着与 CC 相似的癫痫缓解率，同时具有可逆性和更小的手术风险，因此在有些癫痫中心，VNS 成为药物难治性 LGS 的首选治疗手段。

二、VNS 刺激参数选择

一篇 Meta 分析研究提示，在 16 项已报道的 VNS 研究中，全部使用了 30s 刺激。12 项选择"关机"5min，2 项选择了"关机"3min，一项选择"关机"3～5min，还有一项选择"关机"10min。8/9 的研究选择了 500μs 脉宽，1/9 的研究选择了 250μs 的脉宽。11/12 的研究选择了起始刺激电流为 0.25mA，其他 1/12 选择 0.5mA。电流刺激大小在 0.5～3.0mA 之间波动。当常规刺激无效时，7/16 的研究尝试了快循环（7s 开机，14～18s 关机）。有学者指出并无明确证据表明快循环比常规刺激更有效，且有报道患者由常规刺激更换至快循环后，癫痫发作反而加重。

三、VNS 治疗 LGS 的疗效

根据美国神经病学会（American Academy of Neurology，AAN）针对 VNS 治疗癫痫的循证指南Ⅲ级证据得出的结论，约 55% 的 LGS 患者可通过 VNS 达到 50% 以上的癫痫发作缓解。大量研究表明，VNS 在治疗 LGS 上具有良好抗癫痫疗效，癫痫发作频率、严重程度及生活质量通过治疗均有明显改善，并随着时间的延长，行为、情绪、抑郁有改善的趋势，但情绪、行为、抑郁的改善与抗癫痫效果无明显相关性。

Lancman 等对 CC 及 VNS 治疗 LGS 疗效进行了 Meta 分析，26 篇文献中患者的性别、起病年龄、接受手术时年龄及病程无统计学差异，但 CC 患者随访时间（37.76±24.05 个月）较 VNS 患者随访时间（16.23±12.39 个月）更长。结果提示在失张力发作上，CC 在 50% 的癫痫控制及 75% 的癫痫控制上具有更好的效果，而其他发作形式如强直发作、强直 - 阵挛发作、复杂部分性发作和肌阵挛发作的预后无明显统计学差异。Cukiert 等对 24 名 CC 患者及 20 名 VNS 患者进行随访分析时同样发现 CC 在失张力发作上有较好的疗效，但 VNS 在肌阵挛发作上更具优势，在不典型失神发作、强直阵挛发作和强直性发作上疗效无统计学差异。

Konstantin 等对 VNS 术后患者进行长期随访（平均随访 52 个月），癫痫发作次数中值减少 60.6%。VNS 的疗效在不同发作类型之间有很大差异，其中失张力发作疗效最好（发作次数中值减少 80.8%），其次为强直发作（中值减少 73.3%），全面性强直 - 阵挛性发作减少最小（中值减少 57.4%），停药率 16.7%。Aldenkamp 等对 19 名患者进行了 24 个月的随访，进行统计分析后发现癫痫发作平均减少 20.6%，同时他们认为认知障碍是 VNS 疗效的负面预后因素。

国内方铁等对 10 例 LGS 患儿进行了 VNS 治疗并随访 6 个月，发作减少率为 27.42%（1 个月）、34.86%（3 个月）、55.10%（6 个月），随着治疗时间的延长，疗效逐渐增加。此外，Stephan 等报道了 1 例伴有严重心率变异性（heart rate variability，HRV）的 LGS 患者，通过 VNS 治疗后 HRV 明显改善。

四、不良反应

一项 Meta 分析提示,在 134 名进行了 VNS 治疗的患者中,5 名(3.7%)出现了并发症,其中,2 例为切口感染,1 例为声带麻痹,1 例顽固性咳嗽,1 例为吸入性肺炎。常见的不良反应为刺激期间的声音嘶哑、咳嗽和喉咙刺痛感,通常是暂时性并且多数患者可耐受。其他罕见不良事件包括流涎增加和行为改变等,极少数患者有切口感染等并发症。

(刘婷红　方　铁　孟凡刚)

第二节　迷走神经刺激术治疗 Dravet 综合征

一、概述

Dravet 综合征(Dravet syndrome)是一种临床少见的难治性癫痫综合征,最早在 1978 年由法国 Charlotte Dravet 报道,曾命名为婴儿严重肌阵挛性癫痫(severe myoclonic epilepsy of infarlcy, SMEI),后来发现这些患者可以无肌阵挛发作,而且除了肌阵挛之外还有一些共同的典型或不典型的特征,而且不限于婴儿时期,所以更名为 Dravet 综合征。Dravet 综合征发病率为 1/(20 000～40 000),男:女约为 2:1,约占小儿各型肌阵挛性癫痫的 29.5%,占 3 岁以内婴幼儿癫痫的 7%。Dravet 综合征具有发病年龄早、发作形式复杂、发作频率高、智力损害严重、药物治疗有效率低、预后差、死亡率高等特点,可导致严重的癫痫性脑病。

Dravet 综合征的发病年龄通常在 1～18 个月,18～24 个月发病很罕见。最早大多是发热相关的、全面或局灶性的发作,然后可能出现非发热相关的肌阵挛、不典型失神和局灶性发作,多数第 2 年即出现发育迟缓,随着病程延长会造成认知障碍和人格缺陷,患者可能会由于突发的癫痫猝死(SUDEP)导致早期死亡。典型 Dravet 综合征的 MRI 表现通常是正常的,也可能出现脑组织的广泛萎缩、海马硬化。而 MRI 发现皮质发育畸形或发育不良的神经上皮肿瘤一般排除 Dravet 综合征或是不典型的 Dravet 综合征。脑电图在疾病早期可为正常范围,随病情发展表现为多样的广泛的异常,可以有光敏现象,没有特定的表现形式。

Dravet 综合征诊断标准:①有热性惊厥和癫痫家族史倾向;②发病前智力运动发育正常;③多于 1 岁以内起病,首次发作表现为单侧性或全面性阵挛或强直阵挛,常为发热所诱发,起病后出现肌阵挛、不典型失神、部分性发作等各种方式;④起病初期脑电图正常,随后表现为广泛的、局灶或多灶性棘慢波及多棘慢波,光敏感性可早期出现;⑤精神、智力、运动患病前正常,第 2 年出现停滞或倒退,并可出现神经系统体征(如共济失调、锥体束征);⑥抗癫痫药物治疗不理想。目前认为具备上述 6 条标准者可诊断为 Dravet 综合征。

二、病因

大部分 Dravet 综合征的患者无明确的获得性病因,15%～25% 的患者具有癫痫或热惊厥家族史,提示该病具有异常遗传背景可能。Claes 等发现钠离子通道基因 *SCN1A* 与该病相关,此后不断有类似报道。基因异常包括错义突变、新发突变、基因片段缺失或重复等。目前研究发现 70%～80% 的患者有 *SCN1A* 基因突变,随着研究的深入可能会发现有更多的基因异常。

三、药物治疗

在治疗方面,临床上可以试用丙戊酸、托吡酯(妥泰)、氯巴占等,但是药物的效果通常不佳,仅有部分患者对溴盐治疗反应好。作用于钠离子通道的药物(如卡马西平、奥卡西平、拉莫三嗪、苯妥英钠)可加重病情,应避免使用。生酮饮食是一种应用高比例脂肪,低比例糖类,蛋白质和其他营养素合适的配方饮食,是代替抗癫痫药物的一种治疗方法。有文献报道 10 名 Dravet 综合征患者应用生酮饮食治疗,1 年时有 60%(6/10)患者发作减少 50% 以上,且症状改善的患者脑电图异常情况也有所改善。但生酮饮食对一些患者仍然无效,并且由于需要严格控制饮食,较难坚持。

四、VNS 治疗

研究表明,VNS 是治疗 Dravet 综合征的有效方法。一项纳入 13 项研究,68 例 Dravet 综合征患者的 Meta 分析发现,有 55.9% 的患者发作减少了 50% 以上,平均发作频率减少了 55%;对两个随机对照(RCT)试验进行 Meta 分析,结果发现,69% 的患者发作频率降低了 50% 以上(23/33),平均发作次数减少了 70%。

Orosz 等评价了 Dravet 综合征患者个体中主要发作形式的变化,在 1 年和 2 年随访时,分别有 25%(5/20)和 38%(5/13)的患者主要发作形式发作减少 50% 以上。Cersósimo 等观察记录了 3 名 Dravet 综合征患者的各种发作类型变化,发现 VNS 对肌阵挛性发作控制好,对局灶性发作、不典型失神发作、继发全面强直 - 阵挛性发作控制一般,但样本量太少,仍需进一步研究。这 3 人中有 2 人发作减少 50%～74%,并有脑电图的改善变化。另有一项研究发现,12 人中,7 人的全面强直 - 阵挛性发作减少 75%～100%,2 人减少 50%～75%,1 人减少 40%,1 人没有变化,1 人发作频率增加但持续时间减少。

VNS 可使 Dravet 综合征的发作频率减少,但是通常仍会存在多种不同的严重程度和频率的癫痫发作,达到完全缓解的患者较少。但是 Fulton 等提到了 2 例在 4 年中完全缓解无发作的 SCN1A 突变的案例,其中 1 人在停止 VNS 刺激数年后复发,并伴有行为异常,再次开启刺激后发作消失,行为也有改善。目前缺乏 Dravet 综合征对 VNS 疗效预测的研究。

目前的研究中,VNS 对部分 Dravet 综合征患者的发育和行为有改善。如一组报道称,置入 VNS 的 12 例 Dravet 综合征患者中,有 4 人的认知或言语有改善。另一项研究中 8 例 Dravet 综合征患者在接受 VNS 刺激后,警觉性和沟通技巧也有改善。

与其他疾病相似,VNS 治疗 Dravet 综合征的不良反应主要包括声音嘶哑、咳嗽、呼吸急促、疼痛、感染、排异反应等。但是这些不良反应一般都是短暂的,可以通过调整参数或对症治疗得到解决。

Kossoff 等的一项回顾性研究,纳入了来自 6 个癫痫中心的 30 名儿童,在 6 年多的时间里接受生酮饮食和 VNS 联合治疗,发现 21 例患者(70%)的癫痫发作频率比单一治疗减少了 50%,其中 13 例(占有效患者的 62%)在第 1 个月内就有所改善,并且没有发现任何不良反应,有 17 名患者(57%)目前仍在接受双重治疗。既往研究发现,有 90% 的癫痫发作是发生在 VNS 刺激的间歇时间,所以 VNS 和生酮饮食的联用可以起到协同作用,起效可能更快。

VNS 可以作为丙戊酸、氯巴占、司替戊醇、托吡酯等药物和生酮饮食治疗的补充疗法。

作为一种药物难治且对患儿生长发育影响较大的癫痫脑病，应当尽早控制癫痫发作，VNS治疗非常值得尝试。

（刘钰晔　隋云鹏　孟凡刚）

第三节　迷走神经刺激术治疗肌阵挛 - 失张力癫痫

一、概述

肌阵挛 - 失张力癫痫（myoclonic-atonic epilepsy，MAE）又称 Doose 综合征，是一种少见的婴幼儿癫痫综合征，以肌阵挛及失张力性发作为主要特征。1970 年由 Doose 首先描述，占儿童起病各类癫痫的 1%～2%，发病高峰年龄为 3～4 岁。临床发作以肌阵挛 - 站立不能为特征性表现，强直发作和不典型失神发作少见。①肌阵挛：单个或多个肌肉或肌群突然、短暂（<100ms）不自主收缩，可累及各部位；主要累及双侧上肢及肩部，并有不同程度的点头或跌倒发作。②站立不能：由于失张力、肌阵挛或强直机制引起直立姿势的丧失，可导致跌倒。两种发作形式同时出现即表现为肌阵挛 - 站立不能性发作，患儿在单次或连续数次肌阵挛性抽动后肌张力不能维持而导致跌倒。也可表现为面部的肌阵挛及局部或全身的肌张力丧失。可有不典型失神及全身强直 - 阵挛性发作，但很少有局部性发作或强直性发作。当出现持续状态时，患儿表现为意识蒙眬迟钝，面部及四肢肌肉不规则抽搐、流涎、频繁点头等。

根据国际抗癫痫联盟（International League Against Epilepsy，ILAE）及国内外学者描述，其诊断要点为：①起病前发育正常，多无器质性疾病及其他导致癫痫发作的疾病；②发病年龄在 7 个月至 6 岁；男女发病比例为 2:1，1 岁内为 1:1.5，常有遗传易感性；③癫痫发作形式包括肌阵挛、失张力发作、肌阵挛 - 失张力发作、失神发作、强直性发作、阵挛性发作、全面性强直 - 阵挛发作；④癫痫持续状态较常见；⑤脑电图最初可能为正常或 θ 波背景，无局灶性放电，后可出现全面性棘慢波或多棘慢波综合；⑥除外婴儿型良性及重症肌阵挛癫痫、隐源性 Lennox-Gastaut 综合征等。

二、病因

Doose 综合征的病因目前仍不清楚。由于在患儿中发现存在 *SCN1A*、*SCN1B*、*GABRG2* 基因突变，推测 Doose 综合征可能是多基因遗传疾病，或是遗传易感性与环境因素共同作用所致。此外，自身免疫因素可能也是致病因素之一。

三、药物治疗

丙戊酸是目前治疗 Doose 综合征的一线药物。单用丙戊酸疗效不佳时，可根据患儿发作类型换用其他抗癫痫药物。失神发作明显的患儿可给予乙琥胺；全面强直 - 阵挛性发作明显者，可使用溴化物，或者丙戊酸联合乙琥胺；频发难治性肌阵挛 - 失张力发作或非惊厥持续状态时间较长时，可考虑大剂量激素治疗。比较明确的是，卡马西平、奥卡西平、苯妥英钠、氨己烯酸会使症状加重甚至诱发癫痫持续状态，应避免使用。需要指出的是，除药物治疗外，生酮饮食也是一种有效的 Doose 综合征的治疗方法。

四、VNS 治疗

Doose 综合征是一种相对严重的癫痫发作类型，而且药物难以控制，手术是一种重要的补充治疗手段。治疗 Doose 综合征通常有两种手术方式：胼胝体切开术和迷走神经刺激术。迷走神经刺激术由于避免了开颅手术所造成的神经功能损害，治疗效果确切、安全，易于被患者接受，所以近年得到了广泛的应用。近期一项 VNS 治疗顽固性癫痫的研究表明，38 例失张力癫痫发作患者（包括 Lennox-Gastaut 综合征和 Doose 综合征）进行 VNS 治疗随访 1.5 年发现，其中 8 例患者（21.1%）术后无癫痫发作；12 例患者（31.6%）术后缓解大于 50%；18 例患者（47.4%）术后缓解小于 50%；但遗憾的是有（20.1%）的患者术后出现了声音嘶哑。

对于诊断明确，药物难以控制的 Doose 综合征患者建议及早手术治疗，减少癫痫反复发作引起的神经功能损害；随着调控技术的不断完善及设备的国产化，VNS 有望成为 Doose 综合征手术治疗的首选方法。

（王栋梁　岛袋路朋　孟凡刚）

第四节　迷走神经刺激术治疗婴儿痉挛症

婴儿痉挛症（infantile spasms）由 West 在 1841 年第一次在 Lancet 杂志上描述，故又称 West 综合征。West 综合征是癫痫的一种类型，常见于婴儿，是 2 岁前最常见的癫痫性脑病。主要表现为：①痉挛发作；②发作间期脑电图呈高度失律；③精神运动发育迟滞。由于发育迟滞、严重的 EEG 异常和不良的预后，婴儿痉挛症被认为是婴儿期灾难性癫痫。该病发病率较低，每 10 000 名新生儿有 2～5 名发病，而每 10 000 名新生儿终身患病为 1.5～2 名。

婴儿痉挛症临床上通常分为症状性及隐源性。症状性婴儿痉挛症是指在癫痫发作前有明确的病因或明显的发育迟滞，病因多样，包括围生期因素、脑皮质发育异常、代谢性疾病、中枢神经系统感染、血管性疾病等。若无潜在病因且在癫痫发作前患儿发育正常则为隐源性婴儿痉挛症。痉挛发作包括屈肌型、伸肌型和混合型，表现为突发、短暂的肌肉收缩，然后是持续时间 1～2s 的不太强烈但持续性的强直收缩，典型表现为点头，双上肢拥抱动作。可在夜间发病，发作期间可见眼球偏离或呼吸模式的改变，发作前或发作后患儿可能哭闹或尖叫，发作后常有烦躁不安及暂时的低反应性。

目前 West 综合征的治疗仍以药物治疗为主，促肾上腺皮质激素（ACTH）是短期治疗最有效的药物，其他药物如氨己烯酸、非尔氨酯、丙戊酸钠等药物都有广泛的应用，亦有部分患儿通过生酮饮食得到改善。也有研究认为 West 综合征及 LGS 可能具有类似的致痫机制，23%～54% 的 West 综合征患儿可能发展为 LGS，诊断为 LGS 的患者 20%～36% 有 West 综合征病史。

当 West 综合征使用药物治疗难以有效控制，癫痫发作频繁，对患儿大脑发育和认知水平影响较大时应选择手术治疗。当 West 综合征有明确病因，脑电提示癫痫病灶局限且位于非功能区可采取切除性癫痫手术（根治术）；对于无明确病因或脑电提示放电广泛者，可采取胼胝体切开术或 VNS。Ricardo 等对 64 名行 VNS 的儿童癫痫患者进行随访，其中有 2 名电生理特点符合 West 综合征，分别在 5.5 岁及 6 岁时进行了 VNS 设备的置入，分别随访 20 个月及 24 个月，其中肌阵挛发作得到"较好的改善"，痉挛发作得到"非常好的改善"。国内方铁等对 13 例 West 综合征患者进行 VNS 治疗，随访 12 个月，在术后 1 个月、3 个月、6 个月、9 个月、12 个月时平均发作减少分别为 37.64%、50.21%、52.86%、71.67%、83.33%，平均发作减少率随治疗时间延长明显增加。

（刘婷红　方　铁　孟凡刚）

第五节　迷走神经刺激术治疗颅脑创伤后难治性癫痫

颅脑创伤后癫痫（post-traumatic epilepsy，PTE）是指继发于颅脑损伤后出现的癫痫发作，是颅脑损伤后最为严重的并发症之一。PTE 的发病率为 2%～50%，其中颅脑创伤的严重程度与 PTE 发生率密切相关。轻、中、重度颅脑创伤患者 30 年后癫痫累积发病率分别为 2%、4%、15%。其发病率与年龄也有一定关系，小于 14 岁人群 PTE 发病率约为 14%，15～34 岁人群发病率约为 30%，而大于 65 岁人群发病率约为 8%，手术创伤引起的癫痫发病率为 5%～7%。PTE 发作也有一定时间特征性，在颅脑创伤后 1 年内，PTE 的发生风险最高，1 年后风险显著下降，但是致伤后 30 年内均不能排除发作风险。早期 PTE 发作的危险因素包括：脑挫裂伤、脑内血肿、硬膜下和硬膜外血肿、颅骨凹陷性骨折、局灶性神经功能缺失、创伤后意识丧失大于 30min、格拉斯哥昏迷评分（Glasgow Coma Scale，GCS）≤10 分、年龄较小（尤其小于 5 岁）等。晚期癫痫的危险因素包括脑挫裂伤、硬膜下血肿、重型颅脑创伤、早期 PTE、急性脑内血肿或脑挫裂伤、颅骨（线性或凹陷性）骨折和年龄＞65 岁等。

一、PTE 的发病机制

PTE 根据发作时间不同可分为早期癫痫（≤1 周）、晚期癫痫（＞1 周）。研究表明，PTE 后早期痫样发作经过药物控制可能有效，而晚期痫样发作药物预防则无效，因此，亟待寻找一种有效的 PTE 预防及治疗手段。目前认为，PTE 发作过程分为 3 个阶段：①急性期阶段，由原发性颅脑创伤直接引起的早期癫痫发作；②迁延期，早期痫样发作及继发性脑损伤逐渐改变大脑正常电生理活动，引起反复的癫痫发作；③慢性期，固定的癫痫发作模式建立。

PTE 确切的发病机制仍未阐明，但存在以下几种假说：①机械性损伤。由于机械性暴力引起的弥漫性轴索损伤、血肿、水肿及局部缺血引起早期癫痫发作，与受伤机制、程度、部位密切相关。②脂质过氧化反应。在颅脑创伤后数分钟内，血源性白细胞便趋化至受损脑组织周围，引起一系列炎症效应。中性粒细胞活性进一步增强，导致氧化应激和水肿，并进一步产生破坏性的细胞因子和蛋白酶，从而建立反复的、自我延续的癫痫发作周期。③基因失调。micro-RNA 的调节作用导致兴奋性/抑制性神经递质失调，谷氨酸含量增加而 γ-氨基丁酸活性降低。④细胞学机制。兴奋性氨基酸在细胞外堆积、钙离子内流、细胞外钾离子平衡改变使细胞膜去极化，降低了神经细胞的兴奋阈值。⑤结构重塑。数日至数周后，皮质锥体细胞出现轴突出芽、分枝现象，形成新的兴奋性突触连接、颅脑创伤后皮质瘢痕的出现打破了中间神经元抑制性反馈回路，均可能是发生 PTE 的重要机制。

二、PTE 治疗面临的问题

部分 PTE 癫痫患者最终会发展为顽固性癫痫，因此对其治疗显得尤为重要。PTE 患者约 40% 会发展成药物难治性癫痫，此时恰当的外科处理非常有必要。目前临床上常采用癫痫灶切除术、软膜下横切术、低功率皮质热灼术，必要时行前颞叶、杏仁核加海马大部分切除术治疗 PTE。双侧弥漫性放电者，可行胼胝体切开术。PTE 外科治疗非常依赖对癫痫灶的精确定位，但颅脑创伤患者脑损伤常是多灶性，精确定位困难，部分重型颅脑损伤患者常伴有广泛脑软化，手术损害范围大。部分患者 PTE 发作前经过了多次手术，尤其是颅骨修补术，再次手术仍可能导致癫痫不能控制。并且外科手术后有伴发其他并发症出现的风险，如感染、脑积水等。因此，目前对 PTE 的外科治疗面临着重重困难。

三、迷走神经刺激术治疗 PTE 的机制

迷走神经刺激术（VNS）是目前国际上较为认可的一种新型癫痫辅助治疗，疗效确切，经过长期刺激后约 68% 的患者发作次数可减少 50% 以上，部分患者甚至可以完全治愈。作为一种新型神经调控技术，VNS 在癫痫疾病治疗中发挥着重要作用，在治疗颅脑创伤后癫痫中可能存在其独特的优势。一般认为，孤束核是迷走神经与脑内相关区域之间的中继站，VNS 刺激产生的电脉冲信号通过迷走神经由脑干孤束核向上投射至前脑底部、下丘脑、丘脑、杏仁核等部位，通过调控一个或多个核团起到抑制癫痫作用。大量研究证实，大脑内去甲肾上腺素能和 5- 羟色胺能神经元在不同癫痫模型中均有抗癫痫作用，Krahl SE 的研究证实了 VNS 可通过刺激蓝斑核促进去甲肾上腺素的释放和分泌。一组研究者在大鼠身上进行颅脑创伤后癫痫接受 VNS 刺激后的 PET 及神经生理变化研究发现，大鼠脑内精神运动区有所恢复，提出 VNS 可提高分泌去甲肾上腺素神经的活性。另外也有证据支持 VNS 可通过刺激中缝核的 5- 羟色胺能神经元抑制癫痫发作。除此之外，Heney 等学者研究证实 VNS 可引起双侧皮质、丘脑、海马、杏仁核和扣带回后部的血流变化，或可激活脑内抑制性结构。Carpenter LL 发现 VNS 可增加脑脊液内游离 GABA 水平，从而抑制癫痫发作。VNS 治疗 PTE 的机制复杂，仍需进一步研究。

四、迷走神经刺激术治疗 PTE 的效果

迷走神经刺激术作为一种有效的癫痫辅助治疗手段，其在 PTE 患者中的有效性在近些年也备受关注。一项研究通过 317 名 PTE 患者和 1 763 名非 PTE 患者的 VNS 术后 2 年疗效对比发现，PTE 患者通过 VNS 治疗有效率达到 78%（发作频率减少 50% 以上），发作频率降低中位数为 73%，且 3 个月时的发作频率降低中位数达 50%，而非 PTE 患者有效率为 61%。2008 年韩国全北国立大学附属医院分析了该医院的 11 例包括手术后和外伤后癫痫的 VNS治疗疗效，12 个月、18 个月、24 个月后分别有 85.2%、92.4%、97.2% 患者发作次数较术前减少，其中有 6 例患者完全治愈。2011 年美国纽约大学 Langone 医学中心发表的 436 例癫痫患者接受 VNS 治疗后长期疗效的文献中，VNS 术后平均随访 4.94 年，所有患者术后发作平均减少 55.8%，其中脑外伤性癫痫患者 28 例，这些患者在 VNS 术后发作平均减少 68.4%（56.0%～82.0%），发作减少中位数 75%（$P = 0.02$）。总结上述文献结果可知，与非颅脑创伤性难治性癫痫相比，VNS 治疗颅脑创伤性难治性癫痫的疗效可能更佳，但具体原因未知。有学者提出 VNS 可以通过减少肿瘤坏死因子 -α、IL-1β、IL-10 等炎症介质的释放达到神经元保护的作用，我们推测可能与 VNS 治疗 PTE 机制相关。除此之外，VNS 还可改善颅脑创伤性癫痫患者的抑郁、记忆，提高共患此类障碍性疾病 PTE 患者的生活质量。

五、总结与展望

目前 PTE 的治疗仍是临床上一大难题，尤其是药物难治性 PTE 患者，其癫痫灶定位及手术难度较非颅脑创伤性癫痫患者更为复杂、精细，长期癫痫发作无法控制将严重影响患者生活质量。VNS 作为一种新型神经调控技术的出现为无法手术的 PTE 患者带来新的治疗希望。VNS 治疗机制理论众多，但可以肯定的是蓝斑核与中缝核在 VNS 抗癫痫中起到至关重要的作用。虽然目前许多文献支持 VNS 治疗 PTE 患者效果更佳，但仍缺乏更多高质量的随机、双盲、大规模临床研究评估疗效。同时，对于如何调整 VNS 的刺激参数及模式、如何筛选适合置入 VNS 的 PTE 患者、VNS 手术开展时机不同对治疗效果是否有影响、VNS 治疗 PTE 的确切机制是什么。以上都是今后仍需要进一步研究的方向。

（朱周乐　朱君明）

第六节　迷走神经刺激术治疗失张力/跌倒发作

失张力发作（atonic seizure），是由于双侧部分或者全身肌肉张力突然丧失，导致不能维持原有的姿势，出现跌倒、肢体下坠等表现，发作时间相对短，持续数秒至 10 余秒多见，发作持续时间短者多不伴有明显的意识障碍，脑电图（electroencephalogram，EEG）多表现为全面性暴发出现的多棘慢波节律、低波幅电活动或者电抑制，既往认为失张力发作属于一种全面性癫痫发作，但新的癫痫分类中失张力发作可出现于局灶性、全面性及起源不明的任何发作类型中。失张力发作多见于 Lennox-Gastaut 综合征、Doose 综合征（肌阵挛-站立不能性癫痫）等癫痫性脑病。失张力发作多见于症状性癫痫，而在特发性癫痫中很少见。

失张力发作可以认为是一种跌倒发作（drop attacks），但可引起跌倒发作的不局限于失张力发作这一种发作形式，可以继发全面性癫痫发作的均可导致跌倒发作，跌倒发作除了可以表现为突然的张力丧失，即失张力发作；也可以表现为全身张力的显著升高，如全面性强直-阵挛发作（generalized tonic-clonic seizure，GTCS）、发作强直发作（tonic seizure）、失神发作（absence seizure）及肌阵挛发作（myoclonic seizure）等。这些类型的癫痫发作可能导致患者突然跌倒，从而导致外伤并严重限制日常活动。罹患此类癫痫的患者常常因为频繁的癫痫发作对大脑功能造成损伤或是多种抗癫痫药物的不良反应等导致认知功能的下降，从而影响患者生活质量。

一般来讲，当抗癫痫药物使用剂量及种类已经达到最大时癫痫发作仍然控制欠佳，并且在神经电生理及影像检查均没有明确的局灶性病灶，此时应积极考虑姑息性手术来缓解癫痫的发作频率及程度，从而改善患者的生活质量，提高社会功能，促进认知功能恢复。目前可供选择的姑息性手术方案主要有两种方式：第一种是胼胝体切开术（corpus callosotomy，CC），它是最早应用于跌倒发作的姑息性手术治疗方式，19 世纪 40 年代就已经开始在临床应用，大量的临床资料显示 CC 可使跌倒发作显著改善，但 CC 的不良反应突出并且持久，有些甚至是不可逆的脑功能异常。第二种便是 VNS。VNS 作为一种神经调控治疗方式，是一种侵袭性较小的控制癫痫发作的方法，已有多个研究证实了 VNS 治疗的有效性，其中，E03 和 E05 研究是两个被公认的关于 VNS 治疗癫痫发作的随机对照研究，研究显示在 VNS 治疗 3 个月后，癫痫发作缓解率分别为 24.5% 和 27.9%，但这两项研究只是局限于部分性癫痫患者,并没有以失张力发作作为观察终点。但是,许多置入了 VNS 的患者同时合并了多种发作类型,其中包括失张力发作,这为进一步观察 VNS 治疗这种特殊的癫痫发作类型提供了依据。

John D. Rolston 总结了 7 篇关于 VNS 治疗失张力发作的临床研究,共入组 38 名患者,平均随访了 1.5 年时间,荟萃分析显示大约有 52.6% 的患者发作减少大于 50%,其中有 21.1% 的患者癫痫发作完全终止。很多关于 VNS 效果的随访研究发现,VNS 往往会随着刺激时间的延长,疗效也有逐渐增加的现象,这意味着更长的治疗时间与更好的癫痫发作控制相关。文章中关于脉冲发生器的参数多采用 0.25mA、30Hz、500 μsec、"开机"30s、"关机"5min 刺激参数起始,电流至少每 2 周增加 0.25mA,直至达到 3.5mA,或出现不良反应。目前对于 VNS 的最佳参数设置尚无明确的定义,参数调整仍然是采用标准循环和快速循环两种模式,有研究显示快速循环治疗的患者可在 3 个循环周期内使癫痫发作频率降低 50% 以上,而标准循环治疗则需要 6~24 个月才能使癫痫发作率降低 50% 以上。快速循环和标准循环两种模式均表明了 VNS 治疗的累积效应。但快速循环和标准循环之间的疗效比较不是绝对的,有的研究认为快速循环对于癫痫控制率要好于标准循环模式,一些儿童患者对于快速循环模式的反应性要好于标准循环模式。但也有研究认为标准循环模式比快速循环模式有更高的癫痫缓解率。还有一些研究认为两种刺激模式并没有差异。

有证据表明,VNS 可以改善认知功能。Clark 等认为,VNS 增强了被试者的单词记忆能力,从而改善了短时记忆。Englot 等认为,VNS 治疗后患者在警觉性、言语交流、学校成绩/专业成就和记忆方面的存在有主观改进。Ghacibeh 等认为,VNS 对学习没有影响,但对记忆的保持和巩固有积极的影响。

在手术不良反应方面 John D. Rolston 的荟萃分析认为,VNS 最常见的并发症相对轻微,主要为声音嘶哑,发生率约占 20.1%。从严重程度方面本研究认为 VNS 与癫痫猝死、癫痫持续状态及声带麻痹有关,但 John D. Rolston 在研究中认为猝死和癫痫持续状态这两种并发症是可以预测到的结局,因此很难定义为 VNS 的术后并发症。其他大部分关于 VNS 并发症方面的研究认为其不良反应通常是轻微的,包括咽喉刺激、咳嗽、发声障碍和睡眠中断等。因此,由于 VNS 治疗创伤较小,许多患者将 VNS 视为治疗跌倒发作或失张力发作的首选。

所以对于失张力发作、跌倒发作的癫痫患者而言,当药物治疗效果欠佳,或是频繁的发作已经对患者产生了严重的躯体伤害,又或是对儿童患者的认知发育造成不可逆的损害时,CC 和 VNS 均可作为控制癫痫发作,减少伤害的有效治疗方式。由于 VNS 对患者创伤轻微且多为术后一过性出现,极少有持久的功能损害,因此相对于 CC 因开颅带来的永久性功能损害,可以将 VNS 作为治疗的首选,这样即便是最终 VNS 疗效欠佳,仍然保留开颅手术的可能性,同时将手术的不良事件发生率降至最低。

(赵　萌　关宇光　栾国明)

第七节　迷走神经刺激术治疗结节性硬化相关的多灶性癫痫

结节性硬化症(tuberous sclerosis complex,TSC)又称 Bourneville 病,是一种常染色体显性遗传的神经皮肤综合征,多导致外胚层的组织器官发育异常,可使脑、皮肤、周围神经、肾等多个脏器受累,临床特征主要是面部皮脂腺瘤、癫痫发作和智力减退。该病为遗传病,根据基因定位可分为 4 型:*TSC1*、*TSC2*、*TSC3*、*TSC4*。*TSC1* 和 *TSC2* 基因突变分别引起错构瘤蛋白和结节蛋白功能异常,影响其细胞分化调节功能,导致外胚层、中胚层和内胚层细胞生长和分化的异常。遗传方式为常染色体显性遗传,家族性病例约占 1/3,即由父母一方遗传而来的 *TSC1* 或 *TSC2* 基因;散发病例约占 2/3,即出生时患者携带新突变的 *TSC1* 或 *TSC2* 基因,并无家族成员患病。家族性患者 *TSC1* 基因突变较为多见,而散发性患者 *TSC2* 基因突变较常见。

一、临床表现

根据受累部位不同,可有不同表现。典型表现为面部皮脂腺瘤、癫痫发作和智力减退。多于儿童期发病,男多于女。

1. 皮肤损害 特征是口鼻三角区皮脂腺瘤,对称性蝶形分布,呈淡红色或红褐色,为针尖至蚕豆大小的坚硬蜡样丘疹,按之稍褪色。90% 在 4 岁前出现,随年龄增长而增大,很少累及上唇。85% 患者出生后就有 3 个以上 1mm 长树叶形、卵圆形或不规则形色素脱失斑,见于四肢和躯干。20% 可在 10 岁以后出现腰骶区的鲨鱼皮斑,略高出正常皮肤,局部皮肤增厚粗糙,呈灰褐色或微棕色斑块。13% 患者可表现甲床下纤维瘤,又称 Koenen 肿瘤,自指(趾)甲沟处长出,趾甲常见,多见于青春期,可为本病唯一皮损。其中 3 个以上的色素脱失斑和甲床下纤维瘤是本病最特征的皮损。其他如咖啡牛奶斑、皮肤纤维瘤等均可见。

2. 神经系统损害

(1)癫痫:是本病的主要神经症状,发病率 70%～90%,可从婴幼儿期开始,发作形式多样。目前的研究认为,皮质结节是导致 TSC 患者癫痫发作的主要病因。这些发育异常的皮质结节丧失了正常皮质细胞的 6 层结构,表现为发育不良的神经元、巨大星形细胞、胶质细胞或包含胶质成分,引起神经元异常放电,导致癫痫发作。若伴有皮肤色素脱失可诊断为结节性硬化症。

(2)智力减退:多呈进行性加重,伴有情绪不稳、行为幼稚、易冲动和思维紊乱等精神症状,智力减退者几乎都有癫痫发作,早发癫痫者易出现智力减退,癫痫发作伴有高峰节律异常脑电图者常有严重的智力障碍,部分患者可表现为孤独症。频繁而持续的癫痫发作后可继发违拗、固执等癫痫性人格障碍。

(3)少数可有神经系统阳性体征:如锥体外系体征或单瘫、偏瘫、截瘫、腱反射亢进等,室管膜下结节阻塞脑脊液循环通路或局部巨大结节、并发肿瘤等可引起颅内压增高表现。

3. 眼部症状 50% 的患者有视网膜胶质瘤,称为晶体瘤。眼底检查在眼球后极视盘或附近可见多个虫卵样或桑椹样钙化结节,或在视网膜周边有黄白色环状损害。此外尚可出现小眼球、突眼、青光眼、晶状体混浊、白内障、玻璃体积血、色素性视网膜炎、视网膜出血和原发性视神经萎缩。

4. 其他脏器损害 ①肾脏病变:肾血管平滑肌脂肪瘤(AML)和肾囊肿最常见,表现为无痛性血尿、蛋白尿、高血压或腹部包块等;②心脏病变:47%～67% 的患者可出现心脏横纹肌瘤,引起心力衰竭;③肺部病变:肺淋巴管肌瘤病(lymphangioleiomyomatosis, LAM)是结缔组织、平滑肌及血管过度生长形成网状结节与多发性小囊性变,可出现气短、咳嗽等肺源性心脏病、自发性气胸的表现;④骨骼病变:骨质硬化,颅骨硬化症最为常见,亦好发于指（趾）骨，为骨小梁增生所致，以及消化道、甲状腺、甲状旁腺、子宫、膀胱、肾上腺、乳腺、胸腺等均可能有受累，目前认为 TSC 除骨骼肌、松果体外可累及所有组织器官。

二、辅助检查

1. 头颅 CT 或 MRI　平扫可见室管膜下脑室边缘及大脑皮质表面多个结节状稍低或等密度病灶，部分结节可显示高密度钙化，为双侧多发性，增强呈普遍增强，结节更清晰，可发现平扫不能显示的结节。皮层和小脑的结节有确诊意义。

2. 脑电图　脑电表现不一，常可见高幅失律和各种癫痫波。

3. 其他　心电图、B 超、超声心动图等其他检查可协助发现累及其他脏器的病变。

三、诊断标准

1. 主要指征　①面部血管纤维瘤或前额斑块；②非外伤性指（趾）甲或甲周纤维瘤；③色素减退斑（≥3 个）；④鲨鱼革样皮疹（结缔组织痣）；⑤多发性视网膜错构瘤结节；⑥皮质结节；⑦室管膜下结节；⑧室管膜下巨细胞星形细胞瘤；⑨单个或多发的心脏横纹肌瘤；⑩肺淋巴管肌瘤病；⑪肾血管平滑肌瘤。

2. 次要指征　①多发性、随机分布的牙釉质凹陷；②错构瘤性直肠息肉（组织学证实）；③骨囊肿（放射学证实）；④脑白质放射状移行束（放射学证实）；⑤牙龈纤维瘤；⑥非肾性错构瘤（组织学证实）；⑦视网膜色素缺失斑；⑧Confetti 皮损；⑨多发性肾囊肿（组织学证实）。

确诊 TSC：2 个主要指征或 1 个主要指征 +2 个次要指征；拟诊 TSC：1 个主要指征 +1 个次要指征；可疑 TSC：1 个主要指征或≥2 个次要指征。

四、TSC 所致癫痫的干预策略

结合患者典型的症状和体征加上影像检查，TSC 的诊断并不困难。但对于已确诊的 TSC 患者，应该尽早实施脑电图检查，以便尽早发现潜在的癫痫放电。有研究证实 TSC 引起的顽固性癫痫发作是智力发育障碍的独立危险因素。因此，应尽早对 TSC 的患者实施干预治疗，以预防或减少癫痫的发生。

对于 TSC 所致癫痫，有超过 1/3 的患者最终可发展为药物难治性癫痫，需要外科干预来控制癫痫发作。国外有研究报道，TSC 伴难治性癫痫的外科治疗能使 43%～100% 的患者获得优良效果，同时可使认知和社会适应能力得到改善。TSC 癫痫外科治疗的关键在于明确致痫皮质结节并对其进行手术切除，术前评估手段包括各种电生理及影像检查，甚至必要时可进行颅内电极的埋藏寻找责任结节，手术切除致痫结节可以有效终止患者的癫痫发作。Romanelli 等的回顾性研究表明，TSC 患者虽有多结节，但通常其中较大的结节，并伴有钙化且与脑电图吻合者，或临床资料、脑电图、影像学资料一致的手术疗效更佳。

但 TSC 患者颅内结节数量通常不止 1 个，在病程发展的不同时期都有可能成为致痫灶，并可能导致多灶性或弥漫性致痫灶的形成，这是目前外科干预 TSC 所致难治性癫痫的主要障碍。对于这种多灶性癫痫，或是责任致痫结节不明确，或是结节位于重要功能区手术切除有风险的患者来说，在选择手术切除时应慎重。Elliott 等观察了 19 例行 VNS 治疗的 TSC 癫痫患者，平均随访 4.9 年，癫痫的平均发作率减少了 72%，其中有 82% 的患者癫痫发作至少减少了 67%。还有报道称 VNS 治疗术后癫痫平均发作 1 年减少 35%，3 年减少

44%。总之，对于结节性硬化相关的多灶性癫痫患者而言，VNS 可作为缓解发作、改善认知、促进发育的一个选择。

（赵　萌　关宇光　栾国明）

第八节　迷走神经刺激术治疗基因突变相关的癫痫

癫痫发作是神经元过度同步放电的结果，因此，编码与神经元电活动相关的离子通道（如钠离子、钾离子、钙离子、氯离子通道），神经递质受体（如烟碱样乙酰胆碱受体、γ-氨基丁酸 A 受体），胞内信号传导通路等的基因，是癫痫重要的候选致病基因。近年来对癫痫疾病的家系和散发患者样本的连锁分析、关联分析研究，使大量的新生突变基因、人群易感性基因和基因拷贝数变化被发现，很多癫痫疾病的相关基因已经被定位克隆，包括神经元离子通道类（KCNQ2、KCNQ3、KCNT1、KCNA1、SCN1A、CAC-NA1A 和 SCN2A 等），神级元递质受体类（CHR-NA4、CHRNB2、GABRG2 和 GABRA1 等），能量代谢类（mt-tRNA Lys 和 mt CSTB 等）和其他基因（*LGI1* 等）。目前，研究 SCN1A 基因突变是研究较多的基因突变之一，而应用 VNS 治疗与基因突变相关难治性癫痫综合征如 Dravet 综合征（Dravet syndrome，DS）和全面性癫痫伴有热性惊厥附加症（generalised epilepsy with febrile seizures plus，GEFS⁺）均与之有关。此外，与基因突变相关的 Rett 综合征亦有 VNS 治疗的报道。本节重点围绕这 1 个基因和 3 个综合征，对 VNS 在治疗基因突变所致癫痫中的应用进行综述，也希望对其他基因突变所致的难治性癫痫治疗有所提示与指导。

一、*SCN1A* 基因突变与相关癫痫综合征

电压门控钠离子通道，是引起动作电位的基本单位，编码电压门控钠离子通道 a_1 亚单位的基因突变是引起癫痫综合征最常见的基因突变之一。*SCN1A* 基因全称电压门控钠离子通道 a_1 亚单位基因（voltage-gated sodium channel 1-subunit gene，NG-011906.1），编码电压门控钠离子通道 a_1 亚单位（NaV1.1）。在所有已知的癫痫相关基因中，*SCN1A* 基因是人类癫痫最常见的突变基因，到目前为止，已有 900 多个 *SCN1A* 基因突变被报道。

SCN1A 基因突变类型包括碱基置换、缺失或插入突变、移码突变等。碱基置换仅引起个别氨基酸的替换，而无义突变和移码突变可提前终止蛋白质表达；剪切部位的突变、大片段的重复或缺失导致碱基重排，引起基因转录或翻译的异常，使蛋白表达减少或缺如，导致通道功能缺失，称为截断突变。研究表明，引起 GEFS⁺ 的 *SCN1A* 突变主要以错义突变为主，钠通道跨膜蛋白的部分氨基酸被替换，致使钠通道功能发生相应改变。Dravet 综合征相关的 SCN1A 突变中约有一半为截断突变，存在部分错义突变，截断突变大多位于 *SCN1A* 基因的起始段，使其表达电压门控钠离子通道的能力下降或缺失，错义突变影响钠离子通道的功能、在细胞膜上的分布及与其他离子通道之间的联系。

SCN1A 基因突变可以导致多种不同类型和不同严重程度的癫痫，所致疾病谱从自限性热性惊厥（febrile seizures，FS）、表型较轻的 GEFS⁺ 到严重的 Dravet 综合征。这种癫痫表型的多样性、复杂性与 *SCN1A* 突变的位置、类型及功能学改变有关；甚至同一位点的突变，氨基酸残基替换的不同亦可导致电压门控钠离子通道电生理学改变的不同，从而导致不同的癫痫表型。

二、Dravet 综合征

Dravet 综合征是一种儿童期起病的进行性癫痫型脑病，由法国医生 Dravet 于 1978 年首次报道，早期称为婴儿严重肌阵挛性癫痫，后来发现少数患儿病程中可始终不出现肌阵挛发作，故 2001 年 ILAE 将其正式更名为 Dravet 综合征。Dravet 综合征以早发的婴儿热性阵挛性惊厥、肌阵挛发作、不典型失神发作、复杂局灶性发作为特征。另外，惊厥、肌阵挛及失神癫痫持续状态常见。具有发病年龄早、发作形式复杂、发作频率高、智力损害严重、药物治疗有效率低、预后差、死亡率高等特点，也是顽固性癫痫的代表。

Dravet 综合征在 1 岁内发病，出生后 5 个月为发病高峰，总体发病率 1/（20 000～40 000），男：女约为 2∶1，约占小儿各型肌阵挛性癫痫的 29.5%，占 3 岁以内婴幼儿童癫痫的 7%。Dravet 综合征是一种与离子通道基因突变密切相关的癫痫综合征，其中 70%～80% 是由 *SCN1A* 突变引起，包括错义突变、插入突变、缺失突变、移码突变、染色体重组。Dravet 综合征为常染色体显性遗传病，几乎所有的患儿所携带的基因突变为新发突变，其父母均不携带该突变。检索 *SCN1A* 基因变化数据库，可发现 300 多种 *SCN1A* 基因变化可致 Dravet 综合征。

Dravet 综合征诊断必须依赖临床，诊断标准为：①有热性惊厥和癫痫家族史倾向；②发病前智力运动发育正常；③1 岁以内起病，首次发作为一侧性或全面性阵挛或强直阵挛，常为发热所诱发，起病后出现肌阵挛、不典型失神、部分性发作等各种方式；④病初脑电图正常，随后表现为广泛的、局灶或多灶性棘慢波及多棘慢波，光敏感性可早期出现；⑤精神、智力、运动患病前正常，第 2 年出现停滞或倒退，并可出现神经系统体征；⑥抗痫药物治疗不理想。头颅 CT 和 MRI 检查正常或大脑或小脑轻度萎缩。

Dravet 综合征属于难治性癫痫，对抗痫药物不敏感。单一作用于钠离子通道药物如拉莫三嗪、卡马西平，可加重发作，而有多重作用机制或作用于钠离子通道以外的药物可有一定疗效。生酮饮食能减少发作频率和发作持续时间。溴化钾可有效减少惊厥发作。而氯硝西泮、卡马西平则几乎无效。静脉注射免疫球蛋白有效，皮质类固醇可使临床症状短期改善。二氧苯庚醇添加丙戊酸钠和氯巴占能够长期维持疗效，减少惊厥发作频率。左乙拉西坦亦有较好疗效，且易被患儿接受。患儿较易出现惊厥持续状态，静脉推注苯巴比妥为控制癫痫状态的最佳方法，可选择依次静脉滴注地西泮、咪达唑仑、苯巴比妥（前序药物无效时）。

尽管丙戊酸、氧异安定、溴化物、托吡酯和司替戊醇等多种药物对 Dravet 综合征有效，但所有抗痫药物均逐步趋于无效，这使得医师必须考虑其他非药物治疗方案。VNS 能够减少多种癫痫类型的发作频率，不良反应少且轻微，此外，VNS 不影响患儿认知功能，无药物之间的相互作用，这都使得 VNS 成为治疗 Dravet 综合征的一个良好选择。Dibue Adjei 荟萃分析 VNS 辅助治疗 Dravet 综合征患者的发作频率变化，13 个研究入组，其中包括 11 个单中心回顾性研究、1 个多中心回顾性分析及 1 个病例报道，共 68 名患者入选，分析显示，52.9% 的患者发作频率减少大于或等于 50%。即使那些先前对众多抗惊厥及生酮饮食治疗失败的患儿，也能获得一定利益。这些结果也提示，可以考虑将 VNS 作为 Dravet 综合征早期辅助治疗备选方案。

Zamponi 等应用 VNS 治疗 7 名儿童和 1 名成年 Dravet 综合征，刺激参数：2.0mA，30Hz，30min"开机"/5min"关机"。随访 1 年显示，与治疗前相比较，治疗后 3 个月抽搐频率减少 12%，6 个月时减少 6%，12 个月时减少 31%。全部患者在警觉和沟通能力方面都有改善。

欧洲一项迄今最大样本量的多中心研究,回顾性评价了 347 名 VNS 治疗的难治性癫痫儿童,其中 20 名 Dravet 综合征儿童,12 个月时,5 名(25%)主要发作形式发作频率减少大于或等于 50%。Fulton 回顾性评价 VNS 治疗 20 名 *SCN1A* 突变所致 Dravet 综合征儿童,评估置入后 6 个月发作控制情况,证实 VNS 除了能减少发作频率,部分患儿认知或语言发育有改善。

三、全面性癫痫伴有热性惊厥附加症(GEFS⁺)

GEFS⁺ 是一种常染色体显性遗传的癫痫综合征,澳大利亚学者 SCheffer 和 Berkovic 于 1997 年在研究一个热性惊厥大家系中首次报道。2001 年,国际抗癫痫联盟正式将 GEFS⁺ 作为一种新的综合征列入癫痫综合征分类中。GEFS⁺ 外显率约为 60%,具有显著的表型异质性,热性惊厥、热性惊厥附加症、热性惊厥伴有失神发作、热性惊厥伴有肌阵挛发作、热性惊厥伴有失张力发作等多样的临床表现组成了其临床表型谱。其还具有遗传异质性,同一个家系中受累成员的临床表型可不同。发病年龄主要在儿童期和青少年期,临床特征为儿童 6 岁后仍有热性惊厥,可伴有无热性全面强直阵挛发作、失神、肌阵挛或失张力发作,常有智力障碍,预后差。

目前发现的与 GEFS⁺ 相关的基因包括编码门控钠通道亚基(SCN1A,SCN1B,SCN2A)和 GABA 受体亚基(GABRG2,GABD)。典型突变是错义突变,受影响个体的 80% 出现一些形式的发作疾病。约 1/3 的 GEFS⁺ 患者可出现多种类型的全面性癫痫发作。家族成员中有 FS 和 FS⁺ 病史是 GEFS⁺ 家系诊断的重要依据。GEFS⁺ 家系成员的具体表型诊断根据其发作类型和脑电图特点确定。GEFS⁺ 家系成员总体预后良好,青春期后不再发作,但如果为 Dravet 综合征,则预后不良。手术切除是治疗以局灶性症状为主的药物难治性 GEFS⁺ 的选择之一,但由于遗传缺陷,大多数患者可能存在意想不到的轻度弥漫性皮质发育畸形,皮质切除难以改善患儿的发作情况。

VNS 可调节孤束核和脑干网状结构,中断癫痫发作的同步化放电,对 Lennox-Gastaut 综合征、Dravet 综合征、West 综合征,以及其他多种类型的痫性脑病都有效,且耐受良好。初始参数:输出电流 0.25mA,信号频率 30Hz,脉宽 250~500ms,"开机"30s,"关机"300s,通常,输出电流增加到 2~3mA 仍可以耐受。有关 VNS 治疗 GEFS⁺ 的文献报道罕见,Hanaya 等报道 VNS 治疗 1 名有 *SCN1A* 突变和全面性强直 - 阵挛性发作(GTCS)和有影响意识的局灶性发作(FSICs)的女孩。VNS GEFS⁺ 患者 4 年后,GTCS 和 FSICs 发作分别减少超过 75% 和 80%。

四、Rett 综合征

Rett 综合征是一种严重影响婴幼儿智力运动发育的疾病,由 Andreas Rett 于 1966 年首先报道,本病主要累及女性。以典型的认知功能障碍、交流障碍、手的失用及刻板动作、步态异常及头部发育在最初 6~18 个月的正常发育后的减速。Rett 综合征主要由甲基化 CpG 结合蛋白 -2(*MeCP-2*)基因突变所致,该基因定位于 Xq28,80%~85% 的典型 Rett 综合征可见到此种突变。

Rett 综合征相关的临床特征包括癫痫发作、呼吸节律异常、生长停滞或倒退和口咽功能障碍。部分患者的癫痫发作可以通过抗癫痫药物控制,仍有部分患者发展为药物难治癫痫。Wilfong 等报道了对 5 例典型 Rett 综合征和 2 例非典型的 Rett 综合征的药物难治性癫痫的患者进行至少 1 年的 VNS 治疗，患者年龄 1～14 岁，其中 5 例典型 Rett 综合征检测到 *MeCP-2* 基因突变，而 2 例非典型患者为检测到 *MeCP-2* 基因突变。所有患者 VNS 初始参数：输出电流 0.25mA，信号频率 30Hz，脉宽 500ms，"开机"30s，"关机"300s。治疗后 12 个月 6 例患者发作减少 50%，4 例患者发作减少 90%。1 例患者的照料者报告患者在置入 VNS 后 1 个月出现食欲缺乏、咳嗽及进食阻塞，后续进行了胃造口术鼻饲，另外 1 例患者亦有食欲缺乏的报道，其余患者未见 VNS 相关不良反应，无患者需要摘除仪器。患者生活质量均得到改善。

五、展望

近年来，随着各种遗传学技术的发展，越来越多的单基因、多基因异常所引起的癫痫综合征被认识，其中许多都将发展为药物难治性癫痫。目前，国内外 VNS 在多种类型的难治性癫痫显示了一定疗效，并展示出巨大的价值和潜力。但目前临床研究尚缺少大样本研究，建立多中心合作以开展迷走神经刺激术的应用性研究，进一步探讨其治疗机制，可为提高遗传相关的基因突变所致的难治性癫痫患者的生活质量提供新的治疗选择。

（王　峰　李艺影　孟凡刚　李志梅）

第九节　迷走神经刺激术治疗进食性癫痫

反射性癫痫（reflex epilepsy），又称诱发性癫痫（precipitatic epilepsy），是既往无发作史的人或少数癫痫患者由各种感觉，如视觉、听觉、嗅觉、味觉、躯体觉、内脏觉及精神刺激所诱发的癫痫发作。其发病率仅占癫痫的 1%。

进食性癫痫（eating epilepsy，EEP），是指进餐时或进餐后不久出现的癫痫发作。是反射性癫痫的一种，以男性青少年多见，该病发病率较低，为 1%～7%。其发病机制尚未完全明确。Angelo 等认为可能与食物种类、咀嚼方式、消化道扩张、口咽刺激及可能的自主神经因素、躯体感觉或本体感觉传入有关。也有研究者认为，杏仁核最有可能是咀嚼诱导癫痫发作的起源。其发作形式主要有复杂部分发作、简单部分发作和继发性全身发作，伴有或不伴有意识障碍。发作时脑电图可出现发作波，呈局灶性或普遍性异常。以往，由于进食性癫痫病因不明，缺乏有效治疗措施，只能单纯依靠药物。

迷走神经刺激术（VNS）是通过在体内置入一种脉冲发生器（由合金、硅胶、电子芯片、电池等组成的电子装置），定时产生不同强度的脉冲电流，脉冲电流通过导线传导到缠绕在颈部左侧迷走神经的螺旋状电极，刺激迷走神经，进而控制癫痫的发作。

近年来，迷走神经刺激已越来越多地用于治疗儿童和成人难治性癫痫。最近，越来越多的医疗机构已尝试将 VNS 手术适用范围扩大，以求为更多患者提供医疗服务。对于 VNS 治疗进食性癫痫亦有报道。

以下是 Arthur Cukiert 等 2010 年在 *Epilepsia* 上发表的 3 例通过 VNS 治疗进食性癫痫患者的结果。

病例 1：患者，男性，34 岁。16 岁开始存在非反射性和反射性复杂局灶性癫痫发作，每天都有癫痫发作，其中，98% 是在进食期间发作。发作间期脑电图显示双侧颞中单时相尖峰形成，提示双侧颞叶癫痫发作。MRI 显示双侧多小脑回畸形。26 岁行 VNS（最终参数：2.0mA，500 微 μs，30Hz，"开机"30s，"关机"5min）。术后反射性癫痫发作频率减少 95%；非反射性癫痫发作不定时发作（1 次 /4 个月）。由于进食不再中断，体重增加。6 年后，由于电池电量耗尽，反射性癫痫发作频率有所增加，但未到达术前水平（1 次 /2～3 天）。

病例 2：患者，女性，40 岁。13 岁开始存在非反射性和反射性复杂局灶性癫痫发作，合并热水性癫痫，每天都有反射性及非反射性癫痫发作，其中，80% 的反射性癫痫发作是在进食期间。发作期间脑电图示双侧颞叶相尖峰形成。MRI 正常。曾行右颞枕切除术。术后癫痫发作频率没有改善，但遗留严重记忆力缺陷和对侧同侧偏盲。复查脑电图显示发作起源于左颞叶。38 岁时行 VNS（最终参数：2.5mA，500μs，30Hz，"开机"30 秒，"关机"5 分钟）。随访 2 年，反射性癫痫发作频率下降 85%，每日非反射性癫痫发作和反射性热水癫痫发作未改善。

病例 3：患者，男性，37 岁。4 岁开始存在非反射性和反射性复杂局灶性癫痫发作，65% 的进食性癫痫发作是在进食期间，发作间期皮质脑电图显示左半球异常放电。随后行左额叶切除术。术后癫痫发作频率降低 60%，但每天仍然频繁发生非反射和反射性癫痫发作。复查视频脑电图显示左额中央发作期及非发作期频繁点活动。该右利手患者不适合行皮质切除术。35 岁时 VNS（最终参数：2.5mA，500μs，30Hz，"开机"30s，"关机"5min）。随访 2 年，进食性癫痫发作减少 70%，非反射性癫痫减少 40%。

患者 VNS 术后抗癫痫药物维持稳定：①病例 1，卡马西平 1.6g/d，苯巴比妥 0.1g/d；②病例 2，奥卡西平 3.6，g/d，苯巴比妥 0.15g/d，氯巴占 40mg/d；③病例 3，丙戊酸钠 2，g/d，卡马西平 1.6g/d，氯巴占 20mg/d。

因为颞叶和岛叶是导致癫痫发作的重要区域，而癫痫发作可能是由迷走神经支配的器官传入刺激所诱发。单侧 VNS 理论上可能是通过双向调节途径孤束核的上行神经活动来发挥作用。因此，作者猜想进食性癫痫发作频率很可能与通过调节迷走神经传递到中枢神经系统（central nervous system，CNS）的内脏神经活动有关。

进食性癫痫因其严重威胁患者的生活质量备受关注，寻找适合安全的治疗方法称为当务之急，VNS 作为治疗难治性癫痫的新型手段，以其微创、容易调控、能长期治疗的优势逐渐应用于各种类型的癫痫治疗中，尽管目前接受 VNS 治疗的病例报道数较少，但我们可以看出 VNS 是治疗 EEP 的方法之一。

（王 峰 李潇啸 隋云鹏 孟凡刚）

第十节 迷走神经刺激术在癫痫持续状态中的应用

癫痫持续状态是神经科常见危急症之一，其中难治性癫痫持续状态或超难治性癫痫持续状态更是临床中需要紧急治疗的病症。随着 VNS 在难治性癫痫的应用，发现 VNS 在某些癫痫持续状态患者中也可明显改善，因此 VNS 在癫痫持续状态中的疗效也得到临床重视。

Winston KR 等在 2001 年就报道了 VNS 治疗癫痫持续状态。患者为 13 岁儿童，表现为不对称的肢体强直发作，几乎为持续性，包括咪达唑仑、丙泊酚、抗癫痫药等均不能控制癫痫发作或电发作，给予 VNS 治疗，开机后患者临床发作即减少，出院后随访状态逐渐好转，发作减少。随后 VNS 用于癫痫持续状态的治疗的报道逐渐增多。2013 年 De Benedictis 报道了 4 例 VNS 治疗局灶性癫痫持续状态，有 2 例个案报道应用于非惊厥持续状态，其余多数报道为全面性癫痫持续状态。

患者的选择以儿童多见，2016 年有 1 例老年人癫痫持续状态通过 VNS 治疗好转的报道。该患者为 67 岁男性，硬膜下出血手术治疗，术后 3d 出现难治性癫痫持续状态，先后给予左乙拉西坦、苯妥英钠、丙戊酸钠、咪达唑仑、苯巴比妥、丙泊酚等治疗无效，术后 14d 给予 VNS 治疗。VNS 置入后 3d 癫痫发作好转，脑电图好转，并神智转清，可执行指令。出院后 3 个月余间断出现局灶性癫痫发作。

VNS 治疗癫痫持续状态的患者多数有癫痫病史，也有新发癫痫并出现难治性癫痫持续状态或超难治性癫痫持续状态者。2015 年 Taoufik Alsaadi 报道了 1 例 46 岁男性患者，抗 NMDA 抗体阳性，脑电图监测提示非惊厥持续状态持续 110d 无缓解，给予 VNS 治疗后好转，开机 7d 后减停抗癫痫药而无癫痫发作。出院 8 个月随访无发作。2017 年 Yamazoe Tomohiro 报道 11 例 24 岁男性患者，既往无癫痫病史而出现癫痫持续状态，脑脊液 Anti-GluRε 阳性。给予咪达唑仑、丙泊酚等治疗后无效，免疫治疗后仍无缓解，发病 14 个月后仍约 10min 出现 1 次癫痫发作，脑电图提示双侧半球独立起源的癫痫发作。磁共振提示双侧颞叶内侧异常信号。遂予以胼胝体前 4/5 切开术。但术后双侧面部及上肢的癫痫发作仍有 1～2h 发作 1 次。术后第 9 天给予 VNS 治疗。开机 10d 后咪达唑仑减量并停药。开机 2 个月后癫痫发作仅仅表现为偶尔发作的双眼斜视，无肢体抽搐发作。VNS 置入术后 3 个月患者出院，出院时癫痫发作约每周 1 次。置入术后 1 年患者癫痫发作完全消失。

难治性癫痫持续状态 VNS 治疗的参数设置。对于全面性难治性癫痫持续状态起始电流大小各家报道不一（0.25～1.0mA），最大电流至 1.0～2.0mA，起始频率为 20～30Hz，脉宽一般用 250～500ms。"开机"30s，"关机"3～5min，最快的循环是开机 7s，关机 14s。

VNS 对难治性癫痫持续状态的治疗效果。在全面性癫痫持续状态中，76% 的患者为急症 VNS 置入，24% 的患者治疗无效，起效时间为 3～14d。局灶性癫痫持续状态中，100% 患者有效，平均起效时间为 37.5d。报道的 5 例超难治性癫痫持续状态患者均有效，癫痫发作频率减少 50% 以上。因病因不同，无法分析治疗参数与预后的关系。多数患者远期治疗需要口服抗癫痫药物。

VNS 治疗的常见并发症包括咽部不适、声音异常、心律失常甚至心脏停搏。在癫痫持续状态的治疗中，有 1 例患者 VNS 治疗后出现心律失常继而心脏停搏。

总之，紧急置入 VNS 治疗难治性癫痫持续状态是一种试验性治疗，目前缺乏前瞻性大样本的临床研究。有限的回顾性分析及个案报道显示该方法是一种有效的添加治疗方法。

（崔　韬　李艺影　孟凡刚）

第十一节　迷走神经刺激术与胼胝体切开术治疗儿童药物难治性癫痫的疗效与认知功能对比研究

胼胝体切开术（corpus callosotomy，CC），最早是由 van Wagenen 等在 1940 年描述，目的是通过这种方法阻断癫痫放电从一侧大脑半球扩散到另一侧大脑半球，从而防止癫痫泛化。这种方法最常被用于癫痫的跌倒发作，也可用于 Lennox-Gastaut 综合征（LGS）、癫痫持续状态、全面强直-阵挛性发作、失神发作等，并一直沿用至今。CC 对以跌倒发作及强直性发作为特征的药物难治性癫痫有确切的控制效果，但对部分性癫痫发作、肌阵挛及全身强直 - 阵挛性发作控制效果不佳。手术通常在中线开颅，沿纵裂仔细分开两侧大脑半球，并在胼胝体间沟切开胼胝体。胼胝体切开可分为全段切开和部分切开，研究发现全段切开较部分切开对癫痫缓解率可提高 10%，但失联合并发症提高。

迷走神经刺激术（VNS）在 1997 年被美国 FDA 批准可用于难治性癫痫的辅助性治疗。相对于 CC 而言，VNS 侵袭性较小，手术过程不需开颅，只需将螺旋电极缠绕在迷走神经上，将脉冲发生器埋置在皮内锁骨下，并将两者相连即可，通过刺激迷走神经激活投射到孤束核的纤维，后者可投射到脑干和大脑皮质介导抗癫痫作用，VNS 对于癫痫的有效控制，对于患者生活质量的改善已被广泛接受和认可。

Guido 通过荟萃分析对比了 VNS 和 CC 对不同发作类型癫痫的控制情况，详见表 6-1。在所有的发作类型中只有失张力发作这一类型的 VNS 和 CC 疗效存在显著差异，其余类型两者的效果均无显著差异。国内关宇光等总结对比了 153 名 VNS 和 85 名 CC。VNS 组术后 6 个月癫痫终止率为 3.6%，术后 5 年为 10.1%，5 年以上的发作终止率为 11.6%；术后 6 个月≥50% 缓解率为 41.8%，术后 5 年为 65.2%，5 年以上为 67.4%。CC 治疗组中前段切开和全段切开术后发作消失在术后 6 个月为 11.5% vs 16.1%，术后 2 年为 3.7% vs 7.7%，术后 5 年为 0 vs 5.0%，5 年以上均为 0，≥50% 缓解率在术后 6 个月为 65.4% vs 70.6%，术后 5 年 61.6% vs 62.5%，5 年以上为 57.8% vs 60%。

表 6-1　VNS 和 CC 对所有类型发作形式治疗效果的对比

发作类型	治疗方式	完全缓解	>75% 缓解率	>50% 缓解率
失张力发作	VNS	22.8%	26.3%	54.1%
	CC	48%	70%	80%
强直发作	VNS	14.2%	28.2%	34.8%
	CC	—	—	62%
全身强直阵挛发作	VNS	13.6%	22.1%	44%
	CC	35%	60.1%	65%
肌阵挛发作	VNS	46.6%	—	66%
	CC	—	—	65%
复杂部分性发作	VNS	15%	40%	54%
	CC	50.4%	50.4%	56.9%
合计	VNS	5.2%	28.6%	49.3%
	CC	16%	45.2%	63%

临床研究和实验室研究均表明了癫痫发作对于大脑认知功能的损害，特别是在大脑发育关键时期将会对大脑的学习和记忆功能造成严重的伤害。有关不同类型的药物难治性癫痫的外科治疗和药物治疗均显示了癫痫患者认知功能与发病年龄和治疗年限的相关性。已有研究证实早期干预，特别是对婴幼儿期发病的癫痫患者，将会获得更好的治疗效果和预后。而对于药物难治性癫痫患者而言，越早进行手术干预，患者将会获得更好的认知发育。有研究认为 VNS 可促进认知功能的改善，多项研究均认为 VNS 可改善患者的记忆能力、言语交流能力及学习成绩等。可能与 VNS 刺激迷走神经后发送逆向脉冲作用于脑干的孤束

核、蓝斑核，激活去甲肾上腺素能神经元使得海马和皮层细胞外 NE 浓度增加有关。

从手术并发症方面，CC 常见的并发症多为失联合综合征、缄默、运动障碍、感染、无菌性脑膜炎、硬膜外 / 硬膜下血肿等；VNS 常见的术后并发症为声音嘶哑、咳嗽、感染。

因此国内外多项研究均表明 VNS 与 CC 对于癫痫控制效果相当，但在认知功能改善方面 VNS 优于 CC，并且在治疗的安全性方面，CC 的并发症出现率约 10%，主要是严重的缄默样和失联合表现，而 VNS 无需开颅，手术创伤较小，术后恢复较快，术后并发症多为一过性，所以 VNS 在安全性方面优于 CC。但是从成本效益方面分析，VNS 价格比较昂贵，后续需要定期更换电池，花费较高。

VNS 和 CC 作为药物难治性癫痫患者的姑息性手术治疗方式可以有效改善患者术后的发作情况，特别是对儿童，其意义在于通过术后对癫痫发作的缓解从而减少因癫痫发作对大脑产生的破坏，从而改善大脑功能的发育，提高患者的生活质量和认知功能。

（赵　萌　关宇光　栾国明）

参 考 文 献

1. Bourgeois BFD，Douglass LM，Sankar R. Lennox-Gastaut syndrome：A consensus approach to differential diagnosis. Epilepsia，2014，55：4-9.

2. Hancock EC，Cross JH. Treatment of Lennox-Gastaut syndrome. Cochrane Database of Systematic Reviews，2013，30：422-446.

3. Kossoff EHW，Shields WD. Nonpharmacologic care for patients with Lennox-Gastaut syndrome：Ketogenic diets and vagus nerve stimulation. Epilepsia，2014，55：29-33.

4. Elliott RE，Morsi A，Kalhorn SP，et al. Vagus nerve stimulation in 436 consecutive patients with treatment-resistant epilepsy：Long-term outcomes and predictors of response. Epilepsy & Behavior，2011，20：57-63.

5. Lancman G，Virk M，Shao H，et al. Vagus nerve stimulation vs. corpus callosotomy in the treatment of Lennox-Gastaut syndrome：A meta-analysis. Seizure：European Journal of Epilepsy，2013，22：3-8.

6. Narayanan J. An Observational Report of Worsening Seizures with Increase in Total Charge Delivered Per Day by Vagus Nerve Stimulation in 4 Patients with Lennox-Gastaut Syndrome. Brain Stimulation，2015：1-2.

7. Cukiert A，Cukiert CM，Burattini JA，et al. Long-term outcome after callosotomy or vagus nerve stimulation in consecutive prospective cohorts of children with Lennox-Gastaut or Lennox-like syndrome and non-specific MRI findings. Seizure：European Journal of Epilepsy，2013，22：396-400.

8. 方铁，方方，张杰，等. 迷走神经刺激治疗儿童难治性癫痫的初步疗效分析. 中华神经外科疾病研究杂志，2017；16（5）：407-411.

9. Wirrell EC，Laux L，Donner E，et al. Optimizing the Diagnosis and Management of Dravet Syndrome：Recommendations From a North American Consensus Panel. Pediatr Neurol，2017，68：18-34.

10. Dressler A，Trimmel-Schwahofer P，Reithofer E，et al. Efficacy and tolerability of the ketogenic diet in Dravet syndrome - Comparison with various standard antiepileptic drug regimen. Epilepsy Res，2015，109：81-89.

11. Dibué-Adjei M，Fischer I，Steiger HJ，et al. Efficacy of adjunctive vagus nerve stimulation in patients with Dravet syndrome：A meta-analysis of 68 patients. Seizure，2017，50：147-152.

12. Orosz I，McCormick D，Zamponi N，et al. Vagus nerve stimulation for drug-resistant epilepsy：a European long-term study up to 24 months in 347 children. Epilepsia，2014，55（10）：1576-1584.

13. Fulton SP，Van Poppel K，McGregor AL，et al. Vagus Nerve Stimulation in Intractable Epilepsy Associated With SCN1A Gene Abnormalities. J Child Neurol，2017，32（5）：494-498.

14. Ali R, Elsayed M, Kaur M, et al. Use of social media to assess the effectiveness of vagal nerve stimulation in Dravet syndrome: A caregiver's perspective. J Neurol Sci, 2017, 375: 146-149.

15. Rolston JD, Englot DJ, Wang DD, et al. Chang. Corpus callosotomy versus vagus nerve stimulation for atonic seizures and drop attacks: A systematic review. Epilepsy Behav, 2015, 51: 13-17.

16. Pavone P, Striano P, Falsaperla R, et al. Infantile spasms syndrome, West syndrome and related phenotypes: What we know in 2013. Brain and Development, 2013: 1-13.

17. Schmitt S, Dichter MA. Electrophysiologic recordings in traumatic brain injury. Handbook of Clinical Neurology, 2015, 127: 319-339.

18. Webster KM, Sun M, Crack P, et al. Inflammation in epileptogenesis after traumatic brain injury[J]. Journal of Neuroinflammation, 2017, 14(1): 10.

19. Henshall DC, Hamer HM, Pasterkamp RJ, et al. MicroRNAs in epilepsy: pathophysiology and clinical utility. Lancet Neurology, 2016, 15(13): 1368-1376.

20. Shultz SR, Cardamone L, Liu YR, et al. Can structural or functional changes following traumatic brain injury in the rat predict the epileptic outcome?. Epilepsia, 2013, 54(7): 1240-50.

21. Pulman J, Greenhalgh J, Marson AG. Antiepileptic drugs as prophylaxis for post-craniotomy seizures. Cochrane Database Syst Rev, 2013, 2(2): CD007286.

22. Laskowitz D, Grant G. Translational Research in Traumatic Brain Injury. Discourse & Communication, 2016, 6(1): 83-99.

23. Wasade VS, Schultz L, Mohanarangan K, et al. Long-term seizure and psychosocial outcomes of vagus nerve stimulation for intractable epilepsy. Epilepsy & Behavior E & B, 2015, 53: 31-36.

24. 申玉勤, 邓艳春. 迷走神经刺激术治疗难治性癫痫的研究进展. 临床神经病学杂志, 2014, 27(4): 313-315.

25. Richerson G B, Buchanan G F. The serotonin axis: Shared mechanisms in seizures, depression, and SUDEP. Epilepsia, 2011, 52(s1): 28-38.

26. Navidhamidi M, Mehranfard N.Vagal nerve stimulation for refractory epilepsy: A brief review.Neuropsychiatry (London), 2016, 6(4): 149-160.

27. Krahl SE, Clark KB. Vagus nerve stimulation for epilepsy: A review of central mechanisms. Surgical Neurology International, 2012, 3(Suppl 4): S255-S259.

28. Englot DJ, Rolston JD, Wang DD, et al. Efficacy of vagus nerve stimulation in posttraumatic versus nontraumatic epilepsy. Journal of Neurosurgery, 2012, 117(5): 970-977.

29. Zhou L, Lin J, Lin J, et al. Neuroprotective effects of vagus nerve stimulation on traumatic brain injury[J]. Neural Regeneration Research, 2014, 9(17): 1585-1591.

30. Rolston JD, Englot DJ, Wang DD, et al. Corpus callosotomy versus vagus nerve stimulation for atonic seizures and drop attacks: A systematic review. Epilepsy Behav, 2015, 51: 13-17.

31. Lancman G, Virk M, Shao H, et al. Vagus nerve stimulation vs. Corpus callosotomy in the treatment of lennox-gastaut syndrome: A meta-analysis. Seizure, 2013, 22(1): 3-8.

32. Rolston JD, Englot DJ, Wang DD, et al. Comparison of seizure control outcomes and the safety of vagus nerve, thalamic deep brain, and responsive neurostimulation: Evidence from randomized controlled trials. Neurosurg Focus, 2012, 32(3): E14.

33. Chan AY, Rolston JD, Rao VR, et al. Effect of neurostimulation on cognition and mood in refractory epilepsy. Epilepsia Open, 2018, 3(1): 18-29.

34. Kwon CS, Ripa V, Al-Awar O, et al. Epilepsy and neuromodulation-randomized controlled trials. Brain Sci, 2018, 8(4).

35. Kim HW, Quan Z, Kim YB, et al. Differential effects on sodium current impairments by distinct SCN1A mutations in GABAergic neurons derived from Dravet syndrome patients. Brain Dev, 2018, 40(4): 287-298.

36. Fulton SP，Van Poppel K，Mcgregor AL，et al. Vagus Nerve Stimulation in Intractable Epilepsy Associated With SCN1A Gene Abnormalities. J Child Neurol，2017，32（5）：494-498.

37. Scheffer IE，Zhang YH，Jansen FE，et al. Dravet syndrome or genetic（generalized）epilepsy with febrile seizures plus?. Brain Dev，2009，31（5）：394-400.

38. Shi X，Yasumoto S，Kurahashi H，et al. Clinical spectrum of SCN2A mutations. Brain Dev，2012，34（7）：541-545.

39. Johnston AJ，Kang JQ，Shen W，et al. A novel GABRG2 mutation，p.R136*，in a family with GEFS＋and extended phenotypes. Neurobiol Dis，2014，64：131-141.

40. Skjei KL，Church EW，Harding BN，et al. Clinical and histopathological outcomes in patients with SCN1A mutations undergoing surgery for epilepsy. J Neurosurg Pediatr，2015，16（6）：668-674.

41. Carosella CM，Greiner HM，Byars AW，et al. Vagus Nerve Stimulation for Electrographic Status Epilepticus in Slow-Wave Sleep. Pediatr Neurol，2016，60：66-70.

42. Morris GR，Gloss D，Buchhalter J，et al. Evidence-based guideline update：vagus nerve stimulation for the treatment of epilepsy：report of the guideline development subcommittee of the american academy of neurology. Epilepsy Curr，2013，13（6）：297-303.

43. Hanaya R，Niantiarno FH，Kashida Y，et al. Vagus nerve stimulation for genetic epilepsy with febrile seizures plus（GEFS（＋））accompanying seizures with impaired consciousness. Epilepsy Behav Case Rep，2017，7：16-19.

44. De Benedictis A，Freri E，Rizzi M，et al. Vagus nerve stimulation for drug-resistant epilepsia partialis continua：report of four cases. Epilepsy Res，2013，107（1-2）：163-171.

45. Zeiler FA，Zeiler KJ，Teitelbaum J，et al. VNS for refractory status epilepticus. Epilepsy Res，2015，112：100-113.

46. Yazdi JS，Schumaker JA. Treatment of Refractory Status Epilepticus with Vagus Nerve Stimulator in an Elderly Patient. World Neurosurg，2016，95：620.e1-620.e7.

47. Yamazoe T，Okanishi T，Yamamoto A，et al. New-onset refractory status epilepticus treated with vagus nerve stimulation：a case report. Seizure，2017，47：1-4.

48. 谭启富. 癫痫外科学. 北京：人民卫生出版社，2012.

49. Rolston JD，Englot DJ，Wang DD，et al. Corpus callosotomy versus vagus nerve stimulation for atonic seizures and drop attacks：A systematic review. Epilepsy Behav，2015，51（13-17）.

50. Lancman G，Virk M，Shao H，et al. Vagus nerve stimulation vs. Corpus callosotomy in the treatment of lennox-gastaut syndrome：A meta-analysis. Seizure，2013，22（1）：3-8.

51. Liu AF，Zhao FB，Wang J，et al. Effects of vagus nerve stimulation on cognitive functioning in rats with cerebral ischemia reperfusion. J Transl Med，2016，14（101）.

52. Chan AY，Rolston JD，Rao VR，et al. Effect of neurostimulation on cognition and mood in refractory epilepsy. Epilepsia Open，2018，3（1）：18-29.

第七章

经皮迷走神经刺激术

第一节　耳迷走神经刺激术

一、概述

全球有 0.5%～1% 的人患有癫痫，约 50% 的患者缺乏满意的治疗手段，同时还备受药物不良反应的困扰。目前，非药物治疗方法包括迷走神经刺激术（vagus nerve stimulation，VNS）、脑深部刺激术（deep brain stimulation，DBS）及选择性切除手术等。显然，VNS 是相对无创的既有效又安全的一种方法，主要应用于难治性癫痫及抑郁。另外，与药物相比，VNS 不会带来药物引起的认知功能减退。迷走神经刺激器的置入也相对简单，均在颅外进行。然而 VNS 的不良反应多与电极置入和持续的开关刺激有关，包括感染、心动过缓、声带麻痹、声音改变、咳嗽、头痛、呼吸困难、疼痛等。

作为迷走神经的唯一外周分支，迷走神经耳部分支（auricular branch of the vagus nerve，ABVN）支配外耳道和耳甲腔、耳甲艇，其中 ABVN 是耳甲艇的唯一支配神经，可以作为经皮迷走神经刺激的靶点。与 VNS 相比，经皮耳迷走神经刺激术（Transcutaneous auricular VNS，ta-VNS）更加经济、不良反应小。除了癫痫，ta-VNS 还被用于研究治疗心房颤动、抑郁、耳鸣、偏头痛、卒中、精神分裂症等。

与传统的 VNS 相比，ta-VNS 具有以下几个明显的优势：①双侧外耳均可接受 ta-VNS，而 VNS 不能刺激右侧的颈部迷走神经，因为右侧迷走神经有传向窦房结的传出纤维而影响心率；② ta-VNS 较 VNS 更加无创和安全；③ ta-VNS 可作为药物的一种辅助治疗方法，当无效时可随时终止。

二、耳迷走神经刺激术的机制

可能机制：迷走神经耳部分支（ABVN）直接投射至孤束核的纤维，被认为是耳 - 迷走关系的解剖学基础。且动物研究也已经证实迷走神经耳部分支（ABVN）与孤束核的解剖学关系，我国中医科学院针灸研究所提出"耳针 - 迷走神经传入通路（auriculo-vagal afferent pathway，AVAP）"理论，认为"耳针可能通过激活 ABVN-NTS 通路，增强副交感紧张性，进而抑制癫痫"。他们进一步通过动物实验证实：用 HRP 神经示踪法观察到大鼠 ABVN 有纤维向上投射到 NTS，支持 AVAP 理论；VNS 和 ta-VNS 均能显著降低癫痫发作持续时间，两者疗效没有显著差异；ta-VNS 可能是通过 AVAP 发挥抗癫痫作用。Capone F 等应用经颅磁刺激评估 ta-VNS 对于正常人的皮层兴奋性的影响，结果显示成对脉冲刺激可选择性显著增加皮质抑制作用,这可能是 tVNS 治疗癫痫的机制之一。有研究显示脑电图监测提示 ta-VNS 可显著抑制癫痫样放电,从而降低发作频率。一般来讲,孤束核细胞放电频率减少时,动物癫痫发作,孤束核细胞放电频率增多时,可抑制癫痫发作。人体试验显示耳部皮肤刺激可使中枢迷走纤维显著激活,包括同侧孤束核的广泛活动,这可能是 ta-VNS 抗痫机制之一。且直接经皮电刺激的抗惊厥效果与 VNS 相比较被认为没有显著差。

三、耳迷走神经刺激的疗效

一些临床前和临床试验研究显示,ta-VNS 具有治疗成人及儿童癫痫的作用,可减少癫痫发作频率,提高生活质量。我国一项多中心 RCT 研究显示 ta-VNS 治疗不仅可以减少癫痫发作频率(达 42.6%)、持续时间,而且可明显改善生活质量,如精神警觉度、语言能力、记忆力、工作表现、情绪等。且 ta-VNS 是一项相对安全的治疗癫痫的方法。但目前相关的研究样本量较小,缺乏大样本量的多中心的 RCT 研究,且对刺激参数的研究尚不成熟,还需要进一步探究。

安全性:ta-VNS 是相对安全的,无心律失常等相关的心脏并发症,可能出现头痛、耳痛、头晕、眩晕、疲劳、红疹等。

由于 VNS 是一个相对昂贵的手术,不是所有的癫痫患者都可以负担得起,且术后可能出现一些不良反应,如呼吸困难、声音嘶哑、喉咙疼痛等。另外,置入设备和电池的寿命大约为 10 年,患者需在 10 年后更换设备。另一个担忧是设备置入时可能出现心动过缓、房室传导阻滞、室性心动过速等严重不良反应。因此,ta-VNS 的推广和应用势在必行。总之,ta-VNS 对癫痫的治疗效果与 VNS 相似但略差于 VNS。作为一种相对安全、有效、价格低廉、几乎无任何不良反应的治疗手段,在临床的应用中具有广阔的前景。

第二节　三叉神经刺激术

三叉神经刺激术(trigeminal nerve stimulation,TNS)治疗是一种无创的神经调控方法,通过微弱电流刺激三叉神经分支将信号传导到脑部,达到治疗的目的。这种无创性方法已经证实对药物难治性癫痫、重度抑郁症、注意力缺陷多动综合征有效。2012 年 9 月三叉神经刺激术获得 CE 标示(欧盟境内销售通行证),在欧洲批准成人和 9 岁以上儿童可将三叉神经刺激术作为癫痫和抑郁症的辅助治疗。美国已经完成 I 期和 II 期试验,FDA 还未批准。目前的机制尚不十分明确。

三叉神经是最大的脑神经,对脑干内与抑制癫痫相关的结构起关键作用(如孤束核、迷走神经核),丘脑和大脑皮质也参与癫痫的调控和起源。三叉神经也与情绪和注意相关的结构有重要联系,尤其是内侧额叶和扣带回。

经皮三叉神经刺激术是近期出现的治疗难治性癫痫新方法。TNS 因经济、操作方便、副作用小等优势逐渐成为治疗癫痫的有潜力的方法。多项研究表明 TNS 对癫痫、焦虑、抑郁等情绪障碍、偏头痛有一定疗效。

目前三叉神经刺激术的治疗机制正在研究中。三叉神经刺激术的抗癫痫作用被认为通过类似于迷走神经刺激术的通路实现,基于它们重叠的传入通路。三叉神经和迷走神经传导神经纤维至孤束核,孤束核反过来传出神经纤维投射至蓝斑。众所周知蓝斑激活释放的去甲肾上腺素具有抗惊厥作用。另一方面,刺激三叉神经可以激活包括海马在内的广泛大脑皮质。因此,长期进行三叉神经刺激可能导致大脑皮质兴奋习惯化,如兴奋性预处理,提高自发发作的阈值和改善学习记忆障碍。这潜在的机制可能是兴奋性预处理保护神经元免受凋亡,一个报道中谷氨酸兴奋性预处理保护氧和葡萄糖剥夺引起的神经元损伤似乎可以支持这一假说。

动物实验结果表明刺激三叉神经或其相关结构可抑制癫痫发作。一系列大鼠戊四氮癫痫模型用来证明眶下三叉神经刺激可减少癫痫样活动。这些实验得出结论认为癫痫发作减少的效果的提高与刺激的振幅和频率增大有关,且双侧刺激优于单侧刺激。

另外一个假说,应用匹罗卡品诱导的大鼠癫痫模型的机制研究,认为三叉神经刺激治疗可以减少大鼠的自发反复的癫痫发作和改善大鼠癫痫持续状态后慢性癫痫的认知功能损伤,证明三叉神经刺激术治疗可立即中断癫痫持续状态后的癫痫发生的分子机制进程。而三叉神经刺激术的治疗效果可能与它可以减弱癫痫形成机制中海马神经元的凋亡和炎症反应有关。

和大部分抗癫痫药物相似,三叉神经刺激术的抗癫痫机制与皮质兴奋性降低有关,但三叉神经刺激术可仅仅局限作用于某个脑区。三叉神经刺激术可减少癫痫发作已在很多研究中证实。虽然迄今为止临床数据较少,但与其他神经调控治疗相比,癫痫发作次数随着时间延长逐渐减少。美国一项二期双盲临床试验显示,17.8%的受试者在治疗6周时符合反应性标准(即癫痫发作频率减少≥50%),而这种反应性在18周时增加至40.5%,具有显著差异。

三叉神经刺激术的一个显著特点是可以快速改善情绪。抑郁是癫痫患者的一个重要的共患病。据报道,抗癫痫药物可能恶化情绪,提高自杀风险。相反,三叉神经刺激术已经显示可显著改善抑郁症状。一项不合并癫痫的重度抑郁患者的研究中显示,早在随访第2周症状可有显著的改善。

三叉神经刺激术另一个特点是与其他药物难治性癫痫的辅助治疗方法根本上不同的副作用。一些抗癫痫药物具有很多不良反应,包括增加自杀和杀人风险、头晕、走路不稳、视力下降、认知损害、再生障碍性贫血、肝衰竭等,美国FDA将有些具有严重副作用的药物给予黑框警告。相反,目前三叉神经刺激术治疗最常见的不良反应有皮肤刺激、头痛和焦虑。

任何新的治疗方法进入基于循证医学证据的医疗领域之前都需要具有精心设计和充分有力的临床研究的可复制的结果。三叉神经刺激具有无创性、价格低廉、便于携带及应用、无严重不良反应等优点,虽然三叉神经刺激治疗初步得到了一些有希望的结果,但仍然需要大样本的研究及数据来支持。

(王 群 樊京京)

参 考 文 献

1. Ben-Menachem E, Revesz D, Simon BJ, et al. Surgically implanted and non-invasive vagus nerve stimulation: a review of efficacy, safety and tolerability. Eur J Neurol, 2015, 22(9): 1260-1268.

2. hen M, Yu L, Liu Q, et al. Low level tragus nerve stimulation is a non-invasive approach for anti-atrial fibrillation via preventing the loss of connexins. Int J Cardiol, 2015, 179: 144-145.

3. Li S, Zhai X, Rong P, et al. Transcutaneous auricular vagus nerve stimulation triggers melatonin secretion

and is antidepressive in Zucker diabetic fatty rats. PLoS One, 2014, 9 (10): e111100.

4. Kreuzer PM, Landgrebe M, Resch M, et al. Feasibility, safety and efficacy of transcutaneous vagus nerve stimulation in chronic tinnitus: an open pilot study. Brain Stimul, 2014, 7 (5): 740-747.

5. Straube A, Ellrich J, Eren O, et al. Treatment of chronic migraine with transcutaneous stimulation of the auricular branch of the vagal nerve (auricular t-VNS): a randomized, monocentric clinical trial. J Headache Pain, 2015, 16: 543.

6. Cai PY, Bodhit A, Derequito R, et al. Vagus nerve stimulation in ischemic stroke: old wine in a new bottle. Front Neurol, 2014, 5: 107.

7. Hasan A, Wolff-Menzler C, Pfeiffer S, et al. Transcutaneous noninvasive vagus nerve stimulation (tVNS) in the treatment of schizophrenia: a bicentric randomized controlled pilot study. Eur Arch Psychiatry Clin Neurosci, 2015, 265 (7): 589-600.

8. Helmers SL, Duh MS, Guerin A, et al. Clinical and economic impact of vagus nerve stimulation therapy in patients with drug-resistant epilepsy. Epilepsy Behav, 2011, 22 (2): 370-377.

9. Beekwilder JP, Beems T. Overview of the clinical applications of vagus nerve stimulation. J Clin Neurophysiol, 2010, 27 (2): 130-138.

10. Elliott RE, Morsi A, Kalhorn SP, et al. Vagus nerve stimulation in 436 consecutive patients with treatment-resistant epilepsy: long-term outcomes and predictors of response. Epilepsy Behav, 2011, 20 (1): 57-63.

11. Ekmekci H, Kaptan H. Vagus Nerve Stimulation. Open Access Maced J Med Sci, 2017, 5 (3): 391-394.

12. Martle V, Raedt R, Waelbers T, et al. The effect of vagus nerve stimulation on CSF monoamines and the PTZ seizure threshold in dogs. Brain Stimul, 2015, 8 (1): 1-6.

13. Magdaleno-Madrigal VM, Martinez-Vargas D, Valdes-Cruz A, et al. Preemptive effect of nucleus of the solitary tract stimulation on amygdaloid kindling in freely moving cats. Epilepsia, 2010, 51 (3): 438-444.

14. He W, Jing XH, Zhu B, et al. The auriculo-vagal afferent pathway and its role in seizure suppression in rats. BMC Neurosci, 2013, 14: 85.

15. Frangos E, Ellrich J, Komisaruk BR. Non-invasive Access to the Vagus Nerve Central Projections via Electrical Stimulation of the External Ear: fMRI Evidence in Humans. Brain Stimul, 2015, 8 (3): 624-636.

16. He W, Jing X, Wang X, et al. Transcutaneous auricular vagus nerve stimulation as a complementary therapy for pediatric epilepsy: a pilot trial. Epilepsy Behav, 2013, 28 (3): 343-346.

17. Yang AC, Zhang JG, Rong PJ, et al. A new choice for the treatment of epilepsy: electrical auricula-vagus-stimulation. Med Hypotheses, 2011, 77 (2): 244-245.

18. He W, Rong PJ, Li L, et al. Auricular Acupuncture May Suppress Epileptic Seizures via Activating the Parasympathetic Nervous System: A Hypothesis Based on Innovative Methods. Evid Based Complement Alternat Med, 2012: 615476.

19. Capone F, Assenza G, Di Pino G, et al. The effect of transcutaneous vagus nerve stimulation on cortical excitability. J Neural Transm, 2015, 122 (5): 679-685.

20. Rong P, Liu A, Zhang J, et al. Transcutaneous vagus nerve stimulation for refractory epilepsy: a randomized controlled trial. Clin Sci (Lond), 2014.

21. Stefan H, Kreiselmeyer G, Kerling F, et al. Transcutaneous vagus nerve stimulation (t-VNS) in pharmacoresistant epilepsies: a proof of concept trial. Epilepsia, 2012, 53 (7): e115-118.

22. He W, Wang XY, Zhou L, et al. Transcutaneous auricular vagus nerve stimulation for pediatric epilepsy: study protocol for a randomized controlled trial. Trials, 2015, 16: 371.

23. Kreuzer PM, Landgrebe M, Husser O, et al. Transcutaneous vagus nerve stimulation: retrospective assessment of cardiac safety in a pilot study. Front Psychiatry, 2012, 3: 70.

24. Bauer S, Baier H, Baumgartner C, et al. Transcutaneous Vagus Nerve Stimulation (tVNS) for Treatment of

Drug-Resistant Epilepsy: A Randomized, Double-Blind Clinical Trial (cMPsE02). Brain Stimul, 2016, 9 (3): 356-363.

25. DeGiorgio CM, Soss J, Cook IA, et al. Randomized controlled trial of trigeminal nerve stimulation for drug-resistant epilepsy. Neurology, 2013, 80 (9): 786-791.

26. Schrader LM, Cook IA, Miller PR, et al. Trigeminal nerve stimulation in major depressive disorder: first proof of concept in an open pilot trial. Epilepsy Behav, 2011, 22 (3): 475-478.

27. Cook IA, Schrader LM, Degiorgio CM, et al. Trigeminal nerve stimulation in major depressive disorder: acute outcomes in an open pilot study. Epilepsy Behav, 2013, 28 (2): 221-226.

28. Shiozawa P, Duailibi MS, da Silva ME, et al. Trigeminal nerve stimulation (TNS) protocol for treating major depression: an open-label proof-of-concept trial. Epilepsy Behav, 2014, 39: 6-9.

29. Shiozawa P, da Silva ME, Netto GT, et al. Effect of a 10-day trigeminal nerve stimulation (TNS) protocol for treating major depressive disorder: a phase II, sham-controlled, randomized clinical trial. Epilepsy Behav, 2015, 44: 23-26.

30. McGough JJ, Loo SK, Sturm A, et al. An eight-week, open- trial, pilot feasibility study of trigeminal nerve stimulation in youth with attention deficit/hyperactivity disorder. Brain Stimul, 2015, 8 (2): 299-304.

31. Iwata K, Miyachi S, Imanishi M, et al. Ascending multisynaptic pathways from the trigeminal ganglion to the anterior cingulate cortex. Exp Neurol, 2011, 227 (1): 69-78.

32. Fanselow EE. Central mechanisms of cranial nerve stimulation for epilepsy. Surg Neurol Int, 2012, 3 (Suppl 4): S247-S254.

33. Pop J, Murray D, Markovic D, et al.Acute and long- term safety of external trigeminal nerve stimulation for drug- resistant epilepsy. Epilepsy Behav, 2011, 22 (3): 574-576.

34. Zare M, Salehi M, Mahvari J, et al. Trigeminal nerve stimulation: a new way of treatment of refractory seizures. Adv Biomed Res, 2014, 3: 81

35. Soss J, Heck C, Murray D, et al. A prospective long-term study of external trigeminal nerve stimulation for drug-resistant epilepsy. Epilepsy Behav, 2015, 42: 44-47.

36. Chou DE, Gross GJ, Casadei CH, et al. External Trigeminal Nerve Stimulation for the Acute Treatment of Migraine: Open-Label Trial on Safety and Efficacy. Neuromodulation, 2017, 20 (7): 678-683.

37. Lotsch J, Walter C, Felden L, et al. The human operculo-insular cortex is pain-preferentially but not pain-exclusively activated by trigeminal and olfactory stimuli. PLoS one, 2012, 7: e34798.

38. Wang QQ, Zhu LJ, Wang XH, et al. Chronic Trigeminal Nerve Stimulation Protects Against Seizures, Cognitive Impairments, Hippocampal Apoptosis, and Inflammatory Responses in Epileptic Rats. J Mol Neurosci, 2016, 59 (1): 78-89.

第八章

迷走神经刺激术治疗难治性抑郁症

一、概述

抑郁症（major depression disorder，MDD）是由各种原因引起的以抑郁为主要症状的一组心境障碍或情感性障碍，或是一组以抑郁心境自我体验为中心的临床症状群或状态。最新流行病学调查数据显示，我国社区心境障碍的年患病率为 4.06%，其中抑郁症患病率为 2.1%。据 WHO 预测，到 2020 年抑郁症将在疾病的总负担中排名第 2 位。据中国疾病预防控制中心估计，2020 年抑郁症在我国疾病总负担的比例将增至 7.3%，给患者个人、家庭及社会带来沉重的负担，是一个重大的公共卫生问题。

抗抑郁药是临床治疗 MDD 的主要手段，但仅 60%～70% 的 MDD 患者服用抗抑郁药后症状得到缓解。部分患者服用至少两种不同作用机制的抗抑郁药规范治疗后仍然无效或疗效甚微，则被诊断为难治性抑郁症（treatment-resistant depression，TRD），占 20%～30%。针对这部分患者探寻安全可靠的治疗手段是临床工作中亟待解决的问题，具有重要的现实意义。所以，国内外学者在探讨联合用药和研发新药治疗 TRD 的同时，也在积极寻找和尝试非药物的治疗方法，主要包括：①无抽搐电痉挛治疗（ECT），该方法在 MDD 的治疗中已广泛应用，并被证明有效。但中断治疗后，复发率达 50% 以上。此外，其禁忌证也相对较多，还有很多患者和家属对该治疗方法特别排斥。②重复经颅磁刺激（rTMS），是通过电磁刺激大脑皮质而调节皮质和亚皮质功能的一种无创性技术，近几年来已应用于 MDD 的临床治疗，但对 TRD 的疗效并不理想。

手术治疗精神疾病一直饱受争议，直到 20 世纪 70 年代，出现了立体定向毁损手术，包括立体定向神经束切断术、立体定向边缘叶白质切断术和杏仁核毁损术、扣带回切开术等，精神外科治疗的应用才有所回升，但毁损手术也同样存在损伤大、不可逆、合并症多的缺点。迷走神经刺激术出现于 20 世纪 80 年代，通过手术把电极绕在左侧迷走神经上，用导线连接埋置于锁骨下方的脉冲发生器。VNS 主要用于治疗难以切除致痫灶的难治性癫痫，后来发现癫痫患者经过长期 VNS 治疗后，抑郁评分有所下降，且与癫痫没有明显相关性。2005 年，FDA 批准迷走神经刺激术（VNS）作为三线疗法。VNS 治疗难治性抑郁症的适用标准很多，最广泛的一种标准是用于接受过 4 次足量、足疗程的治疗无效的难治性抑郁症患者，其中包括药物治疗、心理疗法和电休克治疗，在 4 次超过两种药物联用的治疗中，至少两次效果欠佳。

二、迷走神经刺激术治疗 MDD 的临床疗效

美国食品和药物管理局批准 VNS 作为 18 岁或 18 岁以上患有慢性复发性抑郁症的辅

助性长期治疗手段，这些患者患有严重的抑郁症并且对 4 种或更多的抗抑郁治疗手段治疗没有效果。值得注意的是，批准用于长期治疗，主要是因为数据显示应用 VNS 在几个月甚至几年内会持续显效。虽然有一些研究表明 VNS 治疗与常规药物治疗没有显著差异，但是其长期的有效性在一些大样本临床试验中得到了初步验证。Rush AJ 等的一项研究，比较了 VNS 开机 3 个月与假刺激的疗效，12 周后结果并没有明显差异，但是刺激 1 年后，患者的有效率达到了 27%。2010 年 Bajbouj 等发表的研究（$n = 74$）也证明，只有 35% 的患者在 3 个月有效，其中 61.5% 和 50% 在 12 个月和 24 个月的时间里持续有效。2017 年一篇基于患者水平的 Meta 分析（$n = 1\,460$）表明，纳入分析的 6 项研究中，随访 2 年后，与常规治疗组（$n = 1\,035$）相比，VNS 联合常规治疗组（$n = 425$）的有效和治愈的可能性更大。同年，一项 5 年长期随访、前瞻性、开放标签、非随机的观察性研究探讨了 VNS 治疗难治性抑郁症的疗效。该研究数据来源于美国 61 个医疗中心 2006 年 1 月至 2015 年 5 月的病例。最终纳入 795 名 TRD 患者（包括双相和单相抑郁），这些患者接受了超过 2 年的抗抑郁治疗，仍有过 3 次以上的抑郁发作，且经 4 次足量的抗抑郁治疗后（包括电休克疗法）仍未有良好的疗效。该研究试验组（$n = 494$）在常规治疗的基础上加用 VNS，而对照组（$n = 301$）仅接受常规治疗，研究评估两组患者的临床疗效。5 年的观察研究分析显示，试验组患者（67.6%）的临床效果优于对照组（40.9%），抑郁症缓解率分别为 43.3% 和 25.7%。另外，对曾经接受过 ECT 治疗的患者进行单独分析，VNS 仍然有效。曾接受 ECT 治疗有效的患者，试验组的有效率（71.3%）仍显著高于对照组（56.9%）；而对曾接受 ECT 治疗无效的患者也显示出同样的结果（59.6% vs 34.1%）。综上，在常规治疗的基础上联用 VNS，可显著改善 TRD 患者的临床转归。当然，要真正明确 VNS 的治疗价值，还需要多中心的随机对照试验研究。

另外，在进一步明确 VNS 疗效的同时，其最佳治疗参数也是一个值得研究的问题。目前常用的刺激参数是电流 1～1.5mA，脉宽 130μs、250μs 或 500μs，频率 20～40Hz，循环刺激 30s，停止 5min。Aaronson 等在一项 VNS（$n = 331$）的 RCT 研究中，比较了低（0.25mA，130μs）、中（0.5～1.0mA，250μs），或高（1.25～1.5mA，250μs）的输出，发现更高的参数与抑郁症状的改善相关。与低刺激组相比，在中、高刺激组中观察到更持续的抗抑郁效果和更少的自杀企图。无论应用刺激参数如何，VNS 都能产生显著的、持久的抗抑郁效果，且较高的参数可能与持久的疗效有关。Muller 等对两组患者应用两种不同参数 VNS 进行了有效性进行回顾性分析：低强度 / 高频率（≤1.5mA，20Hz）组与高强度 / 低频率（>1.5mA，15Hz）组。应用汉密顿抑郁量表（Hamilton Depression Scale，HAMD）在 6 个月时进行评价，结果显示低强度 / 高频率组取得了更好的临床效果。当然，进一步的前瞻性研究是必要的，但是证据表明 VNS 疗效确实具有频率依赖性效应。更多的程控相关的研究还需要继续进行。

三、迷走神经刺激术治疗抑郁症的作用机制

VNS 的作用机制目前尚未完全阐明，但正如前文所述，就治疗效果来说，在相关开放性研究中表明，随访 3～12 个月，VNS 的临床反应增加，这与使用标准抗抑郁药治疗 MDD 的情况有很大不同。迷走神经由大约 80% 的传入神经组成，胞体位于孤束核和结状神经节，通过多种途径传入蓝斑（locus ceruleus，LC），经中缝背核（DRN）、延髓网状结构、丘脑网状核、丘脑皮质中继神经元等，最终到达大脑皮质，主要传导心血管、呼吸系统、胃肠道和其他内脏感觉。难治性抑郁症中 VNS 的功能性神经成像研究已经证实，前额叶皮质、前扣带皮

质、丘脑、岛叶皮质、杏仁核等区域在对 VNS 的反应中发生了变化。不少研究发现，抑郁症患者接受刺激数月后，患者的脑活跃度上升。Nahas 等在功能磁共振成像检查中发现几个具有统计学意义的区域（包括右颞叶和右额叶）在 VNS 早期激活，在几个月的 VNS 刺激后不再显示出增加的信号，提示 VNS 的早期和长期治疗机制可能不同。Charles R Conway 等的研究入组了 13 例置入 VNS 的难治性抑郁症患者，应用 0.25mA 电流，20Hz 频率 130μs 脉宽刺激 5d 后行 PET 检查，发现 VNS 引起左、右侧眶额皮质和左颞叶脑血流量减少，右侧前扣带回、内囊/内侧壳核、右颞上回和左侧小脑体的左后肢脑血流量明显增加，该结果与已知的迷走神经传入通路和抑郁症的大脑网络模型是一致的。另外一些临床前研究证明了迷走神经的激活改变了与抑郁症有关的大脑区域。迷走神经的传入神经将感觉信息传送到孤束核，它直接和间接地将这些信息传递给边缘系统和皮质结构，包括中缝背核、蓝斑、杏仁核、下丘脑和皮质区域。另一种解释是由于 VNS 激活了蓝斑区和中缝背核神经元，直接使神经元兴奋性增高，而不是像抗抑郁药物增加神经递质的释放和减少再摄取。通过这种替代机制，VNS 能治疗药物难治性抑郁症。

　　抑郁症的神经发生学理论基于以下发现：海马中存在应激诱导的成体神经元发生减少的现象，Biggio 等研究了急性（3h）和慢性（1 个月）VNS 对细胞增殖的影响，发现在处理后 24h 和 3 周，齿状回中 BrdU 阳性细胞的数量显著增加。Revesz 等的另一项研究，还显示急性（48h）VNS 增加海马中的细胞增殖。与急性 VNS 的阳性结果不同，抗抑郁药通常需要 2 周才能促进增殖的增强，但结果相当不稳定。与神经发生理论一样，抑郁症的神经营养学理论基于以下发现：与情绪调节相关的脑回路中的神经营养因子表达与应激和抗抑郁药的作用成反比。广泛研究的此类神经营养因子是脑源性神经营养因子（brain-derived neurotrophic factor，BDNF）及其受体，即原肌球蛋白受体激酶 B（TrkB）。从功能角度来看，神经营养假说与神经发生假说相关，因为神经营养因子表达增加可能阻断或逆转与抑郁症相关的神经元损失。使用不同类型的经典抗抑郁药的慢性治疗（21d）增加海马中的 BDNF 和 TrkB 的 mRNA 表达（CA1，CA3 和齿状回）。急性（3h）VNS 治疗增加了海马和皮质中 BDNF 的 mRNA。

　　长期以来人们推测，常规抗抑郁药的作用机制与去甲肾上腺素能系统神经传递的增强有关。一些关于 VNS 的基础研究表明，VNS 能提高海马体、蓝斑、杏仁核、前额叶皮质等部位的去甲肾上腺素的分泌。Hassert 等第 1 个描述 VNS 使大鼠的基底外侧杏仁核的去甲肾上腺素浓度增加（比基线水平增高 98%）。Roosevelt 等研究发现，VNS 能增加大鼠皮质中（比基线水平增高 39%）和海马体（比基线水平增高 28%）的肾上腺素浓度。Raedt 等和 Follesa 等分别描述了应用 VNS 后去甲肾上腺素浓度在海马体和内侧前额叶皮质较基线相比增加了 69% 和 70%。但是单胺能神经递质学说也有一些不能解释的问题，比如为什么健康人的递质消耗并不会产生持续的抑郁症状，且抗抑郁药能快速提高中枢单胺能神经递质水平，但服药一段时间后才会显出抗抑郁效果。这些问题可能跟神经可塑性有关。

四、不良反应

　　VNS 的不良反应包括出血、感染、排异反应等手术相关不良反应及刺激相关不良反应两个方面。刺激 1 年后，常见的不良反应包括：声音变化（69.3%），呼吸困难（30.1%），疼痛（28.4%），咳嗽（26.4%），严重的不良精神疾病包括自杀或企图自杀（4.6%）和躁狂（2.7%），另外有一些患者观察到自杀倾向。而在一项包含74例患者的研究中，2人在治疗的第1年自杀死亡，约占3%，这个比例还是低于严重抑郁的预期自杀死亡率。声音的改变和咳嗽通常是刺激迷走神经的直接效果，关闭刺激可以立即改善。随着患者长期治疗，VNS的不良事件的发生率逐渐降低，耐受性会随着时间的推移而改善。

（刘焕光　刘钰晔　孟凡刚）

参 考 文 献

1. Murray CJ，Lopez AD. Alternative projections of mortality and disability by cause 1990-2020：Global burden of disease study. The Lancet，1997，349：1498-1504.

2. Rush AJ，Trivedi MH，Wisniewski SR，et al. Acute and longer-term outcomes in depressed outpatients requiring one or several treatment steps：A STAR*D report. American Journal of Psychiatry，2006，163：1905-1917.

3. Matthews K，Eljamel MS. Status of neurosurgery for mental disorder in Scotland. Selective literature review and overview of current clinical activity. The British Journal of Psychiatry，2003，182：404-411.

4. Handforth A，DeGiorgio CM，Schachter SC，et al. Vagus nerve stimulation therapy for partial-onset seizures：A randomized active control trial. Neurology，1998，51：48-55.

5. Rush AJ，Marangell LB，Sackeim HA，et al. Vagus nerve stimulation for treatment-resistant depression：a randomized，controlled acute phase trial. Biol Psychiatry，2005，58：347-354.

6. Bajbouj M，Merkl A，Schlaepfer TE，et al. Two-year outcome of vagus nerve stimulation in treatment-resistant depression. J Clin Psychopharmacol，2010，30：273-281.

7. Cimpianu CL，Strube W，Falkai P，et al. Vagus nerve stimulation in psychiatry：a systematic review of the available evidence. Journal of Neural Transmission，2017，124（1）：145-158.

8. Scott T Aaronson，et al. A 5-Year Observational Study of PatientsWith Treatment-Resistant Depression Treated With Vagus Nerve Stimulation orTreatment as Usual：Comparison of Response，Remission，and Suicidality. The AmericanJournal of Psychiatry，2017，174（7）：640-648.

9. Aaronson ST，Carpenter LL，Conway CR，et al. Vagus nerve stimulation therapy randomized to different amounts of elec- trical charge for treatment-resistant depression：acute and chronic effects. Brain Stimul，2013，6：631-640.

10. Duman RS，Monteggia LM. A neurotrophic model for stress-related mood disorders. Biol Psychiatry，2006，59（12）：1116-1127.

11. Nibuya，Morinobu MS，Duman RS. Regulation of BDNF and trkB mRNA in rat brain by chronic electro-convulsive seizure and antidepressant drug treatments. J Neurosci，1995，15（11）：7539-7547.

12. Berry SM，Broglio K，Bunker M，et al. A patient-level meta- analysis of studies evaluating vagus nerve stimulation therapy for treatment-resistant depression. Med Devices（Auckl），2013，6：17-35.

第九章

迷走神经刺激术治疗其他疾病

第一节　迷走神经刺激术治疗心力衰竭

一、概述

心力衰竭是临床上常见的心血管病综合征，主要表现为心脏收缩功能和（或）舒张功能发生障碍，不能有效地维持全身血液供应。有关其病理生理的现代观点认为主要有两大因素：心室重构和神经内分泌系统的激活。两者互相关联。心力衰竭时由于血管壁压力不足，通过压力感受器反射性地引起交感神经兴奋，可以使得大量去甲肾上腺素（NE）释放入血液。慢性心力衰竭中，NE 的持续升高可加重心室后负荷，加大血流动力学障碍，可以使心率加快，心肌能量消耗增多，导致心动过速、心肌肥厚、缺血、心肌 Ca^{2+} 过度负荷，细胞凋亡，使心肌进一步损害。因而心力衰竭时交感神经活性持续增强而迷走神经活性减弱，现有的很多治疗心力衰竭的药物都是通过抑制过度兴奋的交感神经起作用，而针对迷走神经的研究近些年才得到关注，其中最主要的成果便是迷走神经刺激治疗心力衰竭。

二、作用机制

针对心力衰竭的发病机制，VNS 主要通过增强迷走神经活性从而拮抗在心力衰竭时占主要地位的交感神经活性，研究证实迷走神经活性下降导致心力衰竭。不断增加的交感神经活性进而导致心室重构。

在动物实验中，左心室射血分数约 35% 的心力衰竭造模犬随机分为 VNS 治疗组（CardioFit ON，$n = 7$）和对照组（进行电极埋藏不开机，CardioFit OFF，$n = 6$）。按心率控制标准设定为将基础心率降低 10%。3 个月后，VNS 治疗组显著改善，表现为左心室射血分数与对照组相比升高，而左心室收缩末期容积下降。左心室大小的变化与血浆 N 末端脑钠肽前体（nt-pro BNP）的变化是一致的。使用动态心电图（Holter）监测心率。评估显示：VNS 治疗组与对照组的心率变化相比，最小、平均和最大心率分别降低了 1 次 /min、10 次 /min 和 28 次 /min，而对照组分别降低了 2 次 /min、1 次 /min 和 0.5 次 /min。长期 VNS 治疗也能引起左心室舒张功能指标的改善。VNS 显著降低左心室舒张末期压力，加大了快速充盈期及心房收缩期的二尖瓣血流速度比值并且显著降低了左心室舒张末期左心室侧壁应力，而舒张末期左心室侧壁的应力与心肌耗氧量息息相关。这些措施表明，VNS 可以减少心脏前负荷，改善左心室舒张功能，因此可以改善左心室功能而不增加心肌耗氧量。除了改善左心室收缩和舒张功能外，在心力衰竭造模组中长期 VNS 治疗引起左心室重塑的细胞和结构标志物的重要变化。与对照组相比，VNS 治疗组中的犬显示出间质纤维化的体积分数显著降低，氧气扩散距离的减小，测量距离为两个相邻毛细血管之间的距离的一半。并且作为心肌细胞肥大的指标的心肌细胞横截面积减小并且毛细血管密度的增加。上述组织形态的改变在心力衰竭中十分常见。VNS 可以改善这些结构性损伤。进而表明，这种形式的治疗可以通过直接或间接作用于受损的心肌来保护心肌结构完整性。

促炎细胞因子的升高发生在 HF 中并与增加的发病率和死亡率相关。VNS 可以显著降低包括肿瘤坏死因子 -α（TNF-α）和白细胞介素 -6（IL-6）在内的各种细胞因子的释放。在通过微栓塞造模诱导的心力衰竭犬模型中，与正常犬的左心室组织相比，TNF-α 和 IL-6 的 LV 组织水平升高。VNS 的 3 个月的刺激治疗使 LV 心肌中 TNF-α 和 IL-6 的蛋白表达趋于正常化。

一氧化氮（NO）是由一氧化氮合酶（NOS）家族形成的。目前鉴定的 NOS 的 3 种同种型是内皮素 NOS（eNOS）、诱导型 NOS（iNOS）和神经元 NOS（nNOS）。eNOS 产生的一氧化氮在调节细胞生长和凋亡中起重要作用，可以增强心肌松弛和调节收缩力。在通过冠状动脉微栓塞造模的心力衰竭的犬中，与正常犬相比，心力衰竭犬中心肌中 eNOS 的 mRNA 和蛋白表达显著下调，并且用 VNS 治疗可以显著改善 eNOS 的表达。最终导致 eNOS 在 VNS 治疗组中上调。iNOS 在小鼠心肌细胞中的过表达导致与心肌纤维化、左心室肥大、左心室扩张、心肌病、心肌梗死和心源性猝死相关。在心力衰竭造模的犬中，与正常犬相比，左心室心肌中 iNOS 的 mRNA 和蛋白表达显著上调，并且 VNS 的长期治疗倾向于使 iNOS 的表达正常化。nNOS 已被证明在心肌梗死后和大鼠衰竭的心脏中有上调。心力衰竭的大鼠中，抑制 nNOS 导致心肌对 β- 肾上腺素能刺激的敏感性增加。这一观察表明 nNOS 在心肌收缩力自分泌调节中的作用。在具有冠状动脉微栓塞诱导的 HF 的犬中，与正常犬相比，左心室心肌中 nNOS 的 mRNA 和蛋白表达显示出显著上调，并且 VNS 的长期治疗倾向于使心力衰竭的犬左心室心肌中的 nNOS 的表达正常化。

在哺乳动物中间隙连接处主要由连接蛋白 43（Cx43）组成。心肌 Cx 组装成六聚体后转运至细胞膜构成 Cx 半通道，再有相邻的 Cx 半通道结合构成细胞间 Cx GJ 通道。GJ 通道接到心悸电耦联及化学信息交流，而 GJ 通信在细胞生长周期调控和组织发育中起重要作用。Cx43 在心肌缺血时极易降解，出现分布模式改变，这种所谓的"间隙连接重塑"被认为是导致高度致心律失常的原因。既往的研究发现心力衰竭的患者中 Cx43 的表达的减少，并且导致跨壁传导的速度和动作电位持续时间的延长，进而导致个体对心律失常和心脏性猝死的敏感性增加。在通过冠状动脉微栓塞造模的心力衰竭的犬中，与正常犬相比，LV 心肌中 Cx43 的 mRNA 和蛋白表达显示明显下调，而在 VNS 的长期治疗后，Cx43 在心力衰竭造模犬左心室心肌中的表达显著增加。

迷走神经电刺激治疗心力衰竭的机制与心率无关。在本研究中，VNS 工作周期为 14s 开机，12s 关机，连续刺激右侧迷走神经。刺激参数频率为 20Hz 脉冲宽度为 0.5ms。犬被随机分配到对照组（$n=7$）和 VNS 组（$n=8$），随后 8 周。临时关闭心室起搏器和迷走神经刺激器后大约 15min 进行测量。与对照组相比，VNS 治疗导致 LV 舒张末期和收缩末期容积显著降低，左心室射血分数显著增加。这种改善与去甲肾上腺素、血管紧张素 II 和 C 反应蛋白的血浆水平显著降低有关。该研究还证明了 VNS 在恢复压力反射灵敏度方面的有效性，从而改善了心脏自主神经调控。因为在整个研究中除了在进行测量的短时间内始终保持心脏快速起搏，因此可以认为，在该模型中，VNS 治疗获得的益处与心率无关。

其他一些研究显示，迷走神经电刺激可以抑制巨噬细胞激活进而抑制肿瘤坏死因子的合成和炎症反应；迷走神经电刺激可以显著降低心肌细胞内活性氧的水平在缺血再灌注的过程中抑制线粒体的凋亡等。

三、适应证与禁忌证

1. VNS 治疗心力衰竭的适应证

（1）符合心力衰竭 NYHA 分级 2～3 级，也有研究认为在 NYHA 更早期干预。

（2）在连续 6 个月随访中左心室射血分数小于 35%（等于或者小于 35%）。

（3）在连续 6 个月的随访中左心室舒张末期直径大于 5.5cm。

（4）患者心率大于 60 次 /min。

（5）患者无左心室不同步电活动及心脏瓣膜疾病。

（6）持续接受最佳药物治疗至少 30d。

（7）认知状况良好。

2. VNS 治疗心力衰竭的禁忌证或相对禁忌证

（1）在 3 个月内有不稳定型心绞痛、心肌梗死、经皮腔内冠状动脉成形术、冠状动脉转流术、脑血管意外。

（2）患者在 90d 内有一过性或者永久性的房颤。

（3）有起搏器置入适应证的患者、QRS 间期大于 130ms 或者起搏器置入 1 年以内的患者。

（4）患者过去 6 个月内有睡眠暂停并且接受治疗维持气道开放的患者。

（5）需要接受肾透析的患者。

（6）患者有哮喘、慢性阻塞性肺炎等疾病。

（7）患者既往有胃肠道出血或溃疡病史。

（8）1 型糖尿病，包括 1 型糖尿病及 2 型糖尿病接受 5 年以上的胰岛素治疗。

（9）有其他手术指征。

（10）患者认知状况差。

四、VNS 治疗心力衰竭的疗效

迷走神经电刺激在临床中治疗心力衰竭的疗效尚存在争议。NECTAR-HF 研究显示，在 87 名配对的患者中，每个人均符合纽约心功能分级 2～3 级，持续 6 个月治疗。该时间点上治疗组左心室收缩末期直径从基线变化为 20.04 ± 0.25cm，对照组为 20.08 ± 0.32cm，无显著差异。左心室收缩末期容积、左心室舒张末期超声心动图参数、左心室收缩末期容积、左心室舒张末期容积、左心室射血分数、VO_2 峰值和 N 末端前脑钠肽与对照组无差异。然而，明尼苏达生活与心力衰竭问卷调查表、纽约心脏协会分级、SF-36 评分统计显示有显著改善。而在 ANTHEM-HF 中则显示该疗法后可以改善慢性心力衰竭患者的预后，该研究纳入 60 个研究对象，每个人均符合纽约心功能分级 2～3 级，并且左心室射血分数小于 40%，左心室舒张末期直径在 50～80mm，并且都在接受最佳药物治疗。随机进行左侧（$n=31$）与右侧（$n=29$）迷走神经电刺激，在达到有效电流（2.0 ± 0.6mA）后随访 6 个月，刺激频率是 10Hz，脉宽是 250μs，其中 49 名患者同意随访至 12 个月。随访结果显示 ART 术后 6 个月，在左心室射血分数（LVEF）、左心室收缩末期容积（LVESV）和左心室收缩末期直径（LVESD）等指标中，左侧与右侧迷走神经刺激中差异分别为 0.2%（−4.4～4.7ml），3.7ml（−7.0～14.4ml）和 1.3mm（−0.9～3.6mm）。在组合左右侧刺激病例后，相比于对照组，绝对 LVEF 提高了4.5%（2.4% vs 6.6%），LVESV 改善了 −4.1ml（−9.0～0.8ml），LVESD 提高了 −1.7mm（−2.8～−0.7mm）。心率变异性改善了 17ms（6.5～28ms）。步行距离 6min 平均改善 56m（37～75m）；然而，右侧 ART 77m（49～105m）的相比较于左侧改善更大。77% 的患者的 NYHA 功能改善（基线至 6 个月）。12 个月的延长随访显示在 6 个月的 ART 后观察到的心脏功能和 HF 症状的改善维持在 12 个月，并且耐受性良好，但并没有随着治疗时间的延长有进一步的改善效果。两项研究结果不同，可能与刺激参数和患者具体病情有关，其中具体原因仍待进一步研究。ANTHEM-HF 研究的另一重要分研究结果显示迷走神经电刺激可以改善运动后期心率恢复速率（HRR），其是慢性心力衰竭病死率的重要独立风险因素。ART 迷走神经刺激系统显示可以改善慢性心力衰竭患者的心室功能，在该研究中，随着慢性 ART，HRR 得到改善，平均心率恢复常数缩短 8.9%（从基线的 12.3±0.1s 降至 11.2±0.1s，）在使电流≥2mA的患者组中。其次平均心率下降 8.5 次 /min（从 75.9±2.6 次 /min 至 67.4±2.9 次 /min）。使用 24h 动态心电图监测记录等新技术，可以发现与正常人群相比，慢性心力衰竭患者的 HRR受损。ART 显著改善慢性心力衰竭患者 HRR。因此可能改善慢性心力衰竭患者的预后。

（朱冠宇　张　弨　张建国）

第二节　迷走神经刺激术治疗偏头痛

一、概述

偏头痛是临床最常见的原发性头痛类型，临床以发作性中重度、搏动样头痛为主要表现，头痛多为偏侧，一般持续 4～72h，可伴有恶心、呕吐，光、声刺激或日常活动均可加重头痛，安静环境、休息可缓解头痛。偏头痛是一种常见的慢性神经血管性疾病，多起病于儿童和青春期，中青年期达发病高峰，女性多见，男女患者比例为 1∶（2～3），人群中患病率为 5%～10%，常有遗传背景。据统计，接近 50% 的女性一生中会出现一次以上的偏头痛。其发病原因复杂，可能与遗传因素、内分泌和代谢因素、饮食与精神因素等有关，发病机制主要是由于颅内外痛敏结构内的痛觉感受器受到刺激，经痛觉传导通路传导到达大脑皮层而引起。偏头痛的传统治疗方法主要是药物治疗缓解头痛，镇痛药物包括非甾体抗炎药（nonsteroidal anti-inflammatory drug, NSAID）、阿片类药物、麦角类制剂和曲普坦类药物等；此外，物理治疗如按摩、频谱理疗、磁疗、吸氧等方法也被尝试应用于偏头痛。但总的来说，偏头痛的治疗仍是较为棘手的难题，长期药物治疗的效果常因人而异，且其对头痛的控制作用逐年下降，导致患者症状反复无法参加社会生活，进而引起患者依从性降低并进一步减弱药物疗效，形成恶性循环；另一方面，长期药物治疗常会引起肝肾损伤、注意力下降、皮疹等不良反应。因此，长久以来，学术界一直在探索针对顽固性头痛的新型治疗方法，以获得更好的治疗效果。

近年来，应用神经调控技术治疗各种神经功能性疾病已成为学术界新的研究方向和研究热点，偏头痛作为一种神经功能性疾病亦不例外。迷走神经电刺激术（VNS）是神经调控治疗的重要组成部分，其具有微创、可逆、可调的特点，其最初被批准用于控制顽固性癫痫。

与其他侵入性神经调控方式不同的是，VNS 并不需将放电电极插入脑内直接作用于痛觉通路，而是通过对迷走神经施加电刺激而间接调控痛觉传导，因此其对脑部的创伤更小，也更容易被患者接受。已有学者将 VNS 应用于偏头痛的治疗，并取得了令人满意的治疗效果，VNS 有望成为独立于传统治疗方式之外的偏头痛的一种新型治疗手段，具有良好的应用前景。本节将就 VNS 治疗偏头痛这一问题做一简要介绍。

二、迷走神经及 VNS 治疗偏头痛的机制

迷走神经是人体行程最长、分布最广泛的脑神经。迷走神经含有两种传入纤维成分及两种传出纤维成分。传出纤维包括起自迷走神经背核的一般内脏运动纤维及起自疑核的特殊内脏运动纤维，分布于颈部及胸腹部各个内脏与器官，传送副交感神经冲动，参与调节内脏与器官的功能。传入纤维包括止于三叉神经感觉核的一般躯体感觉纤维及止于孤束核的一般内脏感觉纤维。迷走神经传入纤维与脑内多个重要核团存在往返纤维联系，如蓝斑、中缝背核、导水管周围灰质、丘脑腹后内侧核及扣带回等，这些纤维通过对这些与疼痛相关的核团发放副交感冲动，进而对包括去甲肾上腺素、血管紧张素等在内的中枢神经系统疼痛介质发挥调控作用，这被认为是 VNS 控制偏头痛的重要机制。

三、VNS 治疗偏头痛的疗效

VNS 具有控制偏头痛效果的最初证据源自 1 例患有顽固性癫痫的患者，他同时患有偏头痛和癫痫发作，置入 VNS 设备后，外科医师对其进行了长期 VNS 调控，但 VNS 对其癫痫发作的抑制作用效果不明显。然而他们发现了一个有趣的现象，即每次 VNS 设备开机后，其偏头痛均可明显减轻。此后，VNS 即被应用于头痛的试验性治疗，研究结果显示部分头痛患者可以通过 VNS 治疗获益。一些主要针对癫痫治疗的 VNS 临床试验也报道了偏头痛的减轻。此外，一些参与了针对 VNS 治疗严重抑郁症研究的患者对偏头痛缓解的描述也为 VNS 治疗偏头痛提供了初步佐证。

四、非侵入性迷走神经电刺激

近期，一种新型的非侵入性迷走神经电刺激设备（nVNS）进入临床测试阶段，该设备不需要手术置入，只需将仪器放置在颈部，通过经皮发放微弱刺激电流，对颈段迷走神经产生刺激作用，进而对偏头痛产生治疗效果。该设备具有较高安全性和较好的耐受性，具有良好的应用前景。Gadsby 等使用 nVNS 技术对急性头痛发作开展了一项开放标签单臂研究，27 例有阵发偏头痛的患者每次头痛发作时接受两次单侧、90s、15min 间隔的 nVNS 治疗。结果显示，在 54 次中等程度以上头痛发作中，22% 获得完全缓解，43% 疼痛明显减轻，该结果堪比目前偏头痛的主要治疗药物曲普坦的效果，且不良反应很少。Moscato 等进行了进一步开放标签研究，他们选取了 22 例具有长期偏头痛的患者，其中 18 例为女性，共计 79 次头痛发作，超过 50% 的头痛发作在 nVNS 开始后 2h 得到缓解。在另一项多中心单臂开放标签试验中，48 例患者接受了 2 次单侧 120 秒的 nVNS 治疗，131 次头痛发作缓解率达 51.1%，其中 22.9% 完全缓解，且 nVNS 对发作频率较低患者的疗效更高。由此可见，未来应用 nVNS 治疗和预防偏头痛发作将是一个具有良好前景的研究方向。

（石　林　孟凡刚　张　凯）

第三节 迷走神经刺激术治疗脑卒中

一、概述

脑卒中又称中风或脑血管意外，是一组突然起病，急性脑循环障碍迅速导致局限性或弥漫性脑功能缺损的临床急性脑血管疾病。脑卒中是神经系统常见病和多发病，根据 WHO 的报告，脑卒中是全世界的第二大死因，是大多数发展中国家的第三大死因，占总体人群死亡率的 10%，致残率达 50%~70%，复发率高达 14%~17%，是美国人致残的主要原因，所以脑卒中具有发病率高、死亡率高、复发率高及致残率高等特点，严重威胁人们的生命安全和生活质量。我国脑卒中的发病率为 250/10 万，仅次于前西伯利亚地区（300/10 万），且每年约有 100 万人死于脑卒中，75% 的患者有不同程度的后遗症，给社会和家庭带来了沉重的负担。在一些发达国家，高达 67.3%~80.5% 的脑卒中病例归因于缺血性脑卒中，6.5%~19.6% 为颅内出血，0.8%~7.0% 为蛛网膜下腔出血，2.0%~14.5% 为其他类型。脑血管病危险因素很多，大体上可以分为可干预和不可干预两种。研究表明脑卒中的危险因素包括高血压、糖尿病、心脏病、血脂异常、吸烟、过度饮酒、年龄老化、遗传因素等。有学者统计，对于缺血性脑卒中的发病，男性的发病率明显高于女性。年龄增长是缺血性脑卒中不可干预的危险因素，进入老年期，血管舒缩的调节能力降低，血管壁硬化程度加重，较易导致缺血性脑卒中，据文献报道 75 岁以上人群的发病率最高，是 35~44 岁年龄组的 30 倍。常规的出血性脑卒中和缺血性脑卒中的治疗早期以手术和药物治疗（包括静脉内溶栓、降纤、抗凝、抗血小板、改善脑血液循环、脑保护药物等）为主，而脑卒中康复治疗是降低致残率最有效的方法。脑卒中康复的目的是最大限度地减轻和改善患者的功能，预防减少并发症，提高日常生活能力（Activity of Daily Living, ADL），为其回归家庭、融入社会提供帮助。

二、脑卒中后脑损害及 VNS 治疗机制

脑卒中损伤是一个复杂的病理生理过程，包含了多环节、多因素、多途径的酶促级联反应，这些损伤机制最终导致了神经元的死亡。脑卒中后神经元死亡主要表现为坏死和凋亡两种形式，分别涉及被动和主动细胞死亡机制。坏死是细胞在严重损伤因素致细胞环境极度紊乱情况下迅速发生的细胞死亡形式，是一种非控制性、非调节性细胞死亡形式，通过细胞内容物（如溶酶体酶和神经递质）触发炎症反应引起周围细胞的继发性损害。凋亡是一种主动性、控制性的死亡形式，发育过程中有 30%~70% 的神经元凋亡，这是一种相对有序的延迟性具有能量依赖性的细胞死亡过程，受细胞内外相关因子及凋亡相关基因的调节，以早期 DNA 降解为特征，细胞膜一般保持完整，一般不伴有细胞内容物的释放。局灶性脑缺血后几分钟之内，由于缺血的核心区域脑血流量急剧下降，神经元遭受严重损伤，很快即出现细胞坏死。而缺血核心区周围受损相对较轻，虽然该区域脑血流量下降，神经元处于功能活动静止，但在生物学上仍然处于存活的状态，这一区域称之为缺血半暗带，它构成了最初阶段脑缺血总体损害的一部分，是临床有机会通过早期治疗挽救的区域。研究表明，缺血半暗带区域的神经元在脑缺血发生后的几小时至几天的时间里都经历着凋亡。在脑缺血发生后的一段时间内给予有效的抗凋亡措施，这些凋亡细胞是具有恢复的潜在可能性的。

如上所述,尽管药物、早期康复等方法的介入,脑卒中后的致残率依然很高,需要探索新的治疗方法。

迷走神经刺激术是近 20 年发展起来的治疗难治性癫痫的一种新方法。它能有效地减少癫痫发作频率、减轻发作程度,不良反应少且容易耐受。也有报道其用于抑郁症、偏头痛、阿尔茨海默病、神经源性疼痛、脑外伤、炎症等方面的治疗。虽然至今为止,迷走神经刺激对于机体的作用机制尚不完全清楚,但其有效性和安全性却不断得到基础和临床研究的证实。目前,全世界已有超过 13 万患者采用 VNS 治疗。脑缺血引起的神经损伤在机制上与癫痫有某些相似之处,如炎症反应的激活,兴奋性神经机制增多等,有学者提出 VNS 也可以提供对缺血性脑损伤的保护。1996 年,Masada 在沙鼠模型上发现 VNS 能够对前额缺血提供保护作用,但之后的相关研究较少报道。2009 年 Ay 等利用结扎法制作右侧脑缺血再灌注大鼠模型,行右侧 VNS,发现 VNS 能够减少梗死体积,改善神经行为学评分,首次证明了 VNS 对大鼠局灶性脑缺血有保护作用。近两年有研究表明,VNS 可以在急性脑缺血损伤中起到神经保护作用。VNS 可以显著减少大脑中动脉闭塞(MCAO)模型大鼠大脑半球的脑缺血损伤体积,而且接受了迷走神经刺激的大鼠,其 24h 神经功能评分明显好于未接受刺激大鼠。但具体的作用机制有待进一步探明。Ay 及其同事研究发现,右侧迷走神经刺激在刺激期的 30s 内出现脑灌注的轻微下降,当每一个刺激周期停止后,大脑血供会迅速恢复至基线水平,但在缺血后 1d、3d 评估中均显示 VNS 刺激组双侧的缺血性神经功能症状减轻,可见 VNS 对急性脑缺血损伤的保护作用并非依靠对 VNS 大脑血流量的调节作用。迄今为止,尚未有明确的研究解释 VNS 对脑缺血损伤的保护机制。

VNS 可能通过以下机制发挥保护作用。

(1)使神经元产生慢性超极化,引起兴奋性和抑制性神经递质的改变,从而降低神经元兴奋性。缺血后,谷氨酸等兴奋性神经递质过量释放和随后的再次充血导致大量活性氧产生是缺血性脑损伤的重要因素。VNS 明显降低了由缺血引发的谷氨酸的释放,并在再灌注时减少海马等处的血流量减少活性氧的产生。另有研究指出,行 VNS 治疗的患者脑脊液中抑制性神经递质 GABA 的浓度明显升高,GABA 降低神经元兴奋性,这可能也与 VNS 对脑缺血组织发挥保护作用有关.

(2)抑制炎症因子的产生,减轻炎症反应。迷走神经刺激抑制小胶质细胞等炎症细胞激活,抑制细胞因子的合成,从而阻止很多病理情况下细胞因子介导的组织损伤。迷走神经刺激可以减少细胞因子的产生,同时抑制组织水肿。在大鼠中动脉的缺血再灌注损伤模型中,VNS 明显降低了细胞因子的过度产生和炎症反应。此外,VNS 可以保护脑组织不受白细胞聚集的损伤,减轻脑组织损伤的严重性,当给予烟碱受体拮抗剂后,这种保护作用明显减弱,表明该机制与 VNS 调节胆碱能信号通路有关。但仍需要进一步的试验来证明 VNS 在脑缺血模型中的炎症和免疫调节作用。

(3)增加某些神经生长因子的基因表达,抑制神经元的凋亡。缺血再灌注损伤引起神经元内细胞凋亡因子表达上调和 Ca^{2+} 超载,从而诱发线粒体凋亡途径。Caspase-3 为线粒体凋亡途径中关键的蛋白酶。缺血可以诱导 Caspase-3 基因转录水平的上调,而且 Caspase-3 mRNA 的表达随缺血时间的增加而增强,其时空分布及动态变化与凋亡细胞一致,Caspase-3 与凋亡的这种相似的时空依赖关系,表明 Caspase-3 与缺血性神经元的凋亡密切相关。试验表明,VNS 治疗组的 Caspase-3 的表达水平较对照明显下降,说明 VNS 能够抑制 Caspase-3 产生,这可能是其保护缺血神经组织的机制之一。

(4)提高神经营养因子水平、促进神经细胞发生。研究表明,VNS 可以引发大鼠脑内一系列的神经化学和分子的改变,包括很多在神经营养中起到重要作用的神经递质和生长因子。如 VNS 增加了海马和皮质中的成纤维细胞生长因子等的表达,减少了海马中神经生长因子 mRNA 的含量,增加了前额叶皮质去甲肾上腺素的浓度。有研究指出,对大鼠迷走神经刺激 3h,在刺激后 24h 和 3 周后可检测到海马齿状回有明显细胞增殖现象。

(5)促进去甲肾上腺素的释放。有些学者提出,VNS 对学习记忆、情绪、癫痫抑制、脑损伤后功能恢复部分是靠脑部 NE 的释放而调节的。以 1.0mA 的强度对大鼠左侧颈部的迷走神经刺激时,双侧的皮质和海马的细胞外 NE 浓度都有显著增加。这种 NE 的增加是短暂的,仅仅局限在刺激周期内,刺激周期之间的 NE 浓度不改变。中等强度的 VNS 增加蓝斑神经元的放电速率,而蓝斑是大脑内 NE 的主要来源。同时,还有研究表明 0.4mA 或 0.5mA 的 VNS 可增加海马中 NE 的释放。也有学者使用 NE 阻断剂研究 NE 与 VNS 改善记忆功能的关系,认为 VNS 提升记忆功能与 NE 无关。

(6)影响神经胶质细胞的功能。有研究发现,高温处理的星形胶质细胞的培养液可以通过提高细胞活性,减少 LDH 释放和逆转凋亡过程等保护神经元免受缺血损伤。试验发现,进行 VNS 后,孤束核内星形胶质细胞形态和数量发生了明显的变化。正常组的孤束核内 GFAP(星形胶质细胞标志物)阳性细胞胞体很小、突起短、分布稀疏、染色浅淡。VNS后,孤束核内的 GFAP 阳性细胞的数量明显增多,深染,细胞形态也发生了变化,如胞体肥大,突起变得粗长。电镜下神经元与星形胶质细胞之间突触的数量明显增多。由此推断,电镜下神经元轴突或树突与星形胶质细胞之间的活性点极有可能是神经元与星形胶质细胞之间密切接触并进行物质交流的物质结构基础,其数量在 VNS 后明显增多说明刺激后神经元与星形胶质细胞之间的物质交流加强。

三、VNS 治疗脑卒中的动物实验研究

目前,VNS 用于缺血性脑卒中尚缺乏足够的临床证据,临床研究相对较少,大多为动物实验,以后还需更多临床试验支持。尽管其具体机制尚未明确,在各种动物和临床试验中,根据选择的刺激强度和刺激时间的不同会产生截然不同的结果,但其作用一种改善脑卒中的新方法具有巨大潜力和研究价值。如何确定最适宜的刺激参数,进而取得更好的疗效?VNS 对脑卒中治疗的长期疗效如何,长期治疗的安全性如何?动物实验研究有助于探明适宜于脑缺血治疗的 VNS 参数、分子机制、治疗效果与风险因素等,为 VNS 的临床实践奠定安全的理论基础,同时也为 VNS 用于临床治疗其他的神经精神性疾病提供理论依据和新的思路。

动物实验表明,VNS 可减少梗死面积,促进梗死灶周围血管再生,促进认知功能改善,显著提高康复治疗效果。有报道指出,在大鼠急性缺血性脑损伤 MCAO 模型中,实验组面积为对侧半球的 $28.75 \pm 4.22\%$,明显低于对照组 $43.15 \pm 3.36\%$。与康复训练相结合,VNS 组大鼠可恢复实验前大鼠功能的 $98 \pm 8\%$,而对照组仅恢复 $34 \pm 19\%$。一项 21 名上肢中至重度功能障碍脑卒中患者的临床随机对照实验证实,VNS 结合康复训练治疗脑卒中是有效、安全、可行的,仅少部分患者术后出现轻微短暂的声带麻痹、吞咽苦难或在开机当晚出现轻微的恶心、味觉障碍。脑出血动物模型研究显示,结合康复训练,VNS 组大鼠可恢复至

实验前前肢功能的 77%，而对照组仅恢复至实验前的 29%，可见 VNS 可以用于脑出血患者的后续治疗。无论一过性脑缺血还是永久性梗死引起的功能障碍，VNS 都能起到比单纯康复训练更好的效果。大鼠 MCAO 模型证实，VNS 可明显提高大鼠的空间记忆和恐惧记忆能力。

有报道指出，两侧 VNS 效果无显著差异，但左侧 VNS 更易引起心肺相关不良反应。动物实验证实，在康复训练同时早期行迷走神经刺激可以取得较好效果，先康复训练，而后期行迷走神经刺激或成倍增加刺激量也能促进功能恢复但效果较差。

（丁 平　梁树立）

四、VNS 治疗脑卒中的临床研究

脑卒中是世界性重大公共卫生问题，也是我国居民主要的死亡原因。预计到 2020 年，我国每年将有 380 万人新发脑卒中，而幸存患者中有 70%～80% 存在不同程度的功能障碍及并发症，严重影响患者的生存质量，增加了社会和家庭负担。积极开展脑卒中康复，改善患者的功能障碍，提高生活自理能力和社会功能具有重要的现实意义，然而研究显示传统的功能康复锻炼效果并不令人满意。

现有研究表明，刺激迷走神经在调节脑血流、改善水肿及炎症反应、谷氨酸兴奋性中毒、神经营养等方面起着重要作用，而上述过程都参与了脑卒中的病理改变。据此推测 VNS 有可能在脑卒中康复方面起到积极作用。

目前迷走神经刺激术在脑卒中治疗与康复方面的探索尚处于起步阶段，尤其是相关临床试验较少。Jesse 等选择 21 名缺血性卒中 6 个月后的患者随机分组，分别进行传统的康复锻炼和康复锻炼结合 VNS 治疗，VNS 治疗参数设定为电流 0.8mA，频率 30Hz，脉宽 100μs，每周治疗 3 次，每次 2h，6 周后发现接受 VNS 治疗者 FMA-UE 评分显著提高，但部分患者存在轻微的声音嘶哑、吞咽困难、恶心、味觉障碍等不适。在该团队进行的另一项研究中，1 名缺血性卒中患者按照上述刺激参数，经过 5 周的 VNS 和感觉功能锻炼后，包括感觉域、实体辨别觉、本体感觉等感觉功能同样有明显改善，但该患者的两点辨别觉并无改善。上述研究中 VNS 治疗均与功能锻炼同时进行。此外，随着经皮迷走神经刺激（tVNS）技术的成熟，应用这一新技术的临床试验也已开展。现有研究表明，tVNS 结合机器人辅助康复锻炼在缺血性及出血性卒中患者上肢功能康复方面疗效确切，且因为 tVNS 相对无创的特点，较传统 VNS 治疗更为安全。不同于 Jesse 等使用较为固定的治疗参数，该研究所使用的刺激电流根据每个患者所能耐受的程度因人而异。

因此，作为一种新的治疗尝试，VNS 治疗卒中的有效性及安全性取得了一些积极的进展，具体的程控参数及治疗时间尚需进一步探索。

（王 乔　胡 威　考长青　张维兵　孟凡刚）

第四节　迷走神经刺激术在肢体运动功能康复中的应用

传统上 VNS 主要应用于难治性癫痫和抑郁症的治疗。近年来，VNS 在神经康复领域的应用也受到越来越多的关注，包括偏瘫肢体功能康复、认知障碍康复、意识障碍促醒等。

肢体运动功能障碍是脑卒中、脑外伤患者常见的合并症状，也是影响患者生活质量的重要因素之一。单就脑卒中而言,中国每年新发病例约有 200 万人,其中 70%~80% 的脑卒中患者因为残疾不能独立生活。相关证据表明,脑卒中后有效的康复治疗能减轻患者功能上的残疾程度,降低致残率,加速康复进程,节约社会资源。然而,目前传统的康复治疗项目对肢体运动功能障碍的改善程度尚不能令人满意,约 60% 的脑卒中患者发病 6 个月后上肢运动功能仍未恢复。因此,探寻能有效改善脑卒中、脑外伤患者肢体运动功能障碍的新型康复治疗手段是很有必要的。本节将对 VNS 在肢体运动功能康复中的研究进展及临床应用进行简要归纳。

一、VNS 改善肢体运动功能的基础研究

VNS 改善肢体运动功能障碍的基础研究对象主要以缺血性、出血性脑卒中及颅脑损伤大鼠模型为主。在缺血性脑卒中大鼠模型中,Khodaparast 等对单纯物理康复治疗和 VNS 联合物理康复治疗在初级运动皮质梗死大鼠模型前肢力量改善方面进行了探讨,并得出:在康复训练过程中予以 VNS 治疗,可以使脑梗死大鼠模型的前肢功能恢复至损伤前水平,其康复效果是对照组大鼠的 2 倍。随后,该学者将脑梗死大鼠模型分组细化,分为康复治疗同时予以 VNS 治疗、康复治疗后予以 VNS 治疗及单纯康复治疗三组,结果证实:康复治疗同时予以 VNS 治疗的大鼠,运动皮质梗死对侧前肢功能恢复至损伤前水平;单纯康复治疗组大鼠未恢复至损伤前水平;而康复治疗后予以 VNS 治疗的大鼠与单纯康复治疗组大鼠相比,前肢恢复情况未见明显改善。上述研究中所选用的大鼠为 4 月龄,为探讨年龄对 VNS 联合康复训练疗效的影响,Hays 等对 18 月龄的脑梗死大鼠模型进行分组试验,结果表明 VNS 联合康复训练在年长动物中的疗效仍十分显著,并推断该方法对年长的脑卒中患者依然有效。此外,Hays 等还对 VNS 联合康复训练在脑出血大鼠模型中的康复疗效进行了深入研究,结果显示 VNS 联合康复训练组大鼠前肢运动功能改善率为 77%,而单纯康复训练组大鼠改善率只有 29%,进而证实该疗法在出血性脑卒中大鼠模型中同样适用。随后,Pruitt 等对 VNS 联合康复训练在外伤性脑损伤大鼠模型中的康复疗效进行验证,结果同样证实:与单纯康复训练相比,VNS 联合康复训练能显著改善颅脑损伤大鼠模型的前肢力量和任务成功率。

二、VNS 改善肢体运动功能的临床研究

如上所述,VNS 联合康复训练对肢体运动功能的显著疗效已在动物实验中得到证实,然而其在临床中的应用报道相对较少。2016 年,Dawson 等对 VNS 联合康复训练在缺血性脑卒中患者上肢功能康复中的安全性、可行性及有效性进行了初步探讨。该项随机临床对照研究共纳入 21 名患者,脑梗死病史 >6 个月,合并中至重度上肢功能障碍,上述患者被随机分为两组,即 VNS 联合康复训练组和单纯康复训练组。康复训练由每周 3 个 2h 的疗程组成,共计 6 周,每次训练涉及 >400 个的运动试验。对于 VNS 组,每次运动试验伴随 0.5s 的迷走神经刺激。该项研究的主要目的是评估 VNS 联合康复训练的安全性和可行性,其次是观察两组患者上肢运动功能的改善情况(评价指标为 Fugl-Meyer 上肢运动功能评分量表)。最终,9 名患者随机进入 VNS 联合康复训练组,11 名患者进入单纯康复训练组。试验期间未出现严重并发症。其中,1 名患者在置入 VNS 后出现短暂声带麻痹及吞咽困难,5 名患者在治疗当晚出现轻微不良反应,包括恶心、食欲缺乏。在意向性分析(intention-to-treat analysis，ITT）中，两组 Fugl-Meyer 上肢运动功能评分无显著差异；在符合方案分析（per-protocol analysis，PP）中，两组 Fugl-Meyer 上肢运动功能评分有显著差异。因此，该项临床试验证实了 VNS 联合康复训练的可行性和安全性，然而对于其在慢性脑卒中患者中的疗效仍需进一步探究。

三、VNS 改善肢体运动功能的机制

相关研究表明，脑卒中后物理康复训练可以通过重新建立皮质运动环路改善神经可塑性，而一些新型的康复治疗方法，包括虚拟现实、运动皮质电刺激，也可以强化大脑运动皮质的突触可塑性及功能重建。因此，有学者认为，能够增强神经可塑性的康复治疗方法联合（肢体）康复训练即可促进肢体运动功能恢复。其中，Porter 等证实了与单纯肢体康复训练相比，VNS 联合肢体康复训练可以诱导大鼠初级运动皮质特定区域重组，改善运动区的神经可塑性，最终促进卒中后大鼠肢体运动功能的恢复。近年来，德克萨斯大学达拉斯分校相关研究团队在 VNS 增强神经可塑性及促进卒中后康复领域又有了新的发现。Meyers 等对试验大鼠分组干预并完成行为评价后，通过病毒追踪技术来评估运动网络中的突触连接情况，证实了 VNS 可以增强皮质脊髓运动网络的可塑性，进而增加与大鼠前肢肌肉间的突触连接。该研究也首次证实，VNS 联合康复训练可以使脑卒中后大鼠前肢运动功能康复疗效翻倍、改善持续时间延长，同时增强运动网络中的神经结构可塑性。

四、VNS 在肢体运动功能康复中的应用前景

综上所述，传统康复训练方法的局限性已日益凸显，而新型康复手段的研发也必将成为未来康复领域发展的方向。VNS 在肢体运动功能康复中的疗效已在动物实验中得到广泛证实，其作用机制也正逐步揭开，然而，VNS 改善肢体运动功能的临床研究仍处于起步阶段，其安全性、可行性、有效性及刺激介入时间、刺激参数、病种选择等实际问题还有待进一步研究。

（刘　阳　刘爱贤　刘　崇　隋云鹏　考长青　孟凡刚）

第五节　迷走神经刺激术治疗意识障碍的现状与展望

意识障碍是由于脑干上行网状激活系统或大脑皮层损伤引起的严重而持续的并发症，是脑外伤、脑血管病、缺氧、中毒或其他疾病引起的严重并发症之一。慢性意识障碍（disorders of consciousness，DOC）可进一步分为持续性植物状态（persistent vegetative state，PVS）和微意识状态（minimally conscious state，MCS）。PVS 临床表现为患者闭眼、不能够被唤醒，对自身及周围环境无感应，但睡眠 - 觉醒周期保留，持续 1 个月以上；若患者有可重复的意识征象，可表现出情感和定向行为反应，如遵嘱活动、使用物件、痛觉定位、视物追踪或凝视目标等，称之为 MCS；MCS 的预后要明显好于 PVS。在过去的 10 年中，随着医疗技术的发展，使得各种危重患者的死亡率明显降低，但意识障碍患者的数量却逐年递增。长期意识障碍患者并发症多、治疗费用昂贵，不仅给社会和家庭带来了沉重的经济负担，而且还给家属带来巨大的生活压力和精神压力。因此，对意识障碍患者进行促醒治疗，使其恢复功能，具有重要的经济和社会意义。

一、意识障碍患者电刺激的研究现状

电刺激作为一种物理疗法已应用于 DOC 患者的促醒治疗，包括：脊髓电刺激（spinal cord stimulation，SCS）、脑深部电刺激（deep brain stimulation，DBS）及本节所述的迷走神经刺激术（vagus nerve stimulation，VNS）等。SCS 通过放置于颈髓 $C_{2\sim4}$ 水平硬膜外的刺激电极，刺激经高颈部脊髓上行达脑干，通过上行性网状结构激活系统及丘脑下部激活系统传达到大脑皮质。SCS 可以调节颈部交感神经节的活动，提高脑糖代谢水平，改善神经传导状态，兴奋大脑皮质。DBS 通过脑内特定区域，激活相应的神经网络来增强醒觉和意识水平。在 VNS 用于药物难治性癫痫的临床实践中，发现 VNS 除具有控制癫痫发作的作用外，尚具有潜在的促醒功能。而且，目前已有关于 VNS 促醒治疗的直接相关的病例报道，这些报道为意识障碍患者的康复治疗带来了希望。现将 VNS 促醒治疗的临床研究现状、可能机制及未来发展状况进行综述。

二、VNS 治疗意识障碍的临床研究

VNS 最早出现于 20 世纪 80 年代中期，主要用于难治性癫痫和抑郁症的治疗。研究者发现，VNS 在控制癫痫发作的同时，也可改善癫痫患者的白天嗜睡症状、延长觉醒时间。Malow 等对 16 例药物难治性癫痫患者进行为期 3 个月的 VNS 治疗，结果发现小于 1.5mA 的电流刺激可缩短癫痫患者的日间平均睡眠潜伏期，降低爱泼沃斯嗜睡量表（epworth sleepiness scale，ESS）评分，并使日间快速动眼睡眠（rapid eye movement，REM）增多，改善癫痫患者的日间嗜睡状况。Rizzo 等对 10 例 VNS 治疗的癫痫患者行多导睡眠脑电图描记研究，结果表明无论高强度电流（大于 1.5mA），抑或是低强度电流（小于 1.5mA）刺激，均可延长癫痫患者的日间觉醒时间，高强度电流刺激还可降低夜间 REM。此外，该研究还发现患者的觉醒程度可能与刺激电流强度相关，而不受癫痫发作改善情况的影响。

以上研究提示 VNS 可能具有促醒作用，或可被用于长期意识障碍患者的康复治疗。为此，法国学者 Sirigu 等 2015 年在 ClinicalTrials.gov 注册了 1 项 VNS 治疗意识障碍的单组开放性临床试验（NCT02591069）。该试验拟纳入 20 例意识障碍患者，通过行为学量表、功能性磁共振成像（functional magnetic resonance imaging，fMRI）、正电子发射型计算机断层显像（positron emission computed tomography，PET）、脑电等手段评估刺激前后脑功能的改变情况。该研究拟于 2020 年结束，目前正处于患者招募阶段，尚未见有主要的研究成果发表。但是，该团队于 2017 年报道了 1 例经 VNS 治疗而促醒成功的外伤后意识障碍 15 年的 PVS 患者。经过 1 个月的 VNS 治疗，临床评估显示该患者在一般清醒水平、持续注意力、肢体运动和视觉追踪等方面有了一致的、可重复性的改善；随着刺激强度的增加，该患者的修订版昏迷恢复量表（coma recovery scale-revised，CRS-R）评分也进一步升高，由基线时的 5 分升高至刺激后的 10 分，该患者由 VS 改善至 MCS；刺激前后静息状态头皮脑电数据对比显示 θ 波段（4～7Hz）显著增强，而该波段恰是 MCS 区别于 VS 的主要客观指标；进一步数据分析发现，VNS 激活了脑默认网络（default mode network，DMN）中多个可反映患者意识程度的脑区，包括枕顶、颞下、额中央区及岛叶深部区域等；此外，PET 结果进一步证实了脑电结果，并发现 VNS 可增强迷走神经中继核团丘脑的代谢活动。总之，该报道表明 VNS 可通过促进皮质信号的传导并增强脑代谢活动进而改善患者的意识障碍程度。此外，该例

昏迷 15 年而最终仍被唤醒的患者可能改变人们的传统认识：即持续存在 12 个月以上的意识障碍是无法逆转的。

经皮耳迷走神经刺激（transcutaneous auricular VNS，taVNS）是一种基于中医耳针疗法的、经皮刺激位于耳郭的迷走神经分支的治疗方法。研究表明，与传统 VNS 具有相近的功效，taVNS 已在癫痫和抑郁症的治疗上取得了突破。2017 年我国学者 Yu 等报道了 1 例经 taVNS 治疗促醒的患者。该患者是一位 73 岁，在心肺复苏后意识障碍的女性 VS 患者。在意识障碍 50d 后接受了双侧 taVNS，刺激电流为 4～6mA，频率为 20Hz，每天刺激 2 次，每次 30min。4 周持续 taVNS 使该患者 CRS-R 评分由刺激前的 6 分升高至刺激后的 13 分，患者由 VS 改善至 MCS。fMRI 显示 taVNS 增强了脑 DMN 中后扣带回 / 楔前叶和下丘脑、丘脑、腹内侧前额叶皮质及颞上回之间的功能连接，而这些区域是有意识的信息的处理枢纽并在唤醒和意识中起重要作用。

三、VNS 治疗意识障碍的可能作用机制

1. 激活脑网络 从神经解剖的角度分析，迷走神经上行纤维经由孤束核（nucleus of the solitary tract，NTS）与脑内其他核团进行中转。NTS 接受绝大部分迷走神经的传入纤维信息，继而对这些感觉信息进行整合并投射到延髓网状结构、脑桥臂旁核、蓝斑核等高级中枢。而延髓网状结构与脑干上行网状激活系统密切相关，对于觉醒的调节具有重要的作用。由此可见，VNS 达到促醒效果的机制之一可能是通过激活 NTS、网状结构、臂旁核、蓝斑核等核团的纤维投射，进而影响大脑皮质等觉醒脑区的兴奋性。近年来，脑网络方面研究可证实上述观点。例如，本团队曾发现，VNS 可通过调节脑静息态脑网络间的平衡机制抑制癫痫的发生与传播，可使癫痫过分激活的凸显网络得到抑制，同时激活被抑制的默认网络，通过协调这两者网络间的平衡，进而抑制癫痫的发作。此外，上述 2 项 VNS 促醒治疗成功的个案报道也显示 VNS 激活了患者脑 DMN 内的多个与意识相关的区域，如下丘脑、丘脑和腹内侧前额叶皮质等。这在一定程度上与迷走神经的投射区域相吻合。

2. 改善脑血流量 VNS 可导致脑血流量的变化。Henry 等研究发现，高强度电流或低强度电流刺激，均可增加癫痫患者大脑内双侧丘脑、下丘脑、小脑半球下部、岛叶皮质和右侧中央后回等部位的脑血流量。Kosel 等在运用 VNS 治疗抑郁过程中发现，患者前额叶背外侧皮质局部血流量明显增加。脑外伤及脑血管病后意识障碍患者常伴有脑部供血不足及脑组织缺血，而上述结果表明 VNS 可改善丘脑、前额叶皮质等与觉醒密切相关脑区的脑血流，进而为 VNS 促醒奠定了基础。

3. 影响脑内相关神经递质的释放 迷走神经与神经递质的分泌密切相关。在中枢神经系统内，迷走神经主要投射到孤束核并释放兴奋性神经递质（谷氨酸、天冬氨酸）、抑制性神经递质（γ- 氨基丁酸）、乙酰胆碱及其他类信号转导的神经肽；而 NTS 可投射到脑干的相关核团调节去甲肾上腺素和 5- 羟色胺在大脑中的释放；而神经递质在睡觉觉醒中扮演着重要的角色。如去甲肾上腺素主要与 REMS 及觉醒有关，在非快速动眼睡眠期（non-rapid eye movement sleep，NREMS）缓慢释放，在 REMS 期则完全静止。去甲肾上腺素激动剂能促进觉醒、抑制睡眠。研究发现，VNS 可升高动物海马组织、杏仁核、皮质及脑脊液中去甲肾上腺素的含量。癫痫方面研究表明，VNS 可增强蓝斑核神经元的兴奋性，后者释放去甲肾上腺素，并由此通过相应的投射纤维兴奋梨状皮质的 GABA 能中间神经元，发挥抗癫痫作用。

国内学者冯珍等报道，VNS 可改善脑外伤意识障碍大脑的意识状态水平，其机制可能与促进维持觉醒的兴奋性递质去甲肾上腺素受体、Orexin 及其受体、5- 羟色胺受体及组胺的释放及下调 γ- 氨基丁酸受体等有关。由此可见，调节与睡眠 - 觉醒相关的神经递质的释放，进而激活大脑皮质的兴奋性状态可能是 VNS 调节觉醒状态的重要机制之一。

4. 抗炎效应　脑外伤及脑血管病变后的意识障碍常常伴有大量的炎症反应，导致神经元细胞的再次损伤，而 VNS 可降低大脑局部炎症反应保护脑神经元，为 VNS 促醒提供了可能。VNS 可通过迷走神经传出纤维系统性抑制促炎因子的释放。如，研究发现调控下丘脑 - 垂体 - 肾上腺内分泌轴，促进促肾上腺皮质激素释放因子、促肾上腺皮质激素和皮质酮的释放，糖皮质激素通过基因机制抑制肿瘤坏死因子、白细胞介素 -1β 等的生成。

5. 其他可能机制　除此之外，VNS 还可通过促进内源性神经干细胞的增长、增加神经营养因子的表达、增强突触可塑性等机制发挥促醒作用。

四、意识障碍患者促醒的入选标准

由于 VNS 治疗意识障碍患者较少，尚缺乏入选标准。但可以参照 SCS 或 DBS 治疗意识障碍的标准进行。所入选的多为由各种原因引起的持续 3 个月以上的意识障碍患者。Yamamoto 等报道了 36 例行 DBS 或 SCS 的 PVS 或 MCS 患者，他们所采用的 PVS 的神经病学入选标准为：①无自我及环境意识，不能与他人互动；②对视觉、听觉、触觉或有毒刺激无持续性的、可重复的、目的性的或自主的行为反应；③失去语言理解或说话的能力；④间断性的觉醒，表现为觉醒 / 睡眠周期的存在；⑤存在下丘脑及脑干自主神经功能以确保可长时间生存；⑥胃肠及膀胱失禁；⑦保留一定程度的脑神经及外周神经反射。此外，该团队尚采用了电生理的入组标准，即：①可记录到脑干听觉诱发电位（auditory brainstem response，ABR）的 Vth 波，即使伴有潜伏期延长；②可记录到躯体感觉诱发电位（somatosensory evoked potential，SEP）的 N20，即使伴有潜伏期延长；③持续脑电监测可获得去同步的 EEG 周期；④可记录到波幅大于 7μV 的疼痛相关的 P250 波；Chudy 等报道了 14 例行 DBS 治疗的 PVS 或 MCS 患者，他们也采用了类似的电生理入组标准：对患者行电生理评估可记录到 SEP、运动诱发电位（motor evoked potential，MEP）、脑干诱发电位（brainstem auditory evoked potential，BAEP），对患者行 12～24 小时脑电监测期间存在去同步的 EEG 周期以及行 PET 检查示脑内存在葡萄糖代谢。

值得注意的是，MCS 患者的预后要明显优于 PVS 患者。如 Chudy 等报道的 4 例行 DBS 治疗的 MCS 患者中，3 例（3/4）得到了不同程度的改善，而 10 例行 DBS 治疗的 PVS 患者中，仅 1 例（1/10）有所改善；Yamamoto 等 15 例行 DBS 或 SCS 治疗的 MCS 患者中，13 例（13/15）得到了不同程度的改善，而 21 例行 DBS 或 SCS 治疗的 PVS 患者中，仅 8 例（8/21）患者有效。

五、展望

尽管在其他疾病的治疗中发现 VNS 具有潜在的促醒功能，而且目前已见有 VNS 促醒成功的案例，这为意识障碍患者的康复治疗提供的新的方向。随着科技的进步，VNS 在世界范围的推广普及，适宜范围逐渐扩大，由单纯治疗药物难治性癫痫逐渐扩展至抑郁症、偏头痛等疾病。随着我国 VNS 开展及国产迷走神经刺激器的研发，为我国该类患者提供了更为有利的条件和技术支持。2018 年 3 月 1 日,孟凡刚和刘爱贤医师在首都医科大学附属北京康复医院为 1 例合并肌张力增高的意识障碍患者进行了迷走神经刺激和颈动脉外膜剥脱手术,同年 3 月 29 日,孟凡刚和何江弘医师在北京陆军总医院为 1 例 5 岁的意识障碍患者进行了迷走神经刺激手术,这是我国首次采用国产迷走神经刺激器治疗该类疾病,相信这为意识障碍患者的治疗进行有益的尝试。当然,为证明 VNS 促醒的临床价值,未来仍需进一步开展大宗病例的对照研究,进而提供有利的临床证据。

(韩春雷　刘　阳　王开亮　杨　艺　何江弘　刘爱贤　孟凡刚)

第六节　迷走神经刺激术治疗自身免疫相关性疾病

一、迷走神经刺激术治疗自身免疫相关性疾病的解剖学基础

迷走神经是贯穿人体路径最长的脑神经,从脑干发出至腹腔,其分支分布于大部分脏器,尤其在胃肠消化道内。迷走神经还是人体自主神经系统的主要组成部分,其主要由混合神经纤维构成,其中约 80% 为传输内脏感、体感和味感的传入纤维,约 20% 为构成副交感神经的传出纤维,通过与平滑肌、内源性神经纤维及分泌细胞间的突触连接,释放乙酰胆碱(acetylcholine,ACh)递质来调控胃肠动力及消化道的分泌功能。有人甚至将迷走神经称为人体的第六大感官。

迷走神经的传出纤维起自延髓的背运动核(dorsal motor nucleus,DMN),广泛分布于从食管到结肠脾曲的绝大部分消化道内,也有解剖学家认为,迷走神经分布于人体所有消化道内。然而,迷走神经传出纤维并不是通过肠固有层对其直接调控的,而是通过其与分布在肠固有层的肠神经元间的突触连接并释放 ACh 递质进行间接调控。

迷走神经传入纤维起自消化道黏膜层和肌肉层,感觉性传入纤维胞体位于节状神经节,其负责收集内脏信息并传入延髓孤束核(nucleus tractus solitarii,NTS)和最后区,继而通过臂旁核的中继将内脏信息传入前脑核团和皮质,如下丘脑、杏仁核及大脑皮质等。而下丘脑 - 垂体 - 肾上腺轴(hypothalamic- pituitary-adrenal axis,HPA 轴)及丘脑往往在将内脏信息传入到岛叶、前扣带回和前额等大脑皮质前对其做出反馈,此即为中枢自主神经网络(central autonomic network,CAN)。相反,CAN 也能通过以下投射调节自主神经系统的功能:①从下丘脑室旁核(paraventricular nucleus of the hypothalamus,PVH)投射到 DMN 及脊髓交感神经系统的节前神经节;②从杏仁核投射到 DMN;③从脑桥排尿中枢的巴林顿核(Barrington nucleus)投射到骶副交感神经核;④ A5 去甲肾上腺素能核团投射到脊髓神经节前交感神经元。

二、迷走神经与免疫系统

1. 迷走神经传入纤维和下丘脑 - 垂体 - 肾上腺轴抗炎通路　迷走神经是神经内分泌 - 免疫轴的主要组成部分,它通过对神经、行为及内分泌反馈的调节而达到对侵袭人体的感染 / 炎症做出首要的固有防御,从而保持内环境的稳定。迷走神经对外周的促炎性细胞因子尤为敏感,如巨噬细胞及其他免疫细胞分泌的白介素 1(interleukin,IL-1)、IL-6 及肿瘤坏死因子(tumor necrosis factor,TNF)α 等。迷走神经传入纤维在副神经节水平配有 IL-1β 受体,其

将信息传递到孤束核，其中位于 A2 去甲肾上腺素能核团的神经元被激活，然后将信息投射到含促肾上腺皮质激素释放因子（corticotrophin releasing factor，CRF）神经元周围的 PVH，继而，这些 CRF 神经元激活垂体释放促肾上腺皮质激素，最终刺激肾上腺释放糖皮质激素以减少外周炎症，此即为 HPA 轴。因此，迷走神经具有通过传入纤维激活 HPA 轴的抗炎作用。此外，HPA 轴也能被循环于脑室周围组织中的促炎性细胞因子激活，刺激其邻近的神经元并投射到 PVN 的 CRF 神经元，从而激活 HPA 轴。

2. 迷走神经传出纤维和胆碱能抗炎通路　有学者提出了一种"炎症"反射，迷走神经传入纤维的迷走神经反射，即迷走神经传入纤维激活迷走神经传出纤维。在啮齿类动物感染性休克模型中，研究者通过切割远端迷走神经及对迷走神经传出纤维的电刺激（vagus nerve stimulation，VNS）来防止感染性休克的发生。这种效应是由于在迷走神经分支末端能释放 ACh，从而抑制巨噬细胞释放 TNF-α 等促炎性细胞因子。这种"炎症"反射是通过 ACh 与巨噬细胞 α_7- 烟碱型乙酰胆碱受体（α_7-nicotinic ACh receptors，α_7nAChR）的连接而介导的，称为胆碱能抗炎通路（cholinergic anti-inflammatory pathway，CAP）。的确，有研究者指出这种"炎症"反射在 α_7nAChR 敲除动物中即被抑制。然而，迷走神经和肠道免疫系统之间确切的连接关系仍然是一个有争议的问题，因为迷走神经不直接与肠道中的常驻巨噬细胞相互作用，相反，其往往优先与肠肌层内的肠神经元相互作用，而这些肠神经元的神经末梢往往邻近于肠道内的巨噬细胞。因此，迷走神经对肠内巨噬细胞的作用是一种间接的调节，最有可能通过这些肠神经元而不是直接与巨噬细胞相互作用。近期，有研究报道了 CAP 的最新进展，他们认为迷走神经能够通过迷走 - 交感协同效应来激活脾交感神经，脾神经远端释放的去甲肾上腺素与脾淋巴细胞 β_2- 肾上腺素能受体结合，释放 ACh，进而与脾巨噬细胞 α_7nAChR 结合，最终抑制脾 TNF-α 的释放。因此，无论是在外周巨噬细胞水平还是在次级淋巴器官的水平，迷走神经都可能具有抗 TNF-α 效应。然而，这一理论仍然是有争论的，因为虽然已有证据表明迷走神经传出纤维支配腹腔丛中的腹腔神经节和肠系膜上神经节，但其他研究者仍没有能够直接或间接地通过与脾脏的联系来找到脾的神经支配。而 VNS 能诱导腹腔肠系膜神经节中的 ACh 释放，其与脾神经突触后 α_7nAChR 结合，释放去甲肾上腺素。另一方面，Munyaka 等通过对小鼠脑室注射 M1 毒蕈碱乙酰胆碱受体激动剂而激活 CAP，进而通过迷走神经切断术或脾神经切除术成功抑制了 CAP。

另一个途径可能是以上所述的通过 CAN 的自主反馈投射到脊髓神经节前交感神经元激活腹腔神经节。目前已知大脑中的 5 个细胞群调节交感神经的传出通路：PVN、A5 去甲肾上腺素能细胞群、尾缝区、延髓头端腹外侧区和延髓腹内侧区。"炎症"反射的传入臂（即迷走神经传入纤维）通过 NTS 的投射激活 CAN，并通过这 5 个核团调节交感神经系统。在这种情况下，迷走神经通过激活交感神经系统诱导间接的抗炎效应。

三、迷走神经对炎症性疾病的潜在治疗意义

"炎症"反射，即 CAP，基于其抗 TNF-α 效应给予人们开辟了新的治疗方案。理论上，所有 TNF-α 作为关键促炎性细胞因子导致的炎症性疾病都可以作为上述理论的治疗依据和靶点，如类风湿关节炎（rheumatoid arthritis，RA）、系统性红斑狼疮及炎症性肠病（inflammatory bowel diseases，IBD）等。特别是其可作为"金标准"的抗 TNF-α 药物治疗的替代方法。这种治疗可以有效减少巨噬细胞和其他类似免疫细胞释放 TNF-α 等类似促炎性细胞因子，因

此，对 CAP 通路上游的处理将是非常有意义和有前景的。而在这些治疗方式中，VNS 无疑是最有前景和最被关注的。

VNS 在慢性炎症性疾病中的治疗应该是非常有前景的，通过长时程的减少炎症反应，从而尽可能长地维持疾病的缓解状态。VNS 在癫痫和抑郁症中的作用是通过迷走神经传入纤维的激活介导的，往往需要在高频（20～30Hz）刺激下进行，但 CAP 的激活是通过迷走神经传出纤维介导的，故而往往只需对迷走神经进行低频（1～10Hz）刺激。在 Borovikova 的研究中，其对迷走神经进行 1Hz 频率持续刺激 20min，有效地促进了传出神经纤维的募集。其他研究也表明，低频（5Hz）刺激的 VNS 能够有效激活迷走神经传出纤维，从而激活 CAP。

1. VNS 与炎症性肠病　基于 CAP 理论和 VNS 研究的初期数据，有研究者在 2, 4, 6- 三硝基苯磺酸诱导的大鼠结肠炎（类似于 Crohn disease, CD）的模型中进行了 VNS 疗效研究。其采用慢性迷走神经刺激，每天刺激 3 小时，持续 5 天，刺激参数为：电流 1mA；频率 5Hz；脉宽 500μs；10s 开机，90s 关机；连续循环。对照大鼠置入相同的刺激器而没有进行电刺激。结肠炎症通过生理性指标（如体重、温度和运动活动），宏观指标（病灶区域），组织学和生物学指标（如髓过氧化物酶活性、细胞因子和细胞因子相关的 mRNA）等进行评估。通过组织学指标和髓过氧化物酶定量的分析，他们发现 VNS 有效降低了体重减轻和炎性标记物的严重程度。这些数据表明 VNS 的抗炎作用在结肠炎大鼠中有效，并为 IBD 患者提供了潜在的治疗依据。

为了评估试验中低频（5Hz）刺激 VNS 是否仅限于迷走神经传出纤维，他们通过对 VNS 治疗大鼠神经元连接的功能磁共振成像分析，进一步进行了动态因果模型研究。结果显示在大部分大脑结构中记录到高度显著的 VNS 相关性失活，尤其是 NTS 及与其紧密连接的结构，如臂旁核、蓝斑和海马。而 VNS 相关的小脑 fMRI 失活与已知的 NTS 与小脑的解剖投射相关。因此，即使 5Hz 的低频刺激，除了激活迷走神经传出纤维，还激活迷走神经传入纤维至中枢，以此说明低频 VNS 的抗炎作用包括外周（即 CAP）和中枢效应[通过迷走神经炎性反射和（或）HPA 轴的刺激及 CAN 的调节]。继之，有研究者通过在慢性低频（10Hz）VNS 治疗的 CD 患者中进行头皮脑电图研究证实了相似的结果。

另一方面，有学者开始了 VNS 治疗 CD 的临床研究，其中 VNS 作为常规抗 TNF-α 药物治疗的替代方法进行。有研究对 7 例中至重度 CD 患者进行了 VNS 治疗，结果显示，在 6 个月内仍接受 VNS 治疗的 6 例患者中，只有 1 例还需继续应用免疫抑制药（硫唑嘌呤）治疗。目前临床试验的初步结果表明，VNS 在治疗活动性 CD 中是可行的，但仍需多中心、多样本的队列研究予以进一步证实。目前全球范围内已有多个相关的临床试验正在进行中。

2. VNS 与类风湿关节炎　VNS 在其他炎症性疾病，如 RA 中的应用也充满了前景。有研究报道在 RA 成纤维细胞样滑膜细胞中敲除 α_7nAChR 即增加了炎症介质的产生，而在 RA 动物模型中激活 α_7nAChR 即导致关节炎活性大大降低。因此，通过 VNS 激活 CAP 改善了 RA 实验模型的预后，而在单侧颈部迷走神经切断后，以及在 α_7nAChR 敲除小鼠的实验中，观察到关节炎活性显著加重。

目前，VNS 治疗 RA 的第一项临床试验已经完成，临床初期结果有效，但仍需进一步随访分析。该研究考察了 VNS 在两组 RA 患者队列中的疗效：首先，第一队列为甲氨蝶呤治疗的难治性 RA 患者；第二队列为由多个抗 TNF-α 生物制剂难治的 RA 患者。经过 42d 的 VNS 治疗，结果显示 RA 活动性指标及 C 反应蛋白指标在两个队列的患者中均有显著改善，而在停止 VNS 治疗后，RA 活动性的相关指标迅速进展。基于这些研究，Bonaz 等也进行了对 RA 患者 VNS 治疗作为新的抗炎方法的临床试验，目前初期的临床试验也提示 VNS 改善了 RA 的严重程度并有效降低了 RA 的进展。但同其他炎症性疾病的临床应用一样，仍需大宗的多中心临床试验予以进一步证实。

四、展望

总之，迷走神经通过其传入（HPA 轴的激活）和传出（CAP）纤维具有多重抗炎特性。鉴于其在 IBD 脑 - 肠相互作用中的关键作用，迷走神经似乎是消化道炎症性疾病（如 IBD）和其他炎症性疾病（如 RA、系统性红斑狼疮）等的良好治疗靶点。IBD 患者的异常 ANS 与 TNF-α 水平呈负相关，而 VNS 通过激活迷走神经来恢复此类患者的 ANS 平衡，是一种新型的治疗方法。此外，VNS 不会出现让患者担心的抗 TNF-α 药物的不良反应。生物电子器件的神经调控作为一种治疗方法是生物电子学领域的一个新兴领域，它可以是常规药物治疗的一种非药物替代治疗或可以两者结合，但仍需进一步的大宗的多中心的临床研究证实。

（徐　炎　岛袋路朋　董　浩　孟凡刚）

第七节　迷走神经刺激术治疗阿尔茨海默病

阿尔茨海默病（Alzheimer's disease，AD）是一种典型的老年神经系统变性病，是最为常见的痴呆形式，至少 2/3 的 65 岁及 65 岁以上痴呆患者患有此病。该病起病隐匿，并进行性损害认知功能，包括记忆力、理解力、注意力、逻辑判断及语言能力，并可同时伴有人格改变。其最为常见的表现症状为选择性的短期记忆丧失，症状持续性进展，最终导致严重的认知减退。该病病理特征为老年斑、神经元纤维缠结、海马锥体细胞颗粒空泡变性及神经元丢失。目前该病无特效治疗，仅可改善其中个别症状。

一、病因及发病机制

该病目前病因尚不明确。现已发现多个危险因素与阿尔茨海默病相关。高龄是阿尔茨海默病最重要的危险因素。此外，抑郁、头部创伤、心血管及脑血管疾病、父母高龄生育、家族痴呆史、吸烟及载脂蛋白（APOE）ε4 等位基因都可增加罹患阿尔茨海默病的风险。ApoE 的 5 个等位基因 ε1～5 位于 19 号染色体，至少一个 ε4 基因表达可将散发阿尔茨海默病发病风险提高 3 倍，且携带 ε4 基因患者发病可能相对较早。而 ε2 基因可能可以降低罹患阿尔茨海默病的风险。目前 ApoE 与阿尔茨海默病发病的相关机制目前仍不明了，可能与其细胞膜修复作用有关。而受教育程度更高、应用抗炎药物、女性应用雌激素及规律进行有氧运动则可降低阿尔茨海默病的发病风险。早发及晚发的阿尔茨海默病均可见遗传因素。在 2%～5% 的患者中，该病表现为常染色体显性遗传。目前已知 3 个基因突变与该病相关：①位于 21 号染色体上的淀粉样前体蛋白基因（APP）突变；②位于 14 号染色体上早老素 1（PSEN1）基因突变；③位于 1 号染色体上的早老素 2（PSEN2）基因突变。

二、临床表现

阿尔茨海默病的临床症状与其所处的疾病阶段相关，可依据其认知损害情况分为前临床期、早期、中期和晚期。疾病最开始的症状通常仅为经常性的近期记忆丢失而远期记忆保存，该症状在大多数患者上可引出，即使并非表现症状。其后出现解决问题能力、判断力、执行能力的损害，做事缺乏动力且无组织性，并因此出现多任务执行及抽象思维障碍。在疾病早期，执行功能的损害可能是轻微的，其后出现语言障碍及视空间能力的损害。神经精神症状如淡漠、社交退缩、去抑制化、激越、精神障碍及无目的漫游同样是中到晚期症状。运用障碍、嗅觉减退、睡眠障碍及锥体外系症状如帕金森症状、肌张力障碍及静坐不能亦可发生于疾病晚期。此后出现大、小便失禁及原始反射，且完全需要他人照料。

1. 前临床期　该期患者表现出轻度的记忆丢失，但对日常生活影响并不明显，常被归为轻度认知障碍（MCI）。在此期，早期的病理改变已经出现，最早出现于内嗅皮层，继之于海马。

2. 轻度　该阶段疾病进展至大脑皮质，其临床表现除了此前的记忆丧失外，还出现难以记住新的信息、忘事、反复提问及对话、疑惑、方向障碍、人格改变、自发行为减少、心境不稳及推理判断能力的下降。

3. 中度　在该阶段，患者的记忆丧失及注意力情况进一步恶化，行为异常如漫游和易激惹开始出现，并出现不认识自己的家人及朋友的现象。患者变得淡漠、社会退缩及丧失抑制，反复说话并无法控制冲动。其阅读、书写及语言功能亦可出现障碍。该阶段患者出现大脑皮质中负责语言、感觉信息处理以及推理的区域受累。

4. 重度　在疾病的晚期，疾病发展至全皮质受累。该阶段患者完全无法识别亲朋，并出现大、小便失禁及吞咽功能障碍，其日常生活完全依赖于他人照顾。

三、辅助检查

1. 该病的颅脑影像可帮助诊断并同时监测该病的临床时期。颅脑 CT 或 MRI 可用于帮助排除其他可能引起痴呆的病因如卒中或肿瘤。侧脑室、三脑室扩张及脑沟增宽、加深，尤其是颞叶部分，是阿尔茨海默病较为典型的表现，故侧脑室扩大以颞角明显。有报道，颞叶萎缩在诊断阿尔茨海默病上敏感性高达 93%，特异性为 84%，而准确性为 89%。头颅 MRI 的体积定量可显示萎缩的内侧颞叶，但因正常年龄相关的记忆下降也可能出现海马萎缩，因此该征象对于疾病的早期发现作用有待进一步确定。后期患者可能出现明显的额颞叶萎缩。共振磁氢质子波谱可见扣带回后部最早表现为 MI/Cr 比值升高，比值高于 0.7 时应高度怀疑阿尔茨海默病。此后 Cho 波及 Cho/Cr 升高，NAA 波及 NAA/Cr 下降，该表现提示神经元丢失及功能异常。但该表现也可见于其他类型痴呆，特异性不高。磁共振灌注成像可见颞叶后部及顶叶异常灌注，但这种表现并不特异。此外，功能性脑成像技术如 fMRI、SPECT 及 PET 也可用于内侧颞叶更小范围的功能异常的检测，可显示颞叶及顶叶出现低代谢区域，对于早期发现该病及监测临床进展可能有所帮助，但由于表现缺乏特异性，其对于疾病诊断所起的作用仍处于讨论阶段。

2. 脑电图在疾病早期常较正常，此后逐渐出现 α 波慢化，节律丧失并有电位降低，出现 θ 波，在重症时还可出现 δ 波，脑电图平坦化。患者脑电图伴有广泛的脑电图减慢，并无局灶异常现象。脑电图减慢程度可与该病痴呆的严重程度相关。

3. 该病的实验室常规检测无特殊异常。如血常规、血生化、甲状腺刺激激素（TSH）及维生素 B_{12} 常用于排除其他病因。

4. 脑脊液（cerebrospinal fluid，CSF）检测通常是正常的，但总蛋白量可能轻度增高。脑脊液中总 tau 蛋白量、β- 淀粉样蛋白（Aβ）及磷酸化 tau 蛋白对于鉴别诊断有时会有帮助。若 CSF 中 β- 淀粉样蛋白 42（Aβ42）降低且 tau 蛋白升高，则强烈怀疑阿尔茨海默病。

5. 对于疾病早期出现的轻度认知障碍（MCI），最可靠的检测方法是神经心理学测试，应对所有主要的认知功能，如时间、地点、人物定向力、记忆力、计算力、注意力、语言能力、空间想象力、操作及执行能力进行评估。常用的评估量表有简易精神状态量表（MMSE）、蒙特利尔认知评估量表（MoCA）、韦氏成人智力量表（WAIS-RC）、临床痴呆评定量表（CDR）、长谷川痴呆量表（HDS）、简明精神病量表（BPRS）、汉密顿抑郁量表（HAMD）及汉密顿焦虑量表（HAMA）等。

6. 遗传学检测对于阿尔茨海默病并不作为常规推荐，遗传学检测可能仅对于具有罕见早发的阿尔茨海默病患者的家系有所帮助。ε4 基因检测缺乏诊断意义，但可增强符合临床诊断标准患者的诊断特异性。

四、病理

1. 大体病理　阿尔茨海默病是由于神经细胞死亡引起的神经系统退行性疾病，患者大脑呈广泛性萎缩，以颞、顶叶及前额叶最为显著。萎缩程度与病变轻重相关。

2. 镜下病理　阿尔茨海默病三大特征性病理改变分别为神经斑与神经元纤维缠结的堆积及广泛的神经元缺失。老年斑是 β 淀粉样蛋白（Aβ）、早老素 -1（PS-1）、早老素 -2（PS-2）、$α_1$ 抗糜蛋白酶、$α_2$ 巨球蛋白、载脂蛋白 E（ApoE）及泛素等沉积于细胞外所形成。其核心为 Aβ，周围环绕蛋白和细胞碎片。其广泛分布于患者大脑皮质，常起始于基底前脑及海马，后逐渐累及其他部位。神经元纤维缠结主要是由 Aβ 及过度磷酸化的 tau 蛋白组成，电镜下为细胞内成对堆积的螺旋样细丝。神经元纤维缠结在阿尔茨海默病中数量明显增多且分布广泛。其与痴呆的严重程度关系密切。阿尔茨海默病患者脑内可见广泛的神经元丢失及神经毡分布，并同时伴有小胶质细胞及星形胶质细胞增生。海马中的内嗅皮质是其典型的起始部位。

五、诊断及鉴别诊断

阿尔茨海默病的诊断通常依据患者翔实的病史、临床症状及体征、精神量表检查等，其诊断准确性为 85%～90%。该病的诊断通常为临床诊断，确诊的阿尔茨海默病病理诊断需满足数个公认的病理诊断指标中的一项。依美国神经病学、语言障碍和卒中 - 老年性痴呆和相关疾病学会（NINCDS-ADRDA）的诊断标准，AD 定义为进行性记忆力减退，认知功能至少 1 项受累且没有其他病因可解释。该诊断标准敏感性较高（约 90%），但特异性不高（60%～70%）。而中国精神疾病分类方案与诊断标准第 3 版（CCMD-3）则较为简单实用。主要需鉴别的疾病有轻度认知障碍、抑郁症、帕金森病、正常颅内压脑积水、克雅病、路易体痴呆、血管性痴呆、混合性痴呆、额颞叶痴呆及 Pick 病等。

六、治疗

目前对于阿尔茨海默病尚无特殊治疗，仅可通过对症及支持治疗改善症状。目前有两类药物批准应用于阿尔茨海默病治疗：①胆碱酯酶抑制剂，如多奈哌齐、利伐斯的明及加兰他敏。②部分 N- 甲基 -D- 天冬氨酸（NMDA）拮抗剂，如美金刚。虽然一些新型药物的研发报道可以延缓 AD 的进程，但均未能有效逆转 AD。但是一些动物及临床试验研究表明迷走神经刺激术（VNS）可有望治疗 AD。

1995 年 Clark 等首次报道通过动物实验研究证明了 VNS 可以提高大鼠的记忆再现过程，此后又通过动物及临床试验证明 VNS 可以经过迷走神经 - 孤束核 - 蓝斑及肾上腺素系统激活杏仁核增强海马 LTP 从而改善记忆功能，并且记忆的改善具有刺激强度及刺激时间的特异性。在 2002 年 Sjögren 等报道了 VNS 对 AD 患者认知功能的影响，10 位 AD 患者在 6 个月的治疗过程中，有 8 位患者在 AD 疾病评估量表的认知量表（ADS-cog）及患者简易精神状态量表（MMSE）得分显著提高。Merrill 等在 2006 年报道了对 17 位 AD 患者的认知功能改善情况进行了长达 1 年的临床观察，发现在 6 个月的时候 70% 的患者认知功能得到改善，而在随访 1 年的时候约 40% 的患者认知功能得到改善。这些研究为 VNS 治疗 AD 提供了有力的临床证据。刺激参数有频率 20Hz，脉宽 500μs，电流 0.5mA，刺激 30ms，关闭 5min。但是对于刺激参数的选择目前仍然没有定论，需要进行更多的临床病例研究。VNS 术后并发症包括声音嘶哑、咳嗽、呼吸困难及咽喉不适等。

虽然已经有临床研究及动物实验证明 VNS 可以改善 AD 患者的认知功能，但其疗效还需要更多的临床研究加以验证，探索 VNS 治疗 AD 的可行性、最佳的治疗时机及刺激参数。

（陈　宁　鲁玲玲　隋云鹏　孟凡刚）

第八节　迷走神经刺激术在多器官功能衰竭综合征中的潜在应用前景

一、概述

多器官功能衰竭综合征（multiple organs dysfunction syndrome，MODS）是严重创伤、感染、休克、中毒等各种原发病发生 24h 后，同时或序贯发生两个或两个以上脏器功能障碍以致衰竭的临床综合征。MODS 是重症病房内最常见的死亡原因，病情凶险，发展极快。一项多中心研究统计，MODS 患者中脓毒血症合并 1～3 个脏器衰竭的死亡率分别为 21.2%、44.3%、64.5% 和 76.2%，其预后与患者年龄、原有慢性疾病、脏器衰竭数量、休克等有关。

其发病机制仍未完全阐明，存在多种假说，其中最重要的发病机制是全身性炎症反应综合征（systemic inflammatory response syndrome，SIRS），病原体、补体产物等刺激机体产生大量炎症介质，这些炎症介质以各种方式作用于局部和全身，以正、负反馈的方式相互调控，呈瀑布式激活。因此，免疫系统失调在 MODS 发病机制起到重要作用。

目前，MODS 缺乏理想的治疗手段，重点在于预防，积极治疗原发疾病，对已经发生 MODS 的患者提供生命支持和维持脏器功能。

二、迷走神经刺激术在多器官功能调节中的作用基础

迷走神经起源于脑干背侧，终末支分布于人体腹腔，是全身最长的神经。迷走神经作为人体副交感神经系统的重要组成部分，呈混合性神经（感觉神经为主），80% 为传入神经，

收集内脏、味觉等信息传至中枢，20% 为传出神经，传出神经起自脑干背侧运动核分支，主要分布于心脏、消化道等，可支配内脏平滑肌、内分泌细胞等，调节内脏活动。

由于迷走神经在全身自主神经系统及中枢感觉传入的重要生理地位，在多种临床或基础实验数据中均观察到 VNS 对于多种器官功能都存在不同的调节作用。迷走神经可对于免疫系统、消化系统及心血管系统等功能进行调节，其中迷走神经调节免疫的作用是 VNS 治疗 MODS 最主要的理论基础。

三、VNS 调节全身免疫系统的作用

近年来，在多项大鼠实验中发现，通过迷走神经在人体免疫调节中起到抗炎作用，具体机制仍有争议，可能是：①迷走神经传入纤维可以刺激下丘脑-垂体-肾上腺素轴，使得肾上腺分泌皮质激素，起到抗炎作用；②迷走神经肠道传出神经释放乙酰胆碱，通过结合 α_7-nicotinic 受体，抑制巨噬细胞释放 TNFα（tumor necrosis factor α）及其他炎症因子；③迷走神经刺激脊髓交感神经，释放去甲肾上腺素，结合脊髓淋巴细胞内的 β_2 受体，释放乙酰胆碱，抑制巨噬细胞。

VNS 主要基于上述机制，通过神经递质乙酰胆碱发挥抗炎作用。Borovikova 等发现在脓毒性休克大鼠模型中观察到 VNS 刺激下脾巨噬细胞分泌的 TNFα 因子水平明显下降。Li 等研究者也在脓毒血症相关性脑炎大鼠模型中发现，VNS 降低了脑内及血浆中的 TNFα 水平。Cedillo 等研究者研究发现 α_7-nicotinic 受体与脓毒血症的预后高度相关，α_7-nicotinic 受体结合乙酰胆碱后抑制 p38 丝裂原活化蛋白激酶（p38MAPK）和核因子（NF）-kB 的转录活性，同时也可以聚集酪氨酸激酶Ⅱ通过 STAT3 通路形成异二聚体，抑制免疫细胞分泌 TNFα 等炎症因子，因而可以缓解脓毒血症。因此 VNS 治疗脓毒血症是有一定理论基础，但是是否能应用于临床，还有待更多实验证明。

四、VNS 在胃肠道损伤中的作用

在多种损伤包括脑外伤、烧伤、炎症性肠病等疾病状态中，由于过度的炎症反应，肌凝蛋白轻链激酶活化、肌凝蛋白Ⅱ轻链磷酸化、肌动肌凝蛋白环收缩，引起肠道紧密连接蛋白表达下降，肠道屏障被破坏，会加重创伤、脓毒血症、失血性休克等。VNS 除了通过肠道神经元激活乙酰胆碱通路起到抗炎作用外，有研究同时发现 VNS 可以对肠道屏障起保护作用。

Michael Krzyzaniak 等在 30% 面积烧伤的大鼠模型中应用 VNS 治疗后评估了肠道组织及免疫细胞水平，烧伤后 90min 内应用 VNS，明显降低了肠道屏障渗透性，同时 VNS 能维持烧伤后肠道紧密连接蛋白的表达，表现出对于肠道屏障明确的保护作用。以上实验也表明 VNS 可以通过刺激迷走神经，从而调控免疫系统，延缓消化道屏障的破坏，缓解进一步的脏器功能损伤。

五、VNS 在肾脏损伤中的作用

急性肾衰竭是一类高病死率的脏器功能衰竭疾病，目前其治疗手段和预防手段较为单一，在急性肾衰竭早期，大量炎症细胞分泌进入肾小动静脉中加重肾脏损伤。因此，VNS 调整炎性细胞的作用在急性肾衰竭治疗可起到一定作用。除了激活乙酰胆碱通路调节炎症反

应外, VNS 还可以刺激肾上腺素分泌, 与乙酰转移酶表达相关脾的记忆 T 细胞和 B 细胞上的 β_2 受体, 通过 α_7nAChR 通路活化脾的巨噬细胞, 抑制炎症因子。

Tsuyoshi Inoue 等在急性肾衰竭大鼠模型中在急性肾衰竭发生后的 24~48 小时内应用 VNS 刺激 (1ms, 50μA, 5Hz) 后, 发现血浆内炎症因子 (TNF-α 为主) 浓度明显下降, 但是在缺血性损伤引起的肾衰竭中早期 24h 内应用 VNS 刺激后血浆肌酐并没有显著下降, 表面 VNS 对肾的保护作用主要通过对炎症反应的调节。

六、VNS 在创伤及失血性休克后继发易栓症中的作用

在创伤及失血性休克中, 易栓症是引起创伤后 48h 内 50% 的患者死亡的主要原因。而在多项病理生理研究中发现, 在创伤及失血性休克后炎症反应与易栓症的发生具有密切联系, 因此, VNS 也可通过调节炎症反应影响易栓症的发生发展。

Joao B Rezende-Neto 等在研究 VNS 在失血性休克大鼠模型中的应用时发现, VNS 引起了血浆 IL-10 水平升高, IL-1β 水平下降。其中 IL-10 可以降低 NF-κB 活化和多种黏附分子表达, 还可以抑制早期炎症因子的产生, 保护内皮细胞不被破坏, 从而降低易栓症的发生率。

七、VNS 在心血管中的作用

在心血管系统中, 自主神经系统具有重要的调节作用, 在多种疾病状态如高血压、缺血性心律失常、心力衰竭等, 以及肾上腺素受体拮抗药、血管紧张素受体拮抗药、抗心律失常等药物作用均与自主神经系统密不可分。近年来, 研究关注 VNS 刺激自主神经系统对上述疾病状态起到调节作用。例如, 在血压调节中, 有研究发现 VNS 刺激下, 即使是交感神经系统被抑制、心脏节律较缓慢的情况下, 也能增强副交感神经系统以降低血压, 在低输出型心力衰竭的治疗中可以有效控制血压。

在心力衰竭的研究中发现, 疾病进程中交感神经的过度活动尽管在早期维持心排血量, 但持续的交感兴奋会引起细胞钙超载、心肌细胞凋亡、心肌纤维化、左心室重构等, 不利于疾病转归和预后, 而 VNS 可以通过刺激副交感系统调节过度的交感系统活动, Zannad 等在一项随机双盲试验中也发现了 VNS 可以有效改善心力衰竭患者的生活质量, 降低 New York Heart Association (NYHA) 分级。心血管系统由于和自主神经系统关系密切, VNS 可通过副交感神经系统调节心血管系统, 但也正因此, VNS 的使用不当也极易引起心血管系统的严重不良反应, 因此其临床应用仍需要更多的基础研究支持。

八、总结

VNS 刺激迷走神经后, 基于乙酰胆碱通路起到全身性抗炎作用, 这一通路已经被多项动物实验证明其可以治疗脓毒血症、调节胃肠道过度炎症反应, 保护肾脏功能, 降低血管内皮损伤等。同时 VNS 也可以通过副交感神经系统的激活, 调节心血管系统的活动。因此我们可以认为 VNS 在 MODS 的治疗中存在潜在的临床应用前景。

VNS 在动物实验的心血管中的作用见表 9-1。

表 9-1 VNS 在动物实验的心血管中的作用

作者	年份	实验目的	实验结果
Tsuyoshi Inoue, et al	2016	大鼠模型中 VNS 通过 α_7nAChR 通路对于肾缺血再灌注损伤的保护作用	损伤后 24h 内刺激血浆中肌酐水平和 TNFα 下降
Joao B Rezende-Neto, et al	2016	VNS 改善失血性休克动物模型中的易栓症	IL-10 水平升高, IL-1β 水平下降, 血栓形成时间下降
Zannad F, et al	2015	VNS 治疗心功能不全患者随机双盲试验	生活质量改善, NYHA 分级下降; 但射血分数和血液标志物未恢复至预期
Premch and RK, et al	2014	VNS 治疗慢性心功能不全患者	左心室射血分数改善 4.5%, 生活质量改善, NYHA 分级下降
Michael Krzyzaniak, et al	2011	VNS 对于创伤后肠道屏障功能保护	组织学显示肠道渗透性下降, TNFα 下降
Wang DW, et al	2016	VNS 对于脓毒血症大鼠模型中的作用	血浆 TNFα 下降
Li N, et al	2015	VNS 在脓毒症相关性脑炎大鼠模型中的作用	血浆及脑内 TNFα 下降
Annoni EM, et al	2015	VNS 在高血压大鼠模型中的作用	平均动脉压下降

以上列举了近年来 VNS 对于多种单一疾病的作用效果。但是我们必须意识到 MODS 是全身多个系统出现功能障碍的临床综合征, 其病因的多样性、病理生理的复杂性决定了其治疗方案也是因人而异的。目前针对 VNS 的研究还局限于单个疾病状态的影响, 缺乏复合疾病状态下 VNS 的影响研究。我们需要明确 VNS 对于人体各个系统功能的单独影响及交互作用, 再根据治疗需求制订诊疗方案。

其次, 自主神经系统通过交感与副交感系统互相拮抗, 从而精细调节内脏活动, 过度刺激的 VNS 可能紊乱自主神经系统活动, 引起诸如心动过缓、降压反射性晕厥等不良反应, 目前还缺乏对于 VNS 刺激参数设定范围的临床研究以保障 VNS 在 MODS 应用中的安全性。

（黄露克 占世坤 张陈诚 孙伯民）

第九节 迷走神经刺激术治疗自闭症

一、概述

自闭症（autism, autism disorder）又称孤独症, 是一种较为严重的发育障碍性疾病; 其核心"三联征"包括社会交流障碍、语言交流障碍及重复刻板行为。典型自闭症在以上三个方面同时都具有本质的缺损, 而不典型自闭症则具有三个方面中之一或之二的缺陷。同时, 不典型和典型自闭症在症状的严重程度上位于从轻到重的连续谱系上, 称为自闭症谱系障碍（autism spectrum disorders, ASD）, 也称孤独症谱系障碍。而自闭症则处于谱系中最严重的一端。

自闭症总的人口患病率可达 1%～2% 甚至更高, 而且增长趋势十分明显。我国自闭症患者约 1 000 万人, 其中儿童估计为 200 万人。因此, 自闭症已经成为我国乃至世界儿童精神类致残的重要疾病,并给家庭和社会带来巨大的社会和经济负担。

自闭症被认为是由环境、生物和遗传等因素共同作用的结果。但是,由于目前人们对自闭症的致病机制尚未完全阐明,因此,还没有切实有效地针对其核心症状的治疗方法。

二、VNS 治疗自闭症的现状

研究发现,自闭症患者的自主神经系统处于紊乱状态,表现为迷走神经张力的降低,同时,这种迷走神经张力的下降程度与自闭症的行为及言语障碍却呈现出正向的相关性;相反,迷走神经张力的增高往往能够预示着将有更好的语言交流能力,提示增加自闭症患者迷走神经张力有可能改善其行为及交流障碍的症状。这也成为 VNS 治疗自闭症可行性的理论基础。

自 1997 年美国 FDA 批准 VNS 应用于成人癫痫及抑郁症以来,已证实 VNS 无论是对成人还是小至 6 个月的婴儿都是一种安全、低风险的治疗手段。自闭症和癫痫同为神经系统功能障碍性疾病,两者间存在着相关性。两种疾病在儿童人群的发病率都在 1% 左右,而且自闭症患者中 11%~39% 合并有癫痫,这是普通人群癫痫发病率的 10 倍,在即使没有癫痫发作的自闭症患者中,也有 61% 存在有异常的脑电图。与此同时,癫痫患者也拥有许多自闭症的特征,如认知、语言、行为方面的功能障碍。但是,常规抗癫痫药物治疗自闭症是无效的。

研究发现,VNS 治疗合并有自闭症的癫痫儿童,不仅能够使其癫痫的发作频率得到降低,而且能够改善自闭症的症状并提高其生活质量。一项对比 VNS 治疗合并有自闭症的癫痫患者的研究发现,术后 12 个月癫痫发作次数减少 50% 以上的比例,无自闭症组为 56%,而合并自闭症组则为 62%;同时,两组虽然在反应性、言语交流、记忆和专业成就等改善幅度相近,但是,合并自闭症组较无自闭症组在情绪方面的改善更加明显。另外,VNS 治疗 Landau-Kleffner 综合征合并自闭症的研究发现,两组在 VNS 术后都能够降低癫痫的发作频率并提高生活质量,但是,相对于无自闭症组,自闭症组中癫痫发作频率减少 50% 以上的患者比例更高,而且,在反应性、成就感及情绪方面的改善更加突出。同时,VNS 治疗顽固性癫痫合并 Rett 综合征的研究也发现,在接受 VNS 治疗 1 年后,86% 的患儿癫痫发作次数减少了 50% 以上,并且 100% 的患儿出现了反应能力的提高。

不仅如此,即使癫痫发作频率无明显改善,VNS 也能够使其合并的自闭症症状得到改善。一项 VNS 治疗癫痫合并严重自闭症行为障碍患儿的研究中发现,患儿术后均表现出行为能力的提高,但是这种提高与癫痫的控制无关。同时,合并下丘脑错构瘤、癫痫和严重自闭症的患儿在接受 VNS 治疗后,都经历了显著的行为能力的提高,但这种症状改善与癫痫发作的控制不相关。

因此,VNS 不仅能够降低癫痫发作,也能够改善合并的自闭症症状,而且,对自闭症症状的改善,可以不依赖于对癫痫的控制。VNS 能够使自闭症患者的攻击性行为和刻板重复行为显著减少,社交能力及行为能力明显提高。随着人们对自闭症发病机制的深入研究,以及 VNS 治疗癫痫合并精神行为异常性疾病的临床经验积累,在未来,VNS 有可能成为自闭症治疗的一种手段。

（邹志浩　史有才　孟凡刚）

第十节　迷走神经刺激术治疗肥胖症

肥胖是由多因素引起的机体能量代谢紊乱，导致脂肪组织量超过平均水平而影响人体健康的一种病理状态。随着经济的发展和人们生活方式的改变，肥胖的发病率呈逐步升高趋势，成为当今社会的常见病和多发病。流行病学调查推测到 2025 年，全球肥胖男性将达到18%，女性将超过 21%。肥胖不但影响体态和活动，而且增加了高脂血症、动脉粥样硬化、冠心病、糖尿病、脂肪肝、内分泌失调、肺泡低换气综合征、胆囊炎，以及一些癌症的发病率和死亡率，严重威胁着人类的健康。因此，肥胖已经成为医学界、生物学界迫切需要解决的问题。

目前，肥胖的治疗方案主要有饮食、运动、药物及手术治疗。饮食疗法主要包括低热量或很低热量饮食疗法，低脂饮食、低糖类或很低糖类饮食，以及单一饮食疗法。饮食疗法易于被患者接受，但往往难以长期坚持。运动对减轻体重、维持心血管健康都是非常有价值的，常与饮食疗法相结合。即使运动疗法未能达到减轻体重的疗效，VNS 也能有效减少腹部脂肪，并预防体重的进一步增加。但是对于许多肥胖患者，长期运动通常难以坚持。

肥胖的药物种类不多，其机制主要是影响大脑摄食和饱食中枢，但不良反应较大，如抑制食欲的药物常常导致严重的抑郁症，且会增加自杀风险。另外，有些抗肥胖药物对心血管系统也有不利影响，影响了临床使用。由于肥胖的行为和药物治疗长期效果不理想并存在反弹，肥胖手术无疑成为许多顽固性肥胖患者获得持久体重减轻的重要途径。肥胖手术有许多种，主要有胃旁路术、胃袖状切除术和胃绑带手术。但是 20%～30% 的患者对肥胖手术没有疗效，还有可能出现许多严重的不良事件，死亡率为 0.1%～4%。此外，患者术后嗜好性进食常导致手术失败。

因此，目前迫切需要一种有效的、微创的方法解决肥胖问题。

迷走神经广泛分布于内脏，在控制新陈代谢中起到重要作用。近年来 VNS 治疗肥胖取得一定突破，并逐渐获得了更多的关注。

一、迷走神经与能量平衡

迷走神经为第X对脑神经，包含 4 种混合神经纤维。左、右迷走神经走行于颈、胸、腹部，可延伸到骨盆。在胸部，分布于心、肺和食管；腹部，迷走神经分布于胃、肠、肝、门静脉和胰等器官。左、右迷走神经沿食管向下逐级分布，行至食管下端时左支向前延伸成迷走神经前支，右支向后移行成迷走神经后支。前支沿胃小弯向右，分布到胃前壁；后支沿胃小弯深部走行，沿途发至胃后壁，另一条分支与交感神经一起构成腹腔丛，伴随腹腔干、肠系膜上动脉及肾动脉等分布于小肠、盲肠、结肠等胃肠道组织。迷走神经在胃肠道分布密度存在差异，上消化道大于下消化道。

自脑干发出的迷走神经传出支为节前神经纤维，进入胃肠道黏膜表面与结节状神经节发生纤维联系，通过换元分布于胃肠道表面，调控胃肠运动。迷走神经对胃肠道的调节主要表现为兴奋作用。迷走神经兴奋之后还可引起胃肠运动的平滑肌舒张，抑制胃肠运动，迷走神经对胃肠运动的调节是既存在兴奋的作用，也存在抑制的效应。迷走神经传入支上行止于孤束核（nucleus of solitary tract，NTS），主要感受胃肠道营养功能，将胃肠道各种营养信号传入中枢，如胃肠运动的状态、胃肠道内容物的位置等。迷走神经无论是传入支还是传出支,其作用都是调节胃肠运动,两者相互联系,共同维持消化道的正常生理状态。

二、VNS控制体重和食物摄取的动物模型研究

1. 正常体重动物　动物实验研究显示,单侧电极置入腹侧迷走干,或双侧电极置入腹侧及背侧迷走干,给予0.01～30Hz的低频电流刺激,可增加动物的饱食感,减少食物摄取,并增加能量消耗,从而减轻实验动物的体重。最初的VNS研究将正常体重混种犬作为研究对象,急性双侧胸迷走干刺激,慢性刺激在治疗后4～5个月可引起体重的显著减轻。同时,生长期正常体重大鼠,单侧VNS可以减少食物摄取,减缓体重增加。同样,针对成长期微型猪和兔子,利用不同的电极及刺激参数,也减少了实验动物的食物摄取,并减缓体重增加。早期一项正常大鼠的研究发现,双侧刺激较之单侧刺激对食物摄取及减缓体重增加方面具有更显著的效果。

2. 高脂饮食动物　对于高脂饮食大鼠模型研究显示,相对于未进行刺激的大鼠,单侧VNS(0.01～10Hz)能够显著减少食物摄取量,降低体重的增加,充分预防饮食所诱发的肥胖。高脂饮食微型猪,迷走神经刺激5周后体重稳定,而对照组动物体重继续增加,尽管VNS组食物摄取显著降低,但未观察到体重减轻。随后的几个研究也证实,VNS能成功预防高脂饮食动物体重的过度增加,但并不能减轻动物体重。

三、VNS控制体重和食物摄取的临床患者研究

目前,针对VNS治疗肥胖的临床研究仍非常少,通常立足于慢性颈迷走神经刺激对新陈代谢影响的研究。其研究对象通常为VNS治疗的癫痫或抑郁症患者,因此不能代表肥胖人群。患者间的刺激参数差异巨大,也难以确定电极是否位于减轻体重的最佳刺激位点,但是,这些研究都得到了具有良好前景的结果。最初是观察到接受VNS治疗的癫痫患者在VNS后体重显著下降,一项有关32名接受VNS治疗的难治性癫痫患者的回顾性研究发现,60%的患者体重下降,其余的患者在VNS后保持体重稳定。本项研究还发现,VNS频率设置越高,体重降低程度越大。另一项14名接受左侧颈VNS治疗的顽固性抑郁症患者的研究,VNS后2年以上,发现体重减轻程度与患者手术前的体重指数(body mass index,BMI)密切相关,肥胖程度越严重的患者,体重减轻的越多。也有报道认为VNS并不影响癫痫或抑郁症患者的体重。因此,相关问题仍需要更多的临床研究来证实。

在一项前瞻性研究中,一组VNS治疗的抑郁患者,相对于"关机"期,当VNS被"开机"时,患者对甜食图片表现出更大的偏爱变化:"开机"时,50%的VNS患者对甜食图片偏爱降低,而另50%则偏爱增加。急性刺激迷走神经,可引起受试者对甜食图像的情绪性反应的显著变化。VNS对食欲或甜食的渴望程度的改变,提示VNS可能对减少甜食的摄入有用。动物实验也同样显示,VNS可以显著减少肥胖型微型猪对甜食的消耗量。对于VNS治疗癫痫患者的研究显示,将VNS关闭数小时,能量消耗会出现小的,但却显著的减少,提示VNS能增加患者的能量消耗。

四、VNS控制肥胖的机制

1. 体重控制　有关VNS对体重的控制有多种机制被描述。一些研究认为VNS可显著降低食物的摄取,而其他研究证实VNS增加了能量消耗。研究显示,选择性刺激分布于腹

腔器官的迷走干可减少对食物摄取，而经皮耳迷走神经刺激似乎专一增加产热，刺激颈部迷走神经（分布于腹部和耳支）可同时影响食物的摄取及产热。下一步，对迷走神经不同活性位点所涉及的神经环路的深入研究，将可能进一步阐明 VNS 对体重的控制机制。

2. 迷走传入与迷走传出通路　有关 VNS 在体重控制中的作用，VNS 是通过激活迷走传入和（或）传出神经纤维，文献仍未能得出统一的结论。C- 纤维是无髓纤维，因此较低的阈值就能被活化，理论上，低频刺激优先激活传入 C- 纤维。有关传入信号涉及介导 VNS 的作用也被影像学研究所证实，VNS 可增加 NTS 的 c-fos 表达水平，减小体重增加。因此，VNS 诱发饱食和减轻体重的一个可能机制是激活了迷走传入 -NTS 神经通路。此外，VNS 对迷走传入通路的激活能够增加迷走传入神经元对外周信号的敏感度。这对于肥胖个体是非常重要的，因为肥胖者迷走传入纤维基础活化水平，以及迷走传入对外周刺激反应是降低的。VNS 可增加肥胖个体迷走传入神经元对膨胀和（或）饱食激素的反应度。

许多研究也支持 VNS 激活了迷走神经的传出通路。VNS 可通过调节迷走神经传出通路增加胃收缩振幅，增加胃排空，减少胃酸分泌。无论 VNS 是否直接或间接通过迷走神经反射激活传出纤维，增加传出输出都是 VNS 减少食物摄取的作用机制。增加胃动力、加快胃排空可减少对食物的分解，因此也就减少了对营养成分的吸收。对于高脂饮食大鼠，VNS 能降低循环瘦素水平，升高 Nesfatin-1 水平，而 Ghrelin 水平保存不变。

3. 影像学研究　将 VNS 治疗的癫痫或抑郁症患者作为研究对象，应用功能影像学技术，对刺激状态与未刺激状态进行对比研究显示，VNS 激活多个与进食行为有关的脑区，包括食物摄取奖赏、决策、味道和内稳控制相关脑区。此外，下丘脑信号变化是肥胖的一个重要机制。单侧刺激颈迷走神经能够激活下丘脑。虽然影像学研究难以准确确定激活的神经元或脑区，但研究显示，VNS 可以激活至少两个与内稳饮食状态相关的脑区。非内稳食欲进食，由食物摄取被食物的适口性（味道、气味和视觉食物）、需要或爱好，以及其他认知因素（如习惯、社会文化、情绪和经济）所驱动，这被多个不同脑区，特别多巴胺能边缘和额前奖赏区所影响。涉及食欲行为的关键脑区包括岛叶、额眶皮质、杏仁核和海马，这些结构全都受到 VNS 的影响。

岛叶是突显网络的核心脑区，激活程度与对食物图像的反应及食欲等级高度相关。颈 VNS 可增加前岛叶的激活水平。饥饿时或 VNS 时，眶额皮质被明显激活，这与食物的愉快感知相关联。杏仁核和线索 - 驱动食物消耗相关联，人脑影像学研究显示，VNS 可降低杏仁核激活水平，提示 VNS 可能涉及减低线索驱动消耗。颈 VNS 降低海马激活水平，此区与记忆和回忆功能相关，能够被食物奖赏渴望成分所激活。在小鼠，进入消化道内的食物诱导背侧纹状体释放多巴胺，这个反应是由迷走神经介导的。迷走神经调控背侧纹状体活化在摄食后营养所衍生的奖赏效应中起到重要作用。在肥胖动物模型 VNS 研究中，上述脑区激活水平的变化情况也被证实，这都支持 VNS 可以通过改变味知觉和（或）奖赏，减少对高热量食物的选择，从而预防体重的增加。

影像学研究显示，接受颈 VNS 治疗的抑郁或癫痫患者，急性或慢性刺激产生不同的活化方式，提示随着时间的进展，脑组织逐渐适应 VNS。这个观察结果是非常重要的，提示 VNS 对肥胖的治疗疗效可随着时间的延长而逐步改善和提高。许多啮齿动物研究证实，VNS 持续 4~8 周，可能还不足以促进神经改变从而使体重减轻。迄今为止，利用双侧膈下 VNS 时间最长的研究显示，VNS 刺激后 5 周，肥胖微型猪体重仍增加，在随后的 9 周，体重逐步稳定。因此，对于体重控制，随着时间延长，疗效逐渐显著。临床研究显示，对于颈VNS治疗的抑郁或癫痫患者，体重减轻主要开始于治疗后的6～12个月。

五、最佳刺激参数

VNS 具有很好的肥胖治疗前景，但最佳治疗参数仍不明确。动物及人类研究证据显示，更高的频率可更好地改善结果。在大鼠研究中，有报道证实体重改善情况呈频率依赖式，但没有任何研究在任何动物上使用超过 30Hz 的电刺激。对微型猪的研究，未发现 30Hz 能导致瓦氏变性。用 50Hz 连续刺激，可导致大的有髓鞘纤维出现散在变性，这也警示了使用更高频率刺激的危险性，但通过间断给予 50Hz 的电刺激，或将电流降低到 400μA 以下，可降低对纤维的损害程度。这些观察提示电流、频率、持续时间，以及开 - 关机刺激模式都有相互影响，仍需要对这些参数进行进一步的最佳化，以便使 VNS 对肥胖起到最好疗效。对于 VNS治疗肥胖，50Hz 是特别重要的，这是由于在大鼠模型中，刺激需要增加到 50Hz 才出现效果。

六、展望

目前，有关 VNS 治疗肥胖的作用机制、最佳刺激参数、最适当刺激位置（颈 vs 耳 vs 腹部）还需进一步研究。但大多数研究认为，迷走神经调控能使实验对象在一段较长时间内饱感增加，摄食减少，体重减轻。此外，迷走神经调控治疗肥胖较传统的手术方式具有创伤小、不良反应少等优点，且克服了减肥药物反弹的缺点，是一项具有美好应用前景的肥胖治疗手段。

（王　峰　李潇啸　范世莹　孟凡刚）

参 考 文 献

1. Premchand RK，Sharma K，Mittal S，et al. Autonomic regulation therapy via left or right cervical vagus nerve stimulation in patients with chronic heart failure: results of the ANTHEM-HF trial. Journal of Cardiac Failure，2014，20（11）：808-816.

2. Zannad F，De Ferrari GM，Tuinenburg AE，et al. Chronic vagal stimulation for the treatment of low ejection fraction heart failure: results of the NEural Cardiac TherApy foR Heart Failure（NECTAR-HF）randomized controlled trial. European Heart Journal，2015，36（7）：425-433.

3. Nishizaki A，Sakamoto K，Saku K，et al. Optimal Titration Is Important to Maximize the Beneficial Effects of Vagal Nerve Stimulation in Chronic Heart Failure. Journal of Cardiac Failure，2016，22（8）：631-638.

4. Li Y，Xuan YH，Liu SS，et al. Shortterm vagal nerve stimulation improves left ventricular function following chronic heart failure in rats. Molecular medicine reports，2015，12（2）：1709-1716.

5. Carlson GM，Libbus I，Amurthur B，et al. Novel method to assess intrinsic heart rate recovery in ambulatory ECG recordings tracks cardioprotective effects of chronic autonomic regulation therapy in patients enrolled in the ANTHEM-HF study. Ann Noninvasive Electrocardiol，，2017，22（5）：e12436.

6. Puledda F，Goadsby PJ. Current Approaches to Neuromodulation in Primary Headaches: Focus on Vagal Nerve and Sphenopalatine Ganglion Stimulation. Curr Pain Headache Rep，2016，20（7）：47.

7. Goadsby PJ，Grosberg BM，Mauskop A，et al. Effect of noninvasive vagus nerve stimulation on acute migraine: an open-label pilot study. Cephalalgia，2014，34（12）：986-993.

8. Stauss HM. Differential hemodynamic and respiratory responses to right and left cervical vagal nerve stimulation in rats. Physiol Rep，2017，5（7）：e13244.

9. Zhang L，Ma J，Jin X，et al. L-PGDS Mediates Vagus Nerve Stimulation-Induced Neuroprotection in a Rat

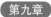

Model of Ischemic Stroke by Suppressing the Apoptotic Response. Neurochem Res，2017，42（2）：644-655.

10. Ma J，Zhang L，He G，et al. Transcutaneous auricular vagus nerve stimulation regulates expression of growth differentiation factor 11 and activin-like kinase 5 in cerebral ischemia/reperfusion rats. J Neurol Sci，2016，369：27-35.

11. Hays SA，Ruiz A，Bethea T，et al. Vagus nerve stimulation during rehabilitative training enhances recovery of forelimb function after ischemic stroke in aged rats. Neurobiol Aging，2016，43：111-118.

12. Liu AF，Zhao FB，Wang J，et al. Effects of vagus nerve stimulation on cognitive functioning in rats with cerebral ischemia reperfusion. J Transl Med，2016，14：101.

13. Ay I，Nasser R，Simon B，et al. Transcutaneous Cervical Vagus Nerve Stimulation Ameliorates Acute Ischemic Injury in Rats. Brain Stimul，2016，9（2）：166-173.

14. Hays SA. Enhancing Rehabilitative Therapies with Vagus Nerve Stimulation. Neurotherapeutics，2016，13（2）：382-394.

15. Dawson J，Pierce D，Dixit A，et al. Safety，Feasibility，and Efficacy of Vagus Nerve Stimulation Paired With Upper-Limb Rehabilitation After Ischemic Stroke. Stroke，2016，47（1）：143-150.

16. Jiang Y，Li L，Liu B，et al.PPARγ upregulation induced by vagus nerve stimulation exerts anti-inflammatory effect in cerebral ischemia/reperfusion rats. Med Sci Monit，2015，21：268-275.

17. Hays SA，Khodaparast N，Hulsey DR，et al. Vagus nerve stimulation during rehabilitative training improves functional recovery after intracerebral hemorrhage. Stroke，2014，45（10）：3097-3100.

18. Cai PY，Bodhit A，Derequito R，et al. Vagus nerve stimulation in ischemic stroke：old wine in a new bottle. Front Neurol，2014，5：107.

19. Khodaparast N，Hays SA，Sloan AM，et al. Vagus nerve stimulation during rehabilitative training improves forelimb strength following ischemic stroke. Neurobiol Dis，2013，60：80-88.

20. Hiraki T，Baker W，Greenberg JH. Effect of vagus nerve stimulation during transient focal cerebral ischemia on chronic outcome in rats. J Neurosci Res，2012，90（4）：887-894.

21. Sun Z，Baker W，Hiraki T，Greenberg JH. The effect of right vagus nerve stimulation on focal cerebral ischemia：an experimental study in the rat. Brain Stimul，2012，5（1）：1-10.

22. Ay I，Ay H. Ablation of the sphenopalatine ganglion does not attenuate the infarct reducing effect of vagus nerve stimulation. Auton Neurosci，2013，174（1-2）：31-35.

23. Chinese Medical Association Neurology Branch Association. Chinese cerebrovascular disease primary prevention guideline 2015. Chin J Neurol，2015，48（8）：629-643.

24. Ding L，Ayiguli A，Wang XF. Impact of self-efficacy on self behavior management and self-care ability among stroke patients. Chin J Mod Nurs，2015，21（21）：2527-2529.

25. Corazzol M，Lio G，Lefevre A，et al. Restoring consciousness with vagus nerve stimulation. Curr Biol，2017，27（18）：R994-R996.

26. Khodaparast N，Hays SA，Sloan AM，et al. Vagus nerve stimulation during rehabilitative training improves forelimb strength following ischemic stroke. Neurobiol Dis，2013，60：80-88.

27. Khodaparast N，Hays SA，Sloan AM，et al. Vagus nerve stimulation delivered during motor rehabilitation improves recovery in a rat model of stroke. Neurorehabil Neural Repair，2014，28（7）：698-706.

28. Hays SA，Ruiz A，Bethea T，et al. Vagus nerve stimulation during rehabilitative training enhances recovery of forelimb function after ischemic stroke in aged rats. Neurobiol Aging，2016，43：111-118.

29. Pruitt DT，Schmid AN，Kim LJ，et al. Vagus Nerve Stimulation Delivered with Motor Training Enhances Recovery of Function after Traumatic Brain Injury. J Neurotrauma，2016，33（9）：871-879.

30. Dawson J，Pierce D，Dixit A，et al. Safety，Feasibility，and Efficacy of Vagus Nerve Stimulation Paired With Upper-Limb Rehabilitation After Ischemic Stroke. Stroke，2016，47（1）：143-150.

31. Lindenberg R，Zhu LL，Schlaug G. Combined central and peripheral stimulation to facilitate motor recovery after stroke：the effect of number of sessions on outcome. Neurorehabil Neural Repair，2012，26（5）：479-483.

32. Porter B A，Khodaparast N，Fayyaz T，et al. Repeatedly pairing vagus nerve stimulation with a movement reorganizes primary motor cortex. Cereb Cortex，2012，22（10）：2365-2374.

33. Corazzol M，Lio G，Lefevre A，et al. Restoring consciousness with vagus nerve stimulation. Curr Biol，2017，27（18）：R994-R996. DOI：10.1016/j.cub.2017.07.060.

34. Yu YT，Yang Y，Wang LB，et al. Transcutaneous auricular vagus nerve stimulation in disorders of consciousness monitored by fMRI：The first case report. Brain Stimul，2017，10（2）：328-330. DOI：10.1016/j.brs，2016，12：004.

35. Wang K，Chai Q，Qiao H，et al. Vagus nerve stimulation balanced disrupted default-mode network and salience network in a postsurgical epileptic patient. Neuropsychiatr Dis Treat，2016，12：2561-2571. DOI：10.2147/NDT.S116906.

36. Martle V，Raedt R，Waelbers T，et al. The effect of vagus nerve stimulation on CSF monoamines and the PTZ seizure threshold in dogs. Brain Stimul，2015，8（1）：1-6. DOI：10.1016/j.brs，2014，07.032.

37. Bonaz B，Picq C，Sinniger V，et al. Vagus nerve stimulation：from epilepsy to the cholinergic anti-inflammatory pathway. Neurogastroenterol Motil，2013，25（3）：208-221. DOI：10.1111/nmo.12076.

38. Yamamoto T，Katayama Y，Obuchi T，et al. Deep brain stimulation and spinal cord stimulation for vegetative state and minimally conscious state. World Neurosurg，2013，80（3-4）：S30.e31-39. doi：10.1016/j.wneu.2012.04.010.

39. Chudy D，Deletis V，Almahariq F，et al. Deep brain stimulation for the early treatment of the minimally conscious state and vegetative state：experience in 14 patients. J Neurosurg，2018，128（4）：1189-1198. doi：10.3171/2016.10.JNS161071.

40. Pierce AL，Bullain SS，Kawas CH. Late-Onset Alzheimer Disease. Neurol Clin，2017，35（2）：283-293.

41. Dumurgier J，Hanseeuw BJ，Hatling FB，et al. Alzheimer's Disease Biomarkers and Future Decline in Cognitive Normal Older Adults. J Alzheimers Dis，2017，60（4）：1451-1459.

42. Lane CA，Hardy J，Schott JM. Alzheimer's disease. Eur J Neurol，2018，25（1）：59-70.

43. Jonsson T，Atwal JK，Steinberg S，et al. A mutation in APP protects against Alzheimer's disease and age-related cognitive decline". Nature，2012，488（7409）：96-99.

44. Hane FT，Robinson M，Lee BY，et al. Recent Progress in Alzheimer's Disease Research，Part 3：Diagnosis and Treatment. J Alzheimers Dis，2017，57（3）：645-665.

45. Blennow K，Zetterberg H. The past and the future of Alzheimer's disease CSF biomarkers -a journey toward validated biochemical tests covering the whole spectrum of molecular events. Front Neurosci，2015，9：345.

46. Kim LD，Factora RM. Alzheimer dementia：Starting，stopping drug therapy. Cleve Clin J Med，2018，85（3）：209-214.

47. Egan MF，et al. Randomized Trial of Verubecestat for Mild-to-Moderate Alzheimer's Disease. The New England journal of medicine，2018，378：1691-1703.

48. Kristl Vonck，Robrecht Raedt，Joke Naulaerts，et al. Vagus nerve stimulation···25 years later! What do we know about the effects on cognition?. Neuroscience & Biobehavioral Reviews，2014，45：63-71.

49. Bonaz B，Sinniger V，Pellissier S. Vagus nerve stimulation：a new promising therapeutic tool in inflammatory bowel disease（Key Symposium）. J Intern Med，2017，282：46-63.

50. Li N，Li Z，Xiang H，et al.Protective effects of vagus nerve stimulation on rats with sepsis-associated encephalopathy，2015，27（6）：509-513.

51. Michael Krzyzaniak，Carrie Peterson，William Loomis，et al.Postinjury Vagal Nerve Stimulation Protects Against Intestinal Epithelial Barrier Breakdown.J Trauma，2011，70（5）：1168-1176.

52. Bonaz B，Sinniger V，Pellissier S. The Vagus Nervein the Neuro-Immune Axis：Implications in the Pathology of the Gastrointestinal Tract.Front. Immunol，2017，8：1452.

53. Ratliff BB，Rabadi MM，Vasko R，et al. Messengers without borders：mediators of systemic inflammatory response in AKI. J Am Soc Nephrol，2013，24（4）：529-536.

54. Tsuyoshi Inoue，Chikara Abe，Sun-sang J. Sung，et al.Vagus nerve stimulation mediates protection from kidney ischemia-reperfusion injury through $α_7nAChR^+$ splenocytes .J Clin Invest，2016，126（5）：1939-1952.

55. Barış Akdemir，David G. Benditt，agus nerve stimulation：An evolving adjunctive treatment for cardiac disease Anatol J Cardiol，2016，16：804-810.

56. Kim YS，Leventhal BL，Koh YJ，et al. Prevalence of autism spectrum disorders in a total population sample. Am J Psychiatry，2011，168：904-912.

57. Baio J. Prevalence of autism spectrum disorder among children aged 8 Years-autism and developmental disabilities monitoring net work，11 Sites，United States，2010. Mmwr Surveill Summ，2014，63（2）：1-21.

58. Anagnostou E，Zwaigenbaum L，Szatmari P，et al. Autism spectrum disorder：advances in evidence-based practice. CMA J，2014，186：509-519.

59. Cheshire WP. Highlights in clinical autonomic neuroscience：new insights into autonomic dysfunction in autism. Auton Neurosci，2012，171：4-7.

60. Cohen S，Masyn K，Mastergeorge A，et al. Psychophysiological responses to emotional stimuli in children and adolescents with autism and fragile X syndrome. J Clin Child Adolesc Psychol，2015，44：250-263.

61. Klusek J，Martin GE，Losh M. Physiological arousal in autism and fragile X syndrome：group comparisons and links with pragmatic language. Am J Intellect Dev Disabil，2013，118：475-495.

62. Roberts JE，Tonnsen B，Robinson A，et al. Heart activity and autistic behavior in infants and toddlers with fragile X syndrome. Am J Intellect Dev Disabil，2012，117：90-102.

63. Ko C，Kim N，Kim E，et al. The effect of epilepsy on autistic symptom severity assessed by the social responsiveness scale in children with autism spectrum disorder. Behav Brain Funct，2016，12：20.

64. Manning KE，McAllister CJ，Ring HA，et al. Novel insights into maladaptive behaviours in Prader-Willi syndrome：serendipitous findings from an open trial of vagus nerve stimulation. J Intellect Disabil Res，2016，60：149-155.

65. Hull MM，Madhavan D，Zaroff CM. Autistic spectrum disorder，epilepsy，and vagus nerve stimulation. Childs Nerv Syst，2015，31：1377-1385.

66. Gobel CH，Tronnier VM，Munte TF. Brain stimulation in obesity. Int J Obes（Lond），2017，41（12）：1721-1727.

67. Herrity AN，Petruska JC，Stirling DP，et al. The effect of spinal cord injury on the neurochemical properties of vagal sensory neurons. Am J Physiol Regul Integr Comp Physiol，2015，308（12）：R1021-R1033.

68. de Lartigue G. Role of the vagus nerve in the development and treatment of diet-induced obesity. J Physiol，2016，594（20）：5791-5815.

69. Gil K，Bugajski A，Kurnik M，et al. Electrical chronic vagus nerve stimulation activates the hypothalamic-pituitary-adrenal axis in rats fed high-fat diet. Neuro Endocrinol Lett，2013，34（4）：314-321.

70. Coll AP，Yeo GS. The hypothalamus and metabolism：integrating signals to control energy and glucose homeostasis. Curr Opin Pharmacol，2013，13（6）：970-976.

71. Frank S，Veit R，Sauer H，et al. Dopamine Depletion Reduces Food-Related Reward Activity Independent of BMI. Neuropsychopharmacology，2016，41（6）：1551-1559.

72. Tellez LA，Medina S，Han W，et al. A gut lipid messenger links excess dietary fat to dopamine deficiency. Science，2013，341（6147）：800-802.

73. Val-Laillet D，Aarts E，Weber B，et al. Neuroimaging and neuromodulation approaches to study eating behavior and prevent and treat eating disorders and obesity. Neuroimage Clin，2015，8：1-31.

治疗指南及评估量表

一、迷走神经刺激术治疗癫痫的中国专家共识

中国医师协会神经内科分会癫痫专委会制定，刊发于中国医师杂志，2015 年 7 月第 7 期。

二、迷走神经刺激术治疗癫痫循证指南

美国神经病学学会指南发展小组委员会制定，刊发于 *Neurology*，2013，81（16）：1453-1459.

三、耐药癫痫定义中国专家共识

中国医师协会神经内科分会癫痫专委会制定，刊发于中国医师杂志，2015 年 7 月第 7 期。

四、新诊断儿童癫痫的初始单药治疗专家共识

中华医学会儿科学分会神经学组制定，刊发于中华儿科杂志，2015 年 10 月第 10 期。

五、儿童癫痫长程管理专家共识

中华医学会儿科学分会神经学组制定，刊发于中华儿科杂志，2013 年 9 月第 9 期。

六、抗癫痫药物应用专家共识

中华医学会神经病学分会脑电图与癫痫学组制定，刊发于中华神经科杂志，2011 年 1 月第 1 期。

七、关于成人癫痫患者长程管理的专家共识

成人癫痫患者长程管理共识专家协作组制定，刊发于中华神经科杂志，2013 年 7 月第 7 期。

八、癫痫手术前后抗癫痫药物应用共识（试行）

中国抗癫痫协会专家组制定，刊发于中华神经科杂志，2010 年 7 月。

九、颅脑疾病手术后抗癫痫药物应用的专家共识（试行）

中国抗癫痫协会专家组制定，刊发于中华神经外科杂志，2012年7月第7期。

十、颅脑创伤后癫痫防治中国专家共识

中华医学会神经外科学分会神经创伤专业组、中华医学会创伤学分会颅脑创伤专业组制定，刊发于中华神经外科杂志，2017年7月第7期。

十一、惊厥性癫痫持续状态监护与治疗（成人）中国专家共识（2014）

中华医学会神经病学分会神经重症协作组制定，刊发于中华神经科杂志，2014年9月。

十二、成人全面性惊厥性癫痫持续状态治疗中国专家共识（2018）

中国医师协会神经内科分会癫痫专委会制定，刊发于国际神经病学神经外科学杂志，2018年第1期。

十三、癫痫患者生活质量量表（QOLIE-31）

QOLIE-31用于评估癫痫患者生活质量，包括对发作的担忧、综合生活质量、情绪健康、精力疲乏、认知功能、药物影响、社会功能和总体健康水平8个方面。

1. 总的来说您是否害怕再次发作？从1（非常害怕）到6（一点也不害怕）选择一个数字代表您的担忧程度。

2. 您害怕下个月会再次发作吗？从1（非常害怕）到4（一点也不害怕）选择一个数字代表您的担忧程度。

3. 您担心自己在疾病发作期间会受伤吗？从1（经常担心）到3（不担心）中选择一个代表您的担忧程度。

4. 您担心下个月里疾病发作导致难堪和其他社交问题吗？从1（很担心）到4（一点不担心）中选择一个数字代表您的担忧程度。

5. 癫痫发作对您的烦扰程度，请您描述。从1（毫不烦扰）到5（极度烦扰）选择一个数字代表对您的烦扰程度。

6. 总的来说您的生活质量怎么样？从1（非常好，再好不过了）到5（非常差，差的不能再差了）的梯度范围选择一个数字。

7. 上个月您的生活质量怎么样？从1（非常好，再好不过了）到5（非常差，差的不能再差了）的梯度范围选择一个数字。

8. 您是一个紧张不安的人吗？从1（总是）到6（从不）选择一个数字进行描述。

9. 心情不好，无论什么事情都高兴不起来？从1（总是）到6（从不）选择一个数字进行描述。

10. 心境是否平和？从1（总是）到6（从不）选择一个数字进行描述。

11. 是否感到特别沮丧？从1（总是）到6（从不）选择一个数字进行描述。

12. 您是一个快乐的人吗？从1（总是）到6（从不）选择一个数字进行描述。

13. 您感到充满活力吗？从1（总是）到6（从不）选择一个数字进行描述。

14. 您精力充沛吗？从1（总是）到6（从不）选择一个数字进行描述。

15. 您感到精疲力竭吗？从1（总是）到6（从不）选择一个数字进行描述。

16. 您感到累吗？从1（总是）到6（从不）选择一个数字进行描述。

17. 您在思考解决问题方面有困难吗？从1（总是）到6（从不）选择一个数字进行描述。

18. 上个月内您的记忆有困难吗？从1（总是）到4（从不）选择一个数字进行描述。

19. 您难以记住别人对您讲过的事情吗？从1（总是）到6（从不）选择一个数字进行描述。

20. 您在阅读时难以集中精力吗？从1（总是）到6（从不）选择一个数字进行描述。

21. 您难以集中注意力一次做好一件事情吗？从1（总是）到6（从不）选择一个数字进行描述。

22. 您担心记忆会产生困难吗？从1（从不担心）到4（总是担心）选择一个数字描述。

23. 您担心长时间用药会对身体造成危害吗？从1（总是担心）但4（从不担心）选择一个数字描述。

24. 您担心抗癫痫药物对身体的不良反应吗？从1（从不担心）到5（总是担心）选择一个数字描述。

25. 您担心抗癫痫药物对心理的不良反应吗？从1（从不担心）到5（总是担心）选择一个数字描述。

26. 您的健康状况限制了您的社会活动（探亲访友）吗？从1（严重影响，根本没法进行社会活动）到6（没有任何影响）选择一个数字进行描述。

27. 业余时间（如业余爱好、外出）会遇到麻烦吗？从1（特别多）到5（根本没有）选择一个数字进行描述。

28. 开车、骑单车或摩托车期间会遇到麻烦吗？从1（根本没有）到5（特别多）选择一个数字进行描述。

29. 您担心您的工作受限吗？从1（一点不担心）到5（特别担心）选择一个数字描述。

30. 您担心您的社交受限吗？从1（一点不担心）到6（特别担心）选择一个数字描述。

31. 您感觉身体状况如何？从1（特别好）到5（特别差）选择一个数字进行描述。

项目	得分选项						得分	总分
	1	2	3	4	5	6		
担心发作								
1. 再次发作	0	20	40	60	80	100	＿＿＿	
2. 下个月再次发作	0	33.3	66.7	100	—	—	＿＿＿	
3. 自己在疾病发作期间受伤	0	50	100	—	—	—	＿＿＿	
4. 下个月里疾病发作影响社交	0	33.3	66.7	100	—	—	＿＿＿	
5. 癫痫发作	100	75	50	25	0		＿＿＿	
						合计	÷5	=
生活满意度								
6. 生活质量（评分为1～10）	100	75	50	25	0	—	＿＿＿	
7. 上个月内的生活质量	100	75	50	25	0	—	＿＿＿	
						合计	÷2	=

续表

项目	得分选项						得分	总分
	1	2	3	4	5	6		
情绪								
8. 您是一个紧张不安的人吗？	0	20	40	60	80	100	＿＿＿	
9. 心情不好，无论什么事情都高兴不起来	0	20	40	60	80	100	＿＿＿	
10. 心境是否平和？	100	80	60	40	20	0	＿＿＿	
11. 是否感到特别沮丧？	0	20	40	60	80	100	＿＿＿	
12. 您是一个快乐的人吗？	100	80	60	40	20	0	＿＿＿	
						合计	÷5	=
精力								
13. 您感到充满活力吗？	100	80	60	40	20	0	＿＿＿	
14. 您精力充沛吗？	100	80	60	40	20	0	＿＿＿	
15. 您感到精疲力竭吗？	0	20	40	60	80	100	＿＿＿	
16. 您感到累吗？	0	20	40	60	80	100	＿＿＿	
						合计	÷4	=
认知功能								
17. 您在思考解决问题方面有困难吗？	0	20	40	60	80	100	＿＿＿	
18. 上个月内您的记忆有困难吗？	0	33.3	66.7	100	—	—	＿＿＿	
19. 您难以记住别人对您讲过的事情吗？	0	20	40	60	80	100	＿＿＿	
20. 您在阅读时难以集中精力吗？	0	20	40	60	80	100	＿＿＿	
21. 您难以集中注意力一次做好一件事情吗？	0	20	40	60	80	100	＿＿＿	
22. 您担心记忆会产生困难吗？	100	75	50	25	0	—	＿＿＿	
						合计	÷6	=
担心用药								
23. 您担心长时间用药会对身体造成危害吗？	0	33.3	66.7	100	—	—	＿＿＿	
24. 您担心抗癫痫药物对身体的不良反应吗？	100	75	50	25	0	—	＿＿＿	
25. 您担心抗癫痫药物对心理的不良反应吗？	100	75	50	25	0	—	＿＿＿	
						合计	÷3	=
社会功能								
26. 您的健康状况限制了您的社会活动（探亲访友）吗？	0	20	40	60	80	100	＿＿＿	
27. 您业余时间（如业余爱好、外出）会遇到麻烦吗？	0	25	50	75	100	—	＿＿＿	
28. 您开车、骑单车或摩托车期间会遇到麻烦吗？	100	75	50	25	0	—	＿＿＿	
29. 您担忧工作受限吗？	100	75	50	25	0	—	＿＿＿	
30. 您担忧社交受限吗？	100	75	50	25	0	—	＿＿＿	
31. 您感觉身体状况如何？	100	80	60	40	20	0	＿＿＿	
						合计	÷6	=

（引自：Cramer JA，et al.Development and cross-cultural translations of a 31-item quality of life in epilepsy inventory. Epilepsia，1998，39（1）：81-88.）

十四、癫痫发作记录表(癫痫日志)

序号	日期 年/月/日/时	发作持续时间 时/分/秒	先兆预感	呼叫是否应答	其他症状表现
1					
2					
3					
4					
5					
6					
7					
8					
9					
10					

十五、Hamilton 汉密顿抑郁量表(HAMD)

(一)介绍

HAMD 量表是临床上评定抑郁状态时最常用的量表(详见 24 项版)。

(二)5 级评分项目

(0)为无 (1)轻度 (2)中度 (3)重度 (4)很重

(三)3 级评分项目

(0)为无 (1)轻度至中度 (2)重度

1. 抑郁情绪
- 只在问到时才诉述---1
- 在言语中自发地表达---2
- 不用言语也可从表情、姿势、声音或欲哭中流露出这种情绪-----------------------------3
- 患者的自发语言和非自发语言(表情、动作),几乎完全表现为这种情绪--------------4

2. 有罪感
- 责备自己,感到自己已连累他人---1
- 认为自己犯了罪,或反复思考以往的过失和错误---2
- 认为目前的疾病,是对自己错误的惩罚,或有罪恶妄想-----------------------------------3
- 罪恶妄想伴有指责或威胁性幻觉---4

3. 自杀
- 觉得活着没有意义---1
- 希望自己已经死去,或常想到与死有关的事---2
- 消极观念(自杀念头)---3
- 有严重自杀行为---4

4. 入睡困难

● 主诉有时有入睡困难,即上床后半小时仍不能入睡---1

● 主诉每晚均有入睡困难--2

5. 睡眠不深

● 睡眠浅多噩梦---1

● 半夜(晚上 12 点以前)曾醒来(不包括上厕所)---2

6. 早醒

● 有早醒,比平时早醒 1 小时,但能重新入睡 --1

● 早醒后无法重新入睡---2

7. 工作和兴趣

● 提问时才诉述--1

● 自发地直接或间接表达对活动、工作或学习失去兴趣,如感到没精打采,犹豫不决,
不能坚持或需强迫自己去工作或活动--2

● 病室劳动或娱乐不满 3 小时 --3

● 因目前的疾病而停止工作,住院患者不参加任何活动或者没有他人帮助便不能完成
病室日常事务--4

8. 迟缓:是指思维和语言缓慢,注意力难以集中,主动性减退

● 精神检查中发现轻度迟缓---1

● 精神检查中发现明显迟缓---2

● 精神检查进行困难--3

● 完全不能回答问题(木僵)---4

9. 激越

● 检查时表现得有些心神不定---1

● 明显的心神不定或小动作多---2

● 不能静坐,检查中曾站立--3

● 搓手,咬手指,扯头发,咬嘴唇 --4

10. 精神性焦虑

● 问到时才诉说---1

● 自发地表达---2

● 表情和言谈流露明显忧虑--3

● 明显惊恐---4

11. 躯体性焦虑:是指焦虑的生理症状,包括口干、腹胀、腹泻、打嗝、腹绞痛、心悸、头痛、过度换气和叹息及尿频和出汗等

● 轻度--1

● 中度,有肯定的上述症状---2

● 重度,上述症状严重,影响生活或需加处理--3

● 严重影响生活和活动--4

12. 胃肠道症状

● 食欲缺乏,但不需他人鼓励便自行进食---1

- 进食需他人催促或请求或需要应用泻药或助消化药 --------------------------------2

13. 全身症状

- 四肢、背部或颈部沉重感，背痛，头痛，肌肉疼痛，全身乏力或疲倦 --------------------1
- 上述症状明显 --2

14. 性症状：是指性欲减退、月经紊乱等

- 轻度 --1
- 重度 --2
- 不能肯定，或该项对被评者不适合（不计入总分）

15. 疑病

- 对身体过分关注 --1
- 反复考虑健康问题 --2
- 有疑病妄想 --3
- 伴有幻觉的疑病妄想 --4

16. 体重减轻

- 1 周内体重减轻 1 斤以上 --1
- 1 周内体重减轻 2 斤以上 --2

17. 自知力

- 知道自己有病，表现为忧郁 --0
- 知道自己有病，但归于伙食太差、环境问题、工作过忙、病毒感染或需要休息等 -----1
- 完全否认有病 --2

18. 日夜变化（如果症状在早晨或傍晚加重，先指出哪一种，然后按其变化程度评分）

- 轻度变化 --1
- 重度变化 --2

19. 人格解体或现实解体：是指非真实感或虚无妄想

- 问及时才诉述 --1
- 自发诉述 --2
- 有虚无妄想 --3
- 伴有幻觉的虚无妄想 --4

20. 偏执症状

- 有猜疑 --1
- 有关系观念 --2
- 有关系妄想或被害妄想 --3
- 伴有幻觉的关系妄想或被害妄想 --4

21. 强迫症状：是指强迫思维和强迫行为

- 问及时才诉述 --1
- 自发诉述 --2

22. 能力减退感

- 仅于提问时方引出主观体验 --1
- 患者主动表示能力减退感 --2

- 需鼓励、指导和安慰才能完成病室日常事务或个人卫生-----------------------------------3
- 穿衣、梳洗、进食、铺床或个人卫生均需他人协助-----------------------------------4

23．绝望感
- 有时怀疑"情况是否会好转"，但解释后能接受-------------------------------------1
- 持续感到"没有希望"，但解释后能接受---2
- 对未来感到灰心、悲观和绝望，解释后不能排除-----------------------------------3
- 自动反复诉述"我的病不会好了"或诸如此类的情况-----------------------------------4

24．自卑感
- 仅在询问时诉述有自卑感（我不如他人）---1
- 自动诉述有自卑感（我不如他人）--2
- 病人主动述说："我一无是处"或"低人一等"，与评2分者只是程度的差别-----------3
- 自卑感达妄想的程度，如"我是废物"类似情况-------------------------------------4

结果分析：
总分<8分：正常；　　　　　　　总分在8～20分：　可能有抑郁症；
总分在20～35分：　肯定有抑郁症；　总分>35分：　严重抑郁症

十六、Hamilton 汉密顿焦虑量表（HAMA）

请在下表中符合近1周来您具有的身心症状的分数后打勾。
0．无症状　　1．轻微　　2．中等　　3．较重　　4．严重

圈出最适合患者情况的分数				
1. 焦虑心境	0	1	2	3	4
2. 紧张	0	1	2	3	4
3. 害怕	0	1	2	3	4
4. 失眠	0	1	2	3	4
5. 认知功能	0	1	2	3	4
6. 抑郁心境	0	1	2	3	4
7. 躯体性焦虑:肌肉系统	0	1	2	3	4
8. 躯体性焦虑:感觉系统	0	1	2	3	4
9. 心血管系统症状	0	1	2	3	4
10. 呼吸系统症状	0	1	2	3	4
11. 胃肠道症状	0	1	2	3	4
12. 生殖泌尿系统症状	0	1	2	3	4
13. 自主神经系统症状	0	1	2	3	4
14. 会谈时行为表现	0	1	2	3	4

十七、日常生活能力量表（ADL）

现在我想问一些有关您平常每天需要做的事情，我想知道的是，您可以自己做这些事情还是需要人家帮助，或者您根本没办法做这些事情。

1. 自己完全可以做。
2. 可以做但有些困难。
3. 有较大困难需要家人帮助。
4. 完全需要家人帮助。

问题	完成情况			
1. 自己搭乘公共汽车	1	2	3	4
2. 到家附近的地方去走走	1	2	3	4
3. 自己做饭（包括生火）	1	2	3	4
4. 做家务	1	2	3	4
5. 吃药	1	2	3	4
6. 吃饭	1	2	3	4
7. 穿脱衣服	1	2	3	4
8. 梳头、刷牙	1	2	3	4
9. 洗自己的衣服	1	2	3	4
10. 在平坦的室内走动	1	2	3	4
11. 上下楼梯	1	2	3	4
12. 上下床、坐下或站起	1	2	3	4
13. 提水煮饭或洗澡	1	2	3	4
14. 洗澡（水已别人放好）	1	2	3	4
15. 剪足趾甲	1	2	3	4
16. 逛街，购物	1	2	3	4
17. 定时去厕所	1	2	3	4
18. 打电话	1	2	3	4
19. 处理自己的钱财	1	2	3	4
20. 独自在家	1	2	3	4

29